现代护理管理及实践探索

李彩红　黄蔚萍　王春秀　崔慧霞　王英丽　编　著

北京工业大学出版社

图书在版编目（CIP）数据

现代护理管理及实践探索 / 李彩红等编著．—北京：北京工业大学出版社，2021.4

ISBN 978-7-5639-7947-9

Ⅰ.①现… Ⅱ.①李… Ⅲ.①护理学－管理学 Ⅳ.① R47

中国版本图书馆 CIP 数据核字（2021）第 081850 号

现代护理管理及实践探索

XIANDAI HULI GUANLI JI SHIJIAN TANSUO

编　　著：李彩红　黄蔚萍　王春秀　崔慧霞　王英丽
责任编辑：刘卫珍
封面设计：知更壹点
出版发行：北京工业大学出版社
　　　　　（北京市朝阳区平乐园 100 号　邮编：100124）
　　　　　010-67391722（传真）　bgdcbs@sina.com
经销单位：全国各地新华书店
承印单位：天津和萱印刷有限公司
开　　本：710 毫米 ×1000 毫米　1/16
印　　张：16.25
字　　数：325 千字
版　　次：2022 年 3 月第 1 版
印　　次：2022 年 3 月第 1 次印刷
标准书号：ISBN 978-7-5639-7947-9
定　　价：98.00 元

编委会

前　言

随着医学科学的发展和护理模式的转变，护理工作的范围不断扩大，新的护理理论不断发展，护理人员的知识结构正在发生变化，护理工作的科学技术性要求越来越高，如 ICU、CCU 等监护技术及计算机在护理工作中的应用等，这些都对护理管理工作提出了更高、更新的要求，单纯靠经验式的管理方法已不能适应现代护理发展的要求，科学管理势在必行。

本书主要包括九个章节。其中，第一章为护理管理理论基础，主要包括护理管理概述、护理管理环境、护理管理面临的挑战及发展趋势这三方面内容，对护理管理这一学科的概况进行了简要总结；第二章为护理人力资源管理，其中包括护理人力资源管理概述、护理人力资源的管理办法、护理人力资源的管理现状及管理策略这三方面内容；第三章为护理质量管理，其中包括护理质量管理概述、护理质量体系的建立与实施、护理质量控制的方法与过程这几部分内容；第四章研究的主题为护理风险管理，其中包括护理风险管理概述、护理告知及医疗事故防范、护理职业性损伤及其防范、医院感染管理这几部分内容；第五章研究的主题是护理信息管理，其中包括护理信息管理概述、移动护理信息系统构建、移动护理信息系统功能模块技能应用这几部分内容；第六章对内科护理基本理论及常见内科疾病的护理问题展开详细论述；第七章则对外科护理学概念与实践发展及常见外科疾病的护理问题展开详细论述；第八章研究的是护理人员岗位培训实践，主要从护理岗位管理与培训、护理岗位培训体系的构建、临床护理人员岗位层级培训实践这三个方面来进行探讨；第九章系统地梳理了护理管理的常用方法及技术，具体包括 PDCA 循环理论、品管圈理论、6S 管理、临床路径这四个部分。

本书作为护理管理领域的教学研究参考书，对广大临床护理管理工作者具有较高的参考价值。本书汲取了国内外许多专家、学者的研究成果，作者在此致以深挚的谢意！由于篇幅有限，书中许多内容并没有详尽列举，请广大读者谅解。由于作者能力和水平有限，书中难免有疏漏和不足之处，恳请读者批评指正，更希望有志于本专业的同道相互切磋，加强交流，为促进医院护理管理学的发展而努力。

目　录

第一章　护理管理理论基础

本章重点论述护理管理理论基础，主要包括护理管理概述、护理管理环境、护理管理面临的挑战及发展趋势这三个方面的内容。

第一节　护理管理概述

护理管理是护理工作的重要内容之一，是将管理学的科学理论和方法在护理管理实践中应用的过程，其主要任务是研究护理管理的特点并找出规律性，对护理管理工作中涉及的诸多要素（如人、目标、任务、信息、技术等）进行综合统筹，使护理系统实现最优运转，进一步提高护理工作效率。

一、护理管理思想的形成与发展

护理管理作为专业领域的管理，是随着护理学科的发展而形成和不断演变的，两者相互影响，互为因果。护理管理思想的形成与发展，不仅顺应了护理学科发展的需要，同时也不断将新的管理理论引入护理领域，进一步促进护理学科发展。

（一）国外护理管理思想的形成与发展

弗洛伦斯·南丁格尔（Florence Nightingale，1820—1910）被誉为近代护理学的创始人，也是护理管理学、护理教育学的奠基人。她首先提出医院管理需要采用系统化方式、创立护理行政制度、注重护士技术操作训练等。由于她的科学管理，护理质量得到极大提高，在1854—1856年的克里米亚战争期间，伤病员死亡率从42%下降到2.2%，创造了护理发展史上的奇迹，极大地推动了护理学科及护理管理的发展。在她撰写的《医院札记》和《护理札记》（1859年）中提出了"环境理论"，即生物、社会性和精神对身体的影响，成为现代护理管理理论的基础。第二次世界大战后，随着先进的管理思想和管理方法的渗透和引入，护理管理逐渐由经验管理走上科学管理的轨道。进入20世纪以后，随着医学与管理学的进步，护理管理也得到迅速发展。各级护理管理组织逐渐完善，各项护理管理职能不断明确，护理管理的重要性日益得到重视。1946年美国波士顿大学护理系开始开设护理管理学课程，培养护士的行政管理能力。此后，美国医院护理管理及护理教育的成果引起世界各国的重视，许多国家的医学院、护理学院纷纷开设护理管理学课程，专门培养护理管理人才。1969年美国护理学会（ANA）规定，护理管理人员的任职条件最低为学士学位，进一步促进了护理管理学的发展。20 世纪 70 年代后，在欧美等一些发达国家，各种现代化科学技术开始广泛渗透到护理领域，护理工作由手工操作逐步向机械化、电子化、自动化方向发展，促使临床护理管理工作逐步进入现代化管理发展阶段。医院的护理管理组织体系进一步完善，护理管理人员的分工越来越明确。现代管理学的许多先进理论、观点和方法在护理管理实践中得到更加广泛的应用，护理管理实践中一些好的经验也通过各种护理专业期刊和护理管理著作得到推广应用。随着经济的迅速发展，欧美等一些国家对护理管理人员的知识结构也提出了更高的要求，要求护士长不仅要具有护理管理学知识，还必须具有工商管理、经济学及财务预算等方面的知识。

（二）国内护理管理思想的形成与发展

我国近代护理学的形成与发展在很大程度上受西方护理学的影响。18 世纪中叶（鸦片战争前后），随着西医和基督教的传入，许多外国教会在中国各地建立了教会医院，西方的一些护理管理经验逐渐传入我国。早期的护理管理是从制度管理开始的，管理人员将一些杂乱的事务或业务渐渐归纳成条文，并在实践中不断地修改、补充，使护士在工作时有章可循。20 世纪 20 到 30 年代，随着医院的发展和护理教育的兴起，一些医院形成了"护理部主任—护士长—护士"的管理模式，成立了护理部，护理部设护理部主任、护理秘书及助理员，对护士长在业务上进行领导，护士长则接受科主任及护理部主任的双重领导。

新中国成立后，随着卫生事业的发展，我国的护理工作进入了一个新的时期。护理组织日趋健全，逐渐形成了比较全面、系统的管理制度，如明确护士的职责、建立护理工作的三级护理制度、三查七对制度、查房制度、换药制度、消毒制度、病房管理制度、医疗护理文书制度等，这些管理制度成为护理管理的重要依据，检查和督促规章制度的有效贯彻执行成为护理管理者工作的重要内容。20 世纪 60 年代形成的医疗护理技术操作常规及医院护理技术管理规范使得制度管理与技术管理有机结合。20 世纪 70 年代末，护理管理组织体系进一步完善，各医院相继恢复了护理部，根据床位数量，形成了"护理部主任—科护士长—护士长"的三级管理和"总护士长—护士长"两级管理的医院护理管理体系。20 世纪 80 年代，卫生部（现为"卫生健康委员会"）明确规定护理部的职权范围是负责全院护理工作，承担全院护士的培训、调配、考核、奖惩、晋升等职权，护理部成为独立的医院职能部门。同时，我国护理高等教育恢复并进一步发展，在高等护理教育课程中开设了"护理管理学"，护理管理者也在借鉴国外先进的护理理论、管理方法的基础上积极探索适合我国国情的临床护理工作模式以及相应的护理管理模式，护理管理组织体系逐步完善，形成了初步的护理管理理论体系，护理管理逐渐从经验管理转向标准化管理。20 世纪 90 年代，国家出台了护士工作条例，使护理管理进入法制化渠道。

随着现代管理学的发展与进步，护理学与现代管理学不断交叉、融合，护理管理学也得到迅速发展，护理管理者对如何有效地管理各种护理组织资源及服务群体做了大量实证研究，并发表了护理管理研究学术论文，出版了许多护理管理专著，有效地促进了我国护理管理学科的建设与发展，护理管理学也逐渐形成了自己的学科体系，护理管理工作逐渐朝现代化、科学化、标准化、制度化和法制化的方向发展。

二、护理管理的概念及内容

（一）护理管理的相关概念

1. 护理管理学的概念

护理管理学是管理科学在护理管理工作中的具体应用，是在结合护理工作特点的基础上研究护理管理活动的普遍规律、基本原理与方法的一门科学。它既属于专业领域管理学，是卫生事业管理中的分支学科，又是现代护理学科的一个分支。

2. 护理管理的概念

护理管理是指以提高护理质量和工作效率为主要目的的活动过程。世界卫生组织（WHO）对护理管理的定义是"护理管理是为了提高人们的健康水平，系统地利用护士的潜在能力和其他相关人员、设备、环境和社会活动的过程"。美国护理学专家吉利斯认为护理管理过程应包括：资料收集、规划、组织、人事管理、领导与控制的功能。归纳起来，护理管理就是对护理工作的诸多要素（如人员、时间、信息、技术、设备等）进行科学的计划、组织、领导、协调、控制，从而使护理系统有效地运转，实现组织目标，并使护士的能力及素质得到全面发展的活动过程。

护理管理的特点主要表现在以下几个方面。①广泛性：主要体现在管理范围广泛、参与管理的人员众多；②综合性：护理管理是对管理理论和护理实践加以综合应用的过程；③实践性：护理管理的目的是运用科学的管理方法来解决实际的临床护理问题；④专业性：护理管理要适应护理工作科学性、技术性、安全性的特点。

3. 护理管理者的概念

护理管理者是从事护理管理活动的人或人群的总称，具体是指那些为实现组织目标而负责对护理资源进行计划、组织、领导和控制的护士，其在提升护士素质、质量监控和管理、协调工作、人才培养等方面发挥着重要作用。

护理管理者的基本要求包括：①具有临床和管理经验，能全面履行管理者角色所固有的责任；②掌握护理管理实践领域的知识和技能，如管理知识体系和管理程序、护理实践标准、护理工作相关法律法规等。

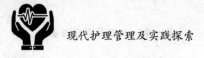
（二）护理管理的内容

1. 护理管理的任务

我国护理管理目前主要承担的任务是借鉴国内外先进的管理理论、模式和方法，结合我国医疗改革和护理学科发展现状，建立适用于我国的护理管理体系，对护理工作中的人员、技术、设备及信息等进行科学管理，以最终提高护理工作的效率和效果。具体内容包括：研究护理管理的客观规律、原理原则和方法；应用科学化的、有效的管理过程；构建和实践临床护理服务内容体系；建立护理服务评估体系；实施护理项目成本核算，实现护理成本管理标准化、系统化、规范化；持续改进临床护理质量，提供高品质的护理服务。根据工作内容不同，护理管理任务可分为护理行政管理、护理业务管理、护理教育管理、护理科研管理。

（1）护理行政管理

这是指遵循国家的方针政策和医院有关的规章制度，对护理工作进行组织管理、物资管理、人力管理和经济管理等，有效提高组织和部门的绩效。

（2）护理业务管理

这是指对各项护理业务工作进行协调控制，提高护士的专业服务能力，以保证护理工作质量，提高工作效率，满足社会健康服务的需求。

（3）护理教育管理

这是指为了培养高水平的护理人才，提高护理队伍整体素质而进行的管理活动。护理教育管理应适应现代护理教育社会化、综合化、多样化、终身化的发展趋势。完整的临床护理教育体系应包括中专、大专、本科、研究生的教育，护士规范化培训，毕业后护士继续教育，专科护士培训，护理进修人员培训等内容。

（4）护理科研管理

这是指运用现代管理的科学原理、原则和方法，结合护理科研规律和特点，对护理科研工作进行领导、协调、规划和控制的过程。护理科研管理的主要工作内容包括规范科研管理流程，健全科研管理制度，指导科研开展方向，保证科研流程的可持续发展。

随着信息成为组织中的重要资源，对信息的管理也成了现代护理管理的一个突出特点。无论是护理行政、业务、教育还是科研管理，在很大程度上都是对护理相关信息的管理。例如：在护理行政管理中，护士长可利用计算机进行排班、考核护士工作质量；在护理业务管理中，护士长可以通过信息系统制订护理计划、了解病人护理信息及医嘱执行情况；在护理科研管理中，护士可以利用数据库收集特殊病例、科研数据，护士长也可以通过计算机管理护士的科技档案，如学习经历、论文发表情况等。

2. 护理管理的研究内容

护理管理研究的目的是寻找护理管理活动的基本规律和一般方法，运用科学管理的方法提高护理工作的效率和质量，进而推动整个护理学科的发展。护理管理的主要研究内容包括以下几个方面。

（1）护理管理模式研究

传统的护理管理注重硬性命令和规定，强调对事的管理和控制，而现代护理管理则强调以人为中心，以信息技术为手段，注重人与事相宜。建立人性化、信息化的现代护理管理模式，尊重个人的价值和能力，通过激励来充分调动员工的工作积极性，并运用科学化的信息管理手段以达到人、事、职能效益的最大化。

（2）护理质量管理研究

护理质量是衡量医院护理服务水平的重要标志，也是护理管理的核心。随着社会发展、医学模式转变和人们生活水平的提高，护理质量被赋予更深层次的内涵，从传统的仅针对临床护理技术的质量管理扩展为对病人、护士、工作系统、经济效益等进行全方位的质量管理。护理质量管理研究着重于探讨各种护理质量评价指标或体系的构建、质量管理方法的选择和应用等，以保证优质高效的护理服务。此外，明确护士在质量管理中的作用、注重团队合作、注重过程管理、强调持续改进等也是护理质量管理研究的重点。

（3）护理人力资源管理研究

护理人力资源的合理配置与优化是护理管理研究的重要内容之一。护理人力资源管理要从身份管理逐渐向护理岗位管理转变，建立符合护理职业生涯发展规律的人力资源管理长效机制。随着护理人力资源管理逐渐向精细化和专业化方向发展，探索护理教育三阶段培训体系，尤其是护士继续教育培训体系，深化专科护士培训并评价其效果也成为护理管理研究的重点内容。

（4）护理经济管理研究

随着全球经济一体化的发展，护理经济管理的研究成为护理领域一个新的课题，护理成本、市场需求及护理相关经济政策方面的研究逐渐受到关注。护理管理者要有成本管理的意识，通过成本效益分析合理使用护理资源，解决护理资源浪费和不足的问题。

（5）护理信息管理研究

现代管理在很大程度上是对信息的利用和管理，尤其是随着大数据和精准医疗概念的提出，对护理相关信息进行研究成为必然趋势。管理者要提高信息管理意识，获取系统、科学的数据信息并寻找途径对其进行专业化处理，开展移动护理的应用研究，从而做出更精准、更科学的临床护理决策，进一步优化流程，改善服务质量。

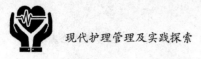

（6）护理文化建设研究

经济与文化"一体化"是医院发展中的重要内容，医疗组织中的文化建设在凝聚员工力量、引导和塑造员工行为、提高组织效率等方面起到重要作用。积极探索现代医院护理文化的概念与内涵，建立既有鲜明护理行业特色，又充满竞争、创新意识的护理文化是促进护理行业发展的一大推动力。

（7）护理管理环境研究

当今护理工作面临许多新的变化和挑战，护理管理者要及时关注国内外护理管理的发展动态，获取最新信息，并善于吸取先进的管理理念，以更好地应对内外环境变化所带来的一系列挑战，有效地解决不同环境中出现的多种问题。护理管理的研究内容之一就是探讨如何创建最佳护理工作环境，并探索出适当的方式来驾驭环境中发生的变化，在进一步提升工作效率和质量的同时，尽可能降低环境变化对护理工作造成的不利影响。

（三）影响护理管理发展的因素

作为一项活动过程，护理管理在发展过程中必然受到来自内外环境的多种因素的影响，主要包括组织工作宗旨和目标、护理管理环境以及医院护理管理组织结构等。

1. 组织工作宗旨和目标

明确组织的工作宗旨和目标是有效进行护理管理的基本前提，因为其决定着各项管理活动的内容、管理方法的选择以及管理结构和层次等。护理管理者明确组织工作宗旨和目标，实行目标责任制管理，不仅有助于明确管理方向，更好地统一、协调各部门成员的思想和行动，同时还促进个人需要与组织目标的有机结合，激励组织成员在实现组织目标的同时发挥个人潜能，以获得更好的职业发展。此外，明确工作宗旨和目标还有助于对管理活动的效果进行科学性评价，而评价结果又可以帮助管理者明确下一步的行动方向，以更好地实现组织目标。

2. 护理管理组织环境

开展护理管理活动，必然受到组织所处环境的影响。护理管理活动主要受组织外部宏观环境、组织外部微观环境和组织内部环境的影响。

（1）组织外部宏观环境

其主要是指政治、经济、技术、社会等因素，这些因素会直接或间接地影响医院运转以及利益分配。例如我国医疗卫生体制改革政策在很大程度上决定着医疗卫生服务的经营活动和服务方向，也明确了护理管理的重点和方向；科学技术的快速发展也促使管理者更加关注创新和科技在护理工作中的重要性。

（2）组织外部微观环境

组织外部微观环境又称为任务环境，主要是指医疗护理服务对象、公众及其他利益相关者。医疗卫生组织要面对众多的服务对象，如病人、家属、社区健康人群等，而不同的教育背景、经济水平和生活方式等使人们对医疗卫生组织的服务有不同的需求和要求，而管理的目的就在于及时调整服务方向和战略发展决策来满足服务对象的需求。

（3）组织内部环境

其主要是指组织内的人力资源、设备设施、后勤保障、管理者素质、组织文化等。拥有一支高素质的护理人才队伍对护理工作的顺利开展，实现护理管理目标有十分重要的意义。管理者的工作重点在于激发护士的工作积极性，提高工作效率，做到人尽其才，才尽其用。同时也要关注护理团队中员工多样性的特点，根据护士能力的不同进行岗位职责的匹配，树立"以人为本"的管理理念，并以开放的心态来创建一个能级合理、智能互补、长短相济、团结协作的护理队伍。此外，管理者自身的素质也是影响管理效率的重要内部环境因素。优秀的护理管理者应该学会充分运用管理艺术来保证护理管理活动的高效率，要具有敏捷的思维和准确的判断能力，能够及时发现问题并做出正确决策。

3. 医院护理管理组织结构

医院护理管理组织结构直接影响护理管理工作模式及工作效率。根据卫生和计划生育委员会（又称"卫生计生委"，现为"卫生健康委员会"）的规定，县及县以上医院都要设立护理部，实行院长领导下的护理部主任负责制。护理部是医院护理管理中的职能部门，在院长或主管护理的副院长领导下，负责组织和管理医院的护理工作。它与医院行政、教学、科研、后勤管理等职能部门并列，相互配合，共同完成医院的各项工作。护理部在护理垂直管理中的管理职能对加强护理管理，提高管理效能有重要意义。

三、护理管理者的基本素质

管理者的基本素质是指管理者应该具备的基本条件，是工作方法与工作艺术的基础，涉及思想道德、理论思维、文化、心理、生理等多种因素。这些因素相互作用、相互融合，体现和决定着管理者的才能、管理水平及工作绩效。护理管理者的基本素质主要包括身体素质、政治素质、知识素质、能力素质和心理素质。

（一）身体素质

身体素质是管理者最基本的素质。护理管理者每天都要面对繁重的工作，没有健康的体魄和良好的身体素质，就失去了事业成功最起码的条件。身体素质主要包括体质、体力、体能、体型和精力。

（二）政治素质

政治素质是指个人从事社会政治活动所必需的基本条件和基本品质。护理管理者需要具备对护理事业和管理工作的热爱和献身精神，树立"管理即服务"的管理理念，培养较强的事业心和责任感。护理管理者要正确处理国家、组织和个人三者之间的利益关系，不断提高自身的政治思想修养和道德水平。

（三）知识素质

知识是提高管理者素质的源泉和根本。护理管理者不仅要具备医学、护理等区别于其他专业领域的理论知识和技术方法，还要掌握现代管理科学知识以及与护理、管理相关的社会、人文科学知识，以适应高速发展的、日趋复杂的综合性护理工作和管理活动的需要。此外，除了对知识的掌握外，更重要的是，管理者要运用这些理论、知识和方法解决护理管理中遇到的实际问题。

（四）能力素质

能力是管理者把各种理论和业务知识应用于实践，解决实际问题的本领，是护理管理者从事管理活动必须具备的、直接影响工作效率的基本素质。护理管理者的能力素质是一个综合的概念，包括"以临床护理技能、护理工作程序管理技能及风险管理技能等为主的技术能力，以处理人际关系、识人用人、调动人的积极性等为主的人际能力，以发现并解决问题、决策、应变等为主的概念能力"。不同层次管理者的能力要求并不相同，一般而言，高层护理管理者重在培养概念能力，中层护理管理者主要需要人际能力，而基层护理管理者则更偏重于技术能力。

（五）心理素质

心理素质是一个广泛的概念，涉及人的性格、兴趣、动机、意志、情感等多方面内容。良好的心理素质是指具备健康的心理，其能够帮助管理者在面对繁重工作时保持稳定的情绪和工作热情。优秀的护理管理者要学会扬长避短，既要培养、增强优良的心理素质，如事业心、责任感、创新意识、心理承受能力、心理健康状况等，也要注意克服从众、偏见、急功近利等的负面心理。

第二节　护理管理环境

一、护理管理中的政治经济环境

国家的政治经济环境决定着护理组织的管理政策和管理方法，制约和限制着护理组织的活动。护理管理者必须客观分析护理组织的政治经济环境，使护理活动符合社会利益，并运用相关政策法规保护自己的合法权益，从而形成双赢的局面。

（一）护理政治环境

1.护理政治环境概述

我国现行的与护理相关的政策法规主要包括医疗卫生政策及法律法规、部门规章、诊疗护理规范及常规，这些政策、法律和规章制度共同构成了我国护理组织的政治环境，其制定和实施为维护护士的合法权益，规范护理行为，保障医疗安全和人类健康提供了行为准绳，使护士在执业活动中有法可依，有章可循。随着国家对护理工作的重视，政府部门逐步出台了相关扶持政策，促进了护理事业的蓬勃发展，但与国外相比，我国的卫生管理体制、护理法律还有待进一步完善。我国的医疗体制改革尚未获得满意的成效，护理法尚未建立。虽然我国已于 2008 年实施了《护士条例》，但中华护理学会对其实施后的效果进行调研，结果显示：只有 40% 的护士认为其人格、人身安全得到了保障。这表明中国护士生存和发展的政治法律环境所面临的挑战仍比较严峻。因此，只有建立健全医疗保障制度、卫生管理体制及护理法律体系，营造良好的护理政治环境，才能为护理组织的发展提供更为广阔的发展空间。

2. 护理政治环境管理

（1）完善护理政治法律体系

国家的法律法规、政策扶持、发展规划等对护理组织的发展至关重要。因此，护理管理者不仅要进一步争取政府部门对护理组织的政策支持，推动护理立法，也要对已经推行的政策和颁布的法律法规，根据其实施情况和效果适时进行修改和完善。用政策、法律的形式明确护理的地位、职能、作用和组织形式，为护理组织活动提供保障，维护护士和病人的合法利益，稳定护士队伍。

（2）提升护理政策及法律法规的执行力度

管理者应全面了解与护理组织活动有关的各种政策与法律法规，积极推动护理政策及法律法规的落实。护理管理者不仅要对政策与法律法规做出迅速反应，而且要有一定的预见能力，及时调整自身的管理政策、方法和发展规划等。例如，国务院颁布实施《护士条例》，中华护理学会作为全国护士专业学术团体组织，迅速做出响应，制定了我国第一部《护士守则》，以适应我国护理管理的需要。卫生计生委根据我国卫生事业发展和医药卫生体制改革总体规划，结合护理事业发展状况，每 5 年制定一部中国护理事业发展规划纲要，确定护理工作的主要目标和重点任务，要求各省级卫生行政部门完善配套政策，建立服务规范和工作标准。因此，护理管理者应以护理法律法规、政策、发展规划为导向，充分发挥自主性，制定符合护理工作特点的规章、制度，建立健全护理内部管理体制，促进护理工作规范化、制度化和科学化。

（二）护理经济环境

1. 护理经济环境概述

我国的医疗卫生组织属于公益性组织，其经济环境是指在政府宏观调控和管制下，政府对卫生领域进行投资，以保障人民群众的基本医疗卫生服务需求，提高全民健康水平。我国政府当前制定和执行的卫生事业政策的 4 个目标是效率、公平、质量和稳定。护理组织应在 4 个目标之间寻找相对合理的平衡点，促进护理事业健康发展。

（1）效率

效率通常指产出与投入的比值。在投入一定的情况下，产出越多则效率越高；或者在产出一定的情况下，投入越少，效率越高。护理资源同其他卫生资源一样存在着"相对稀缺性"，所以必须合理、高效配置护理资源，以完成医院护理、社区服务、康复保健等工作。评价护理效率的指标有人力投入指标，如护士数量与实际开放床位数比；财力投入指标，如护士年人均工资；服务指标，如住院病人对护理服务满意度、年人均护理病人数、年住院病人护理不良事件发生率等。

（2）公平

卫生服务公平性是政府卫生工作的重要内容，也是衡量卫生经济政策的重要指标。护理服务的公平是指在不同社会成员之间，其护理需求满足程度之间的差异。评价护理服务公平的指标有可得性、可及性和护理服务的实际利用率。

（3）质量

护理质量可反映护理活动满足服务对象明确与隐含需要的效果。护理服务质量一方面指为广大人民群众提供可靠的医疗技术服务，最大限度降低护理风险，防范护理差错事故；另一方面指根据病人的不同需求，提供个性化的服务，提高护理服务效率和效用。

（4）稳定

护理组织的稳定性与人们的健康息息相关，会影响社会经济环境的稳定。同样，稳定的经济环境可为护理服务提供长期、可持续的经济支持，保障护理事业的发展。

2. 护理经济环境管理

护理经济环境管理是指使用卫生经济学的理论和方法，分析评价护理服务过程中的需求供给及成本效益，合理评价护理服务的经济价值，以加强对护理服务过程中的经济体系、经济规律的认识，最终达到合理配置护理资源的目的。

（1）护理需求分析

服务对象日益多元化，使个性化护理需求增加。人口老龄化和护理需求不断外延，使社区护理和家庭护理需求增加。因此，护理管理者应加强对护理市场需求供给的调查分析，以人们的需求为导向，以社区、家庭为对象，以老年、妇女、儿童、慢性病人群为重点，以健康教育为先导，为人民群众提供集康复、保健、健康护理为一体的方便、快捷、经济、有效的护理服务，以达到减少疾病、增进健康的目的。

（2）护理市场开发

随着人民生活水平从温饱走向小康，人们的消费支出结构发生了变化，健康护理支出逐年上升，人们不仅需要疾病治疗护理，更需要疾病后的健康护理，护理服务市场不断扩大。护理管理者应主动开发护理市场，一方面是内容的开发，不断更新服务内容，扩展服务空间，引导服务对象增加健康消费和健康投资，开展家庭护理、营养指导、心理咨询等多方面的护理服务；另一方面是领域的开发，开辟保健护理、护理用品、健康咨询、护理人才等市场。开拓市场，寻求护理经济发展新的增长点，可满足人们日益增长的护理服务需求。

（3）护理绩效管理

护理绩效管理的核心内容是护士工作的效果、效率与效益。护理作为医疗卫生服务不可或缺的一部分，其工作价值带来的效益一直未得到应有的体现。护理管理者应深入分析护理成本支出、工作效率及效益产出问题，探索合理的护理资源配置，进行科学的效益分析，建立科学的绩效管理体系及运行机制，客观地评判护士工作差异及能力水平，进行合理的酬劳分配。这不仅能够充分调动护士的积极性，使护理组织获得最大绩效，更有助于提高护士的社会和经济地位。

二、护理管理中的科学技术环境

医疗卫生组织是一个技术含量极高的组织，技术和创新是组织发展的不竭动力。因此，护理组织要提高工作效率，保持自身的竞争力，就必须关注技术环境的变化，借助科学技术的发展推动护理组织的发展。

（一）护理科学技术环境构成

1. 护理科学技术创新

技术创新是指组织应用创新的知识和新技术、新工艺，采用新的生产方式和经营管理模式，提高产品质量，开发生产新的产品，提供新的服务，占据市场并实现市场价值。现代社会的科学技术发展日新月异，生产设备工具的创新、信息技术的普及、新型材料的应用、新市场的开辟等，都为护理组织营造了良好的科学技术环境，为护理技术创新提供了基础。护理科学技术的创新包括护理服务技术创新，如护理方法的改进，护理新技术、新材料、新设备的应用；护理管理技术创新，如护理制度改革、流程再造、项目管理等；护理服务领域创新，如护理服务模式完善、延伸服务的拓展。技术创新是增强组织核心竞争力的重要机制，通过技术创新，发展自己的核心技术，可形成护理组织的核心竞争力，以此打造组织的护理品牌特色。

2. 护理核心竞争力

核心竞争力指某一组织内部一系列互补的技能和知识的结合，它可使组织的一项或多项业务达到竞争领域一流水平的能力。对于组织来说，成功的关键因素之一是认识到组织的核心竞争力，整合组织资源并对其加以利用，才能在竞争中彰显出自身特色。护理的核心竞争力在于护理服务质量的优劣、护理技术水平的高低、专科护理人才队伍的建设及护理服务领域的拓展等，其中的关键是护理科学技术的发展，因此，护理管理者要从战略高度提升护理组织的科学技术创新能力，整合人力、物力及财力的优质资源，营造共同的护理文化氛围，培养和提升属于护理专业的核心竞争力，促进护理学科长足发展。

（二）护理科学技术环境管理

护理科学技术环境的管理是对护理领域的科学研究和技术活动的管理，具体来说，就是运用计划、组织、协调、管理等基本手段，有效地利用人、财、物、信息等要素，提升护理科学技术水平，达到出成果、出人才、出效益的科学技术管理目标。

1. 营造科学研究氛围

护理管理者应充分认识到护理科学技术对于护理事业发展的重要性，努力营造护理科研氛围，发现创新人才并积极加以培养。新一代的护士具有极强的自主性和鲜明的个性，护理管理者应循循善诱，鼓励、引导年轻护士在科研中发挥优势，形成人才梯队，进而提升整体护理科研水平。

2. 健全科研管理组织制度

护理管理者应健全护理科研管理组织及管理制度，加强对护理人才、护理技术、护理资源的统筹管理，组建护理科研管理的专门组织，成立科研小组，形成由护理部—科研小组—护士三个层次组成的护理科研管理网络，扶持护理科学技术创新，逐步建立健全各种护理科研管理制度，如"护理科研基金管理制度""护理科研成果奖励制度"等，从制度上保障护理科研的顺利开展。进行护理科学技术研究要多渠道筹措经费，护理管理者应保证护理研究资金的稳定性，不仅要争取社会和国家的资助，还要争取医院及单位的资金投入。

3. 培养科学技术人才

提高护士的知识水平，使其知识结构适应护理科研的需要。护理管理者应有计划、有重点地开展不同层次的护士科研培训，逐步提高护理群体的科研素质；制定切实可行的科研激励机制，如对于获奖成果和获得立项资助的课题予以经费奖励，在晋升和评优时给予优先等；实行目标激励，对各级护士制定出不同的科技创新目标，下达任务，强化护士的主动参与意识，推动护理科研技术的开展。

三、护理管理中的任务环境

护理组织作为具有特定使命和任务的机构，有其自身独特的任务环境。护理任务环境由服务对象、资源供应者、政府主管部门和社会公众4个方面构成。

1. 服务对象

护理服务对象从广义上来说包括个人、家庭、社区等，从狭义上来说主要指病人。护理组织是为了满足人的健康需求而存在的，因此护理组织要树立"以病人为中心"的服务理念，满足病人身心健康的需求。

2. 资源供应者

护理组织的资源供应者主要包括护理人力资源、护理材料设备、资金、技术、信息和其他各种资源等。对护理组织来说，培养护理专业学生的各类院校、人才市场是其主要的人力资源供应者。

3. 政府主管部门

护理管理者要处理好与政府部门的关系，要依法行事，使护理活动符合法律法规；同时要利用各种渠道和方式增进政府对护理组织的了解和支持。如护理队伍的人力短缺是制约护理发展的瓶颈问题，通过护理管理者的呼吁，该问题得到政府部门的关注，政府出台了相关政策加强护理队伍建设，提高了护士队伍的总量和质量。可以说，护理发展的每一步都离不开护理管理者的努力与政府部门的支持。护理组织还可以主动协助政府解决一些社会问题，如经常举办惠民的义诊活动，到社区举行健康讲座等，不断取得政府的信赖与支持。

4. 社会公众

护理管理者要注重组织形象与声誉的树立与维护，尽可能取得社会公众对组织的支持，且要加强与新闻媒体的合作交流，宣传护理组织的正面形象，尽量避免负面的报道，这样才有助于护理组织进一步发展。如利用微信平台开展"风尚护士"评选活动，开展科普健康教育活动，利用报纸、电台宣传报道护士的日常工作，加深社会大众对护理工作的理解和认可，展现护士的风采。

四、护理管理中的安全环境

（一）护理安全环境构成

1. 硬件环境安全

（1）建筑设施布局

医院建筑设施安全、规范、合理，可避免护士潜在的职业伤害。如病房布局不合理，易增加护士的职业疲劳感；病床的高度设计不当，护士在搬运病人时易导致腰背痛等伤害。因此，医院的医疗设施应充分考虑保障护士的安全。

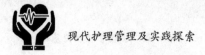

（2）设备器械管理

医疗器械的规范管理和使用，可降低护士的职业伤害风险。医疗器械对护士常见的损伤为针刺伤、锐器伤等机械性损伤，在护士职业损伤中居首位；体温计及血压计等常用的医疗物品中含有水银，暴露在环境中的水银会导致人的神经和肾脏中毒；在消毒灭菌工作中，紫外线可引起眼炎或皮炎等损伤。加强设备器械管理是营造安全的护士工作环境的前提和保障。

（3）化学品、危险品管理

化学品、危险品管理是否符合管理要求是安全风险的主要原因之一。临床常见的化学品有化疗药物、消毒剂等，化疗药物具有致癌、致畸及器官损害等潜在危险，消毒剂包括过氧乙酸、含氯消毒剂、甲醛等，如使用不当，易危及护士健康，所以必须提高警觉，确保临床使用安全。医用危险品如氧气、高压蒸气锅炉、酒精灯等，在使用中应防止操作不当造成管道泄漏或火灾等问题，避免对护士的人身安全造成威胁。

（4）环境污染控制

医院环境容易被病原微生物污染，如艾滋病毒、乙型肝炎病毒、丙型肝炎病毒等；医院可能存在废气、污染气体的污染，此类污染气体对人体的伤害容易被忽略，危害性也随之增加；临床上各种放射性设备以及高科技医疗仪器等，可产生辐射，诱发白细胞减少、致癌等人体损伤。因此，严格控制医院的环境污染，可降低护士受到环境污染的概率。

2. 软件环境安全

（1）护理职业防护体系

护理职业防护是护理安全的核心内容，护理职业防护有助于营造护理安全环境，保障护理工作有序进行。建立护理职业防护体系，健全护理职业防护规章制度，制定切实可行的护理职业防护标准、操作流程、应急预案等，使护士在日常护理工作中有章可循，这是保障护理安全的前提和保证。

（2）护理人力资源配置

护士的人力配备是否合理，直接影响到护理岗位人员的数量，影响到护士的工作积极性和护理队伍的稳定性，继而影响工作效率、护理质量和护理安全。作为护理管理者，必须确保在适当的岗位配备适当数量和质量的护士，实现人员和护理服务活动的合理匹配，避免因人力短缺、工作繁忙增加护士的职业疲劳，对护士造成身心伤害。

（3）护理安全防护意识

护理安全防护意识主导着护理安全行为，因此，加强职业安全教育，营造良好的安全文化氛围，培养护士建立护理安全理念和意识，可规范护士的护理安全行为，帮助护士强化法律观念，强化自我防护意识，增强职业暴露防护的自律性、日常工作的慎独性，使其严格遵守操作规程，减少意外伤害事件的发生。

（4）护士职业防护

一所医院服务水平的高低不仅体现在病人服务质量上，也体现在医护人员的职业安全防护中。护士与病人接触时间最多，常遭受器械损伤、化学品伤害、环境污染等，护理管理者将护理职业安全防护措施具体化、常规化，可保障护士的健康与安全。

（5）护士心理安全

病人对医疗服务质量要求的提高、自我维权意识的增强，对护士提出了更高的要求，再加上目前护理人力资源不足，护理工作繁重，护士的工作责任和风险越来越大。此外，护士在工作之余的学习、家庭生活等问题也都可能增加护士的压力，造成其紧张、焦虑乃至抑郁等心理状况。护理管理者要认识到护士高强度的工作压力与心理安全的相关性，关注并维护护士的心理健康。

（二）护理安全环境管理

1. 硬件环境管理

（1）建筑设施布局合理

医院应积极改善工作环境，体现为护士服务的人性化设计，为其创造健康安全的工作环境。护理单元应提供尽可能方便快捷的护理路线，降低护士的劳动强度，提高护理工作效率；护士站的位置应接近病房，采用开放式，有利于监护病人或与病人及探视人员交流；床单元家具的设计符合人体力学原理，减少护士在搬运病人时发生腰背痛等伤害；护理单元色彩应柔和、协调，有利于工作情绪稳定，减少烦躁和疲劳感；应设有一定的休息、交流和适当的娱乐空间，使护士保持良好的工作状态。

（2）完善医疗器械使用制度

建立健全护士职业防护规章制度，落实防护措施，如建立预防锐器伤的操作流程，发生锐器伤的应急预案，开展锐器伤后的伤口处理培训等；做好电器意外伤害的防范，严格电器操作规程，实行定期专业维护制度；对于有电离辐射和激光的医疗设备，应做到有效防护，合理应用并保持尽可能低水平的照射，以消除安全隐患，保障护士健康。

（3）规范化学品、危险品管理

规范化学品的使用，配制化疗药应当在有防护的情况下，由专业人员专门配制，可有效提高药物配制过程中的安全性和防护性。在配制和使用消毒液时使用手套、口罩、护目镜等防护用品，以尽量避免消毒液对眼睛、皮肤、黏膜的直接刺激；对于挥发性消毒液，要加盖密封保存。加强危险品的管理，氧气筒、管道氧气、化学品等定点存放、标志明晰、使用规范。

（4）控制院内环境污染

严格执行消毒隔离制度是控制医院环境污染的主要手段。加强医院环境污染的监测和分析，对执行消毒隔离的相关护士进行培训，并进行质量监控，严格护士的手消毒规范及消毒剂的使用规范，落实医疗设备的防护措施、操作规程；此外，医院应设有专门管理机构，对清洁工人进行培训、管理，并定期抽查病房卫生及消毒隔离情况，以减少医院院内环境污染隐患。

2. 软件环境管理

（1）完善护理职业防护体系

国家应建立职业防护的法律法规，卫生行政部门建立健全护理职业防护规章制度，如职业暴露登记报告制度、职业暴露预防制度及职业暴露后处理制度等；医院应制定护理职业防护标准、操作流程、应急预案，如锐器回收流程、针刺伤应急预案等；护理部应设立护理职业防护体系，形成职业防护网络，加强检查监督，不定期抽查护士职业防护措施落实情况。

（2）合理配置护理人力

护理管理者应有效、合理地利用现有人力资源，进行合理配置，使之与临床实际工作量相匹配。根据护士的自身条件、业务能力、工作资历、管理能力等合理搭建人员梯队，对护士分层次使用；制定人员调配预案，实行弹性排班；制定备班制度，根据不同时段护理工作量的变化，动态安排护士人数，如中午班、夜班、医疗高峰时要增加人员，以多种方式解决护理人力资源不足的问题，减轻护士工作负荷。

（3）提高护士的安全防护意识

加强对护士职业安全的培训和教育，帮助护士加强学习、掌握职业安全防护知识，开展普及性预防，即假定所有病人血液、体液都有潜在感染性而采取的防护措施；强化自我防护意识，增强职业暴露防护的自律性、日常工作的慎独性，使护士的防范意识落实到每项操作的每一个环节。

第三节　护理管理面临的挑战及发展趋势

一、护理管理面临的挑战

随着我国经济社会发展、人口老龄化进程的加快以及疾病谱的发展变化，人民群众对医疗卫生服务有着更多样化、更高层次的需求，我国护理管理事业也面临着一系列的挑战。

（一）社会环境变迁的挑战

1. 疾病谱和人口结构变化的影响

随着社会经济和医疗技术的发展，我国的疾病谱及社会人口结构均发生了明显的变化。与生活方式、心理因素、社会因素密切相关的慢性非传染性疾病的发病率逐年增高，已成为威胁社会人群健康和生活质量的重要因素之一。人口老龄化进程不断加快是影响我国护理管理发展的另一要素，我国目前老年人口规模已接近2亿，对康复护理、老年护理等的需求日益突出。同时，随着三孩生育政策的实施，新增出生人口也将逐渐增加，对妇产、儿童、生殖健康等护理服务亦提出了更高的要求。因此，制定与社会及群众需求相适应的护理战略目标，发展适合我国国情的护理服务和管理模式迫在眉睫。

2. 经济全球化的影响

经济全球化改变了护理工作模式、卫生保健服务形式以及护理教育的环境和方式。护理领域中日益扩大的国际交流与合作为专业发展提供了机遇，但同时也给管理者带来了一系列有关人才流失和人才引进的工作挑战。经济全球化进程中最为显著的特征就是对人才的竞争，因此，如何进一步加强国际交流与合作，在适应国际上技术、服务、人才相互开放的环境的同时，吸纳并保留更多的高水平护士是管理者必须思考的问题。

3. 信息化时代的影响

云计算、移动互联网、大数据等信息化技术的快速发展，为信息收集、优化医疗卫生服务流程、提高工作效率等提供了有利条件，这也必将推动护理服务模式和管理模式的深刻转变。管理者需要运用先进的信息化技术对资源进行优化配置，大力推动移动护理的发展和应用，建立新型护理服务模式并对其进行持续改进。

（二）医疗卫生体制改革的挑战

1. 护理人力资源

"十三五"期间，我国护理人才队伍总数增长迅速，整体素质显著提升。但相比广大人民群众日益提高的健康服务需求以及国家对医疗卫生服务体系的要求，我国的护理人力仍处于相对缺乏的状况，不仅表现在护士整体数量上，在高素质护理人才，尤其是学科带头人方面也存在严重不足。此外，由于目前我国护理管理者大多来自基层护士，缺乏专门系统的管理培训，经验式管理模式还较为普遍，与国际上科学化和专业化的护理管理队伍之间仍存在较大差距。

2. 护理管理体制

随着医疗卫生体制改革的深化，卫生服务由医疗卫生组织内扩展到医疗卫生组织外，工作内容也由单纯的医疗性服务扩大到对人群生活方式的保健性服务，护理工作重点从医院延伸至社区，从病人扩展到健康人群成为必然的发展趋势。而随之而来的必然是护理管理体制的改革，即从以往单一的临床护理管理体制扩展为针对医院、社区、家庭的全方位管理，尤其是要进一步完善老年护理、慢性病护理、临终护理等领域的行政管理体制建设。因此，改革护理行政管理体制，建立长效的护理服务体系运行机制，满足社会对护理服务的高品质化和多元化的需求，成为护理管理者需要深入思考的问题。

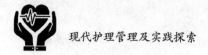

3. 护理经营模式

护理作为不可替代的医疗服务项目，由其工作价值带来的经济效益一直未得到应有的体现。护理服务成本在很大程度上反映了护理服务的社会效益和经济效益，是反映医院工作质量的一个重要指标。管理者要重视护理价值的研究，将经济学的经营管理理念和知识渗透到护理管理工作中，利用现代化信息管理手段，构建我国的成本核算模型，真实体现护士的工作价值。

（三）护理学科发展的挑战

1. 护理教育改革

自 2011 年护理学成为一级学科后，政府有关机构进一步加大了护理教育教学改革力度，更加注重以实践和社会需求为导向的人才培养目标，强调发展具有护理专业特色的学科和教育模式，以培养科研和专业能力并重的实用型护理人才为目标，而这也对护理管理者提出了更高的要求，毕竟具有丰富临床经验的护理管理者是学科体系构建和教育改革队伍中不可或缺的重要力量。此外，国家卫生计生委于 2016 年颁布了《新入职护士培训大纲（试行）》，进一步推动了"院校教育、毕业后教育、继续教育"三阶段临床医学人才培养体系，也使得护理管理者面临着诸如培训模式、轮转计划、绩效考核等一系列新的问题。

2. 临床护理实践

随着护理学科范围扩展及专业方向的细化，临床护理工作内容及形式也日趋多样化和专业化，尤其是精准医疗提出后，临床护理工作日益向专科化方向发展。近些年来，专科护士的培养和使用已成为护理管理者关注的重要议题。此外，随着循证护理在临床实践中的重要性日益被认可，如何将护理科研成果与临床护理实践进行有机结合，如何在遵循证据的基础上规划临床实践和管理活动，也是管理者面临的重要挑战。

3. 护理研究

护理服务技术性强、内涵丰富且具有一定的风险性，需要有科学的理论和研究作为基础或指导。尽管近些年来，护理研究发展迅速，但具有学科特色的理论研究仍相对滞后，研究问题、研究方法等在深度和广度上也存在较大局限。在经济飞速发展和医疗技术不断进步的大环境下，管理者要抓住机会，善于发现新的护理现象和护理问题，采用适宜的护理研究方法和手段进行研究，用科学的证据来指导临床实践，以加快护理学科的发展进程。

二、护理管理的发展趋势

护理工作涉及病人就医的各个环节，在保障医疗质量、促进医患和谐等方面发挥着越来越重要的作用。因此，加强医院护理队伍的科学管理，提高管理效率，促进护理事业发展以适应社会经济发展和人民群众的健康服务需求不断提高的要求，是护理管理未来的发展方向。

（一）管理队伍专业化

护理管理队伍的专业化水平是决定管理效果的重要因素。"专业化"主要体现在三个方面：①完善的管理体制。在医院护理管理改革中，要培养和建设一支政策水平高、管理能力强、综合素质优的护理管理专业化队伍，以护理管理职能为导向，按照"统一、精简、高效"的原则，建立完善的责权统一、职责明确、精简高效、领导有力的护理管理体制及运行机制。②管理的科学性。为了适应日益变革的护理管理体制和履行多元的护理管理者角色，护理管理者需要从经验型管理转向科学型管理，注重国内外先进理论或模式的学习和应用，创新管理理念，推动多学科知识的交叉以及跨学科的团队合作。③依法依律进行管理。卫生法律法规是医疗护理工作顺利开展、维护医患双方合法权益的重要保障，护理管理者应进一步增强法制观念，掌握并运用各项法规，健全护理管理制度，在保障病人安全的同时也能够维护护士的合法权益。

（二）管理手段信息化

随着信息技术在医疗领域的普及，未来护理管理的重点必然是信息系统的建立以及对大数据的管理和应用。将信息化手段全面应用于临床护理及护理管理工作，能够优化护士的工作流程，保证护理安全，提高工作效率；把计算机技术与科学化管理有机地结合起来，把综合开发利用信息资源与全面实现人财物信息的数字化管理相结合，对提高护理科学化水平和加快护理学科发展具有重要意义。目前，多数医院在护理信息系统的建立和使用上都取得了较大成效，尤其是在护理工作模式转变、护理质量管理、人力资源管理、物资管理、教育培训以及病人安全管理等方面都探索出了各自的特色和经验。未来的护理信息化管理将着重于构建系统化、多功能、广覆盖的数字化信息网络平台。在护理管理方面，建立护理管理信息系统，包括护理质量管理、护理人力资源管理、护理研究、教学管理、考核评价等；在临床工作方面，建立临床护理信息系统，如包含护理电子病历管理、医嘱管理系统、病房信息系统、药品管理、病情观察、危机预警、费用管理等的 PDA（Personal Digital Assistant）移动护士工作站、临床护理记录系统、健康宣教系统等；在病人安全管理方面，运用信息化手段，从身份识别、用药安全、供应室无菌物品信息全流程追踪管理系统、自动包药机等方面保证病人安全。此外，通过信息技术平台还能进一步促进"医院—社区"护理服务信息共享与业务协同。近些年，加强信息安全防护体系建设也将成为护理管理未来的发展重点。

（三）管理方式弹性化

弹性化管理是现代管理发展的重要趋势。单一固定的组织系统和管理模式已不再适用于当今日益变化的社会环境，未来的管理体制和模式应趋于灵活且富有弹性。护理管理弹性化的主要表现：①因地制宜的管理模式。随着护理工作范围从医院延伸到社区，从病人扩大至健康人群，护理管理的工作模式和内容也要随之转变。②人性化的管理方法。人是弹性管理的核心，现代管理更强调用"柔性"方法，尊重个人的价值和能力，提供个人自我管理和自我提升的空间，充分调动员工的工作积极性。护理管理者应树立以人为本的管理理念，构建多元的护理组织文化，适应不同护士管理的需求，最大限度地发挥管理效益。③弹性化的激励方案。以护士需求及职业发展为导向进一步完善绩效评估体系，建立科学的弹性化激励方案，进一步提高护士的工作积极性和职业满意度。

（四）人才培养国际化和精准化

为了适应经济发展及人类活动全球化趋势，国内护理人才培养需要具有国际视野，加强护理领域的国际交流与合作，有助于推动我国护理事业的持续发展。管理者应积极创造条件供有发展潜力的护士出国深造、参与国际会议交流，从而更好地学习和借鉴国外先进的护理理论、临床护理实践和管理技能。随着医学科学技术的飞速发展和新兴边缘学科的不断出现，我国临床医学专业的内部分工也日趋精细，临床护理工作也日益向专科化方向发展，未来的护理人才培养模式将逐渐从通科培养转向拥有某特定临床专科领域的知识和技能的专科护士培养，以适应护理学科专业化、护理方向精准化的发展趋势。

（五）护理人力使用科学化

按照社会主义市场经济体制的要求，可以通过市场机制来促进护理资源的合理配置和有效利用。管理者要进一步强化护士分层级管理模式，优化人力资源配置，充分、全面发挥各层级护士的能力，全面保障护理安全，提升护理质量。同时，健全以聘用制度和岗位管理制度为主要内容的用人机制，完善岗位设置管理，积极推行公开招聘和竞聘上岗制度，从而促进人才成长和合理的人才流动。此外，护理管理者还应建立以服务质量、服务数量和服务对象满意度为核心、以岗位职责和绩效为基础的考核和激励机制，以科学的管理方法激发护士的工作积极性，提高其工作效率。

第二章 护理人力资源管理

本章主要围绕护理人力资源管理这一主题展开研究，具体包括护理人力资源管理概述、护理人力资源的管理办法、护理人力资源的管理现状及管理策略三个部分。

第一节 护理人力资源管理概述

护理人力资源管理是人力资源的微观管理，是卫生服务组织为实现组织目标、提高服务水平，利用护理学及其相关学科知识，对组织中的护理人员进行的规划、培训、开发、利用等活动。护理人力资源的管理直接关系到护理生产力、护理质量、护理服务道德、护理成本消耗，甚至影响护理人员的流动。在现阶段我国进行的医疗体制改革进程中，人才战略和低成本战略日益成为医院生存和发展的主要战略。随着当前"以人为本"护理理念的逐渐普及，优化现有护理人力资源成为医院等医疗机构急需解决的问题。

一、护理人力资源管理的相关概念

（一）护理人力资源

护理人力资源是一个人力的数量与素质、人才结构、职称结构以及护理临床、教学、科研等功能发挥和利用的综合管理概念。它包括护理人员、技术以及护理道德、精神等，是卫生人力资源的重要组成元素，也是医院质量管理的一个重要组成部分，是保证护理质量的基础。护理人员是构成医院核心竞争力的关键因素之一。护理人力资源管理的对象主要指具有从事护理工作智力能力和体力能力的人员，也就是指具有护理专业中专及以上学历，通过全国护士执业考试（或获免试资格）并取得护士从业资格证书，在医疗机构直接为病人提供护理服务的护理人员。

护理人力资源是医院人力资源的重要组成部分，是医院里具有专业学历、技术职称或某一方面专长的从事护理专业相关工作人员的总称。护理人力资源分为以下两种。

1. 按人员分类

（1）护理专业技术人员

①主任护师；②副主任护师；③主管护师；④护师；⑤护士；⑥助产士。

21

（2）护理员

①护理专业毕业，无专业技术职务，可以从事基础护理工作的人员。②无专业技术职务，经过短期专业培训，可以从事基础生活护理工作的人员。

2. 按人才分类

（1）知识型人才

这类人才有较高的综合素质和广博的知识。

（2）创新型人才

这类人才善于接收信息，思维敏捷，注重经验的积累并勇于挑战自我；具有良好的评判性思维，能在平时工作中发现问题，并且能够推动护理学科的发展。

（3）技能型人才

这类人才的动手能力强，具有某种特殊技能，如介入护士、外周静脉植入的中心静脉置管（Peripherally Inserted Central Venous Catheters，PICC）护士等。

（二）护理人力资源管理

1. 护理人力资源管理的概念

护理人力资源管理指护理组织对护士的有效管理和使用的思想和行为，就是发现、投入力量"开采"和"利用"护理人力，它包括就业与录用、人力配置、激励、教育培训等方面的内容。其内涵就是通过一定的手段，调动人的积极性，发挥人的创造力，把人力资源由潜能转变为财富。

2. 护理人力资源管理的目的

根据医院的结构、目标、护理模式，给每个护理单元、每个班次提供足够的、高质量的护理人员。

3. 护理人力资源管理的目标

护理人力资源管理的最终目标是让平凡的人在具体护理岗位上做出不平凡的事。让组织中每个护理人员的长处都能得到发挥并取得最好的护理工作绩效，从而最大限度提高组织效率。具体来讲，护理人力资源管理在护理管理中的主要目标包括以下几个方面。

第一，通过对护理人员的个体行为的统一规范，促进实现组织目标。

第二，有效利用护理人员的工作技能使医院护理服务质量有所提高

第三，运用科学方法解决护理人事问题，为医院提供训练有素的护理人员。

第四，营造良好的工作氛围，注重满足护理人员的多层次需求，提高护理人员的工作满意度。

第五，为护理人员提供职业发展空间，创造成长条件，让护理人员在组织中得到个人职业生涯的最大发展。

第六，适应社会发展和内外环境的变化，不断完善组织的护理人力资源管理模式，提高管理效率。

　　归纳起来，护理人力资源管理需要做好三方面的工作：①人与岗位的匹配，做到事得其才，才尽其用；②人与人的科学匹配，使组织中的护理人员结构实现优势互补，提高群体工作效率；③人的需求与工作报酬的匹配，使组织薪酬发挥有效激励作用。

二、护理人力资源管理的原理与应用

　　护理人力资源管理的基本原理，包括同素异构原理、人岗匹配原理、互补优化原理、动态适应原理、激励强化原理、公平竞争原理、信息激励原理、文化激励原理、反馈控制原理、能级层序原理、弹性冗余原理。护理人员作为医院这个大家庭的一个大群体，在医院管理中占据了很重要的位置。护理人力资源管理得当与否直接关系到医院人力资源管理的质量。在应用这些原理时要紧密结合当前护理工作实际，探讨人力资源管理的基本原理在护理管理中的应用对策，以提高现有护理人力资源利用率。

（一）同素异构原理

　　在人力资源开发过程中，组织构成是一个非常重要的内容。在一个组织中，即使组成人力资源的因素是一样的，但采用不同的组织结构，其组织效力的发挥会大不相同。因为传统的金字塔结构具有传递信息慢、缺乏灵活性、难以适应外界快速变化的需要等不足，所以需要进行变革。当前变革的趋势是压缩层次，拓宽跨度。组织结构由金字塔向扁平化、网络化发展，以增强组织的适应性和灵活性，有效发挥组织人力资源的积极性、创造性和主动性。

　　同素异构原理是指在组织元素一定的情况下，不同的组织结构能够发挥不同的组织效力，具备不同的组织功能。在人才管理工作中，由于编制长期稳定，并且坚持定岗定编制度，在一定程度上，不能积极适应新形势和新任务的变化要求，对发挥人才的最大效能形成了一些阻碍，片面上造成了人才资源浪费。在人才管理中运用同素异构原理，就是要适当减少不能发挥其正常效应的编制，合理调整不能正常运转的结构，科学使用不能发挥最大效能的人才，使人才从编制的框架中解放出来，从结构的僵化中摆脱出来，从功能的束缚中释放出来。

　　在群体成员的组合上，同样数量和素质的一群人，由于组织网络及功能的差异，形成不同的权责结构和协作关系，可以产生不同的协同效应，在生产和管理过程中，同样数量和素质的劳动力，因组合方式不同会产生不同的劳动效率。从系统原理角度分析，组织结构的作用是使人力资源形成一个有机整体，可以有效发挥整体大于部分之和的效应。如果一个组织系统具有合理的组织结构，则可以有效发挥组织系统的功能，激发人力资源的内在潜力。

　　将同素异构原理具体应用于护理人才配置中，其核心问题就是保持人才配置的合理性。护理人力资源管理的合理配置具体体现在以下几个方面。

（1）合理配置护理人员的数量

当前我国护理人力资源配置不足的状况比较严峻，护理人力资源配置不足直接影响护理质量，还给护理人员自身带来负面影响。因此为了有效解决这一问题，要根据医院的实际情况制定科学合理的人员数量配置标准，需结合各个科室及各个医院的具体情况修订配置标准以及完善护理法规等，科学计算出各科室及各医院所需的护理人力总量，不断完善护理人力资源的微观及宏观配置。

（2）合理配置护理人员的专业结构

根据医院各科的专业特点，进行合理的专业结构调整，根据病区的特点和实际需要进行结构调整，一方面要缓解人才急需的矛盾，另一方面又要避免人力浪费。

（3）合理配置护理人员的学历层次、职称结构

目前，我国临床护理人员职称结构普遍偏低，副主任护师、主管护师、护师、护士的比例还不能满足医疗护理事业发展的需要和患者对护理服务的需求。护理人员的学历层次、职称结构配置的合理性尽量达到各医院、各科室合理的学历结构组合，这样才能使不同的护理人员协同合作，发挥最大的结构效益。

（二）人岗匹配原理

人岗匹配原理即能位原理，指人力资源管理人员应根据员工的才能，把员工安排到相应的岗位上，从而保证岗位的需求和员工的能力相匹配。根据人的才能、素质和特长，把人安排到相应的职位上，尽量保证工作岗位的要求与人的实际能力相对应，尽量做到人尽其才，才尽其用，具有不同能力的人应处于组织相应的职位上，赋予不同的权利和责任，实现能位对应。稳定的组织结构应该呈正三角形。

该原理认为，机构、人都有能量问题，能量大可能干事的本领大。能量既然有大有小，便可以分级，分级就是建立一定的秩序、一定的规范和一定的标准。具体来说，"能"指实际工作中员工的能力，"位"指实际的工作岗位。通常来说，只有人尽其才，物尽其用，才能提高工作效率。"能位"适合度是人员的真实能力与其所在职位的适合程度。"能位"适合度越高，说明能位匹配适当，这样不仅能带来工作的高效率，而且对促进员工能力的提高和发展方面也很有好处。

能位匹配原理在现代管理学中的作用日益重要，其被广泛地应用于现代行政管理、现代企业管理、医院管理等诸多领域，其实现形式也日益多样化。能位匹配原理的绝对应用和实现是不可能的，我们必须了解，岗位能级是随客观情况不断变化的，人的才能也是在不断变化的。在能位匹配原理的实现过程中，我们必须动态地实行能位对应，必须保证人们在各个能级中不断地自由运动，通过各个能级的实践，施展、锻炼和检验每个人的才能，使他们各得其位。

管理者应根据每个护理人员的才能、素质和特长，将其安排到相应的护理工作岗位上，尽量保证护理工作岗位的要求与护理人员的实际能力相对应。

（1）知岗

"人岗匹配"的起点应该是知岗，即分析并明确各个科室的特点和护理人员的技能、心理、体力等素质的具体要求等。

（2）知人

明确了岗位的具体要求后，就要选择合适的护士，在选择过程中，需要把握以下四个环节。①参考个体的性格特点，实施"人岗匹配"，需以传承好传统为基础，加强人才选配的科学性，包括运用心理测评等手段，更深入准确地掌握个体的性格特点，力求每个护士都能在较适宜其性格倾向的岗位上"尽其才"。②依据个体的人际交往能力，将其分配到较适宜的岗位上，既可使之在其岗位扬长避短，也对其职业心理素质的提升有着积极影响。③评定个体的应激水平，管理部门在为特殊岗位配备较强专业人才时，应把较高应激水平纳入必要条件，以确保重要岗位专业骨干人才的相对稳定及后续发展。④开发个体的适应潜力，个体主动适应（可塑性、灵活性）是较好匹配的决定因素。况且，只有综合考虑各种因素所实施的"人岗匹配"，才能较充分调动个体在"人岗匹配"的过程中主动适应岗位的能动作用，确保人才作用得到较好的发挥。

（3）匹配

知人善任是实现"人岗匹配"的重要一步，也是发现并最大限度地利用护士的优点，把合适的人放在合适的位置，尽量避免人才浪费的最关键的一步。"没有平庸的人，只有平庸的管理"，每个人都有自己的特点和特长，管理者应做到知人善任，让每个人都去做适合他们的事情，这样才能充分发挥他们的工作潜能，实现人才的有效利用。

（三）互补优化原理

互补优化原理也叫互补增值原理，是指充分发挥每个员工的特长，采用协调优化的方法，扬长避短，从而形成整体优势，实现组织目标。作为个体的人不可能十全十美，而是各有所长；而作为群体，则可以通过相互取长补短组合成最佳结构，更好地发挥团队力量，实现个人不能实现的目标。

在应用互补优化原理时，应特别注意协调和优化。所谓协调就是要保证群体结构与工作目标协调，与组织总任务协调，与组织内外部条件协调，与一定时期的工作重点协调。所谓优化，就是经过比较分析选择最优组合的方案，以最少的成本获得最大的效益。

互补的内容主要包括以下几个方面。

（1）知识互补

一个群体中，如果个体在知识的深度和广度上实现互补，则整个组织的知识结构就较合理和全面。

（2）能力互补

一个群体中，如果个体在能力的类型、大小方面实现互补，则群体的能力就较全面、合理，易于形成优势。

（3）年龄互补

一个群体根据其目标和要求需要一个合理的人员年龄结构，这样既可在体力、智力、经验和心理上互补，又可顺利地实现人力资源的新陈代谢。此即常说的"老马识途、中流砥柱、年轻有为"，也就是说老、中、青结合是较理想的模式。

（4）性格互补

一个群体中，如果成员性格太相似则容易产生冲突和矛盾。如果各成员性格差异较大则在一个群体里往往容易形成良好的人际关系和善于处理各类问题的良好的性格结构。

（5）性别互补

一个群体中，如果男女比例搭配恰当则易于实现组织的目标，这不仅有利于取长补短，弥补男女能力的差异，也有利于形成稳定的心理环境。

（6）地缘互补

由于历史、文化和地理原因，同一地方的人群会形成大致相似的心理和性格特征。如果不同区域的人员在一个群体中配合工作则易于发挥"远系杂交优势"，提高群体整体工作效率。

（7）学缘互补

一个群体中的人员如果来自不同学校、不同专业，由于师承关系不同，则可以发挥各自的优势，吸收他人长处，发挥群体整体效能，避免出现"近亲繁殖"。

（8）关系互补

一个群体中，各成员都有自己的特别的社会关系，且各人的社会关系重合不多，这个群体则具有较强的互补性，那么从整体上看，就易于形成整体的社会关系优势。

互补优化原理在护理人力资源管理中的应用表现在以下几个方面。

（1）建立完善的临床护理支持系统

目前，我国的护理人员承担着大量的非护理、非技术性工作，往往将国外的注册护士、助理护士、护理员三者的任务都集中在护士身上，而工作量的增加、服务范围的扩大、护理对象的变化又导致护士人力资源不足，整体护理难以开展，质量难以保证。为此，要建立完善的临床护理支持系统，包括环境卫生清洁系统、物资供应保障系统、患者运送支持系统，这些系统的良好运转不仅使临床护理管理者从繁重的事务性工作中解脱出来，而且还可以将更多的时间还给护士，使护理人员用更多的时间护理病人，让病人得到更多的收益。

（2）配置最佳能力结构和职称结构，发挥互补优势

科学合理地利用人力资源是提高工作效率的关键，管理者安排工作岗位时必须充分考虑护理人员的智能结构、年龄结构、整体素质。在护士安排上做到新老结合、相互协作，适当考虑人员素质和技术水平高低的合理分布，最大限度调动护士的积极性，达到投入与产出的科学比例，使管理更有实效，极大地

提高护理群体质量，促成护理人员关系的协调一致，发挥互补优势，增强群体的活动效率。

（3）实行弹性排班制及护理人力资源的局部调整制度

护士长每日根据病房危重病人分布情况及护理工作量安排护理人员，取消以往的固定排班制，以病人最需要护理的时间为护士的工作时间。在工作高峰期，适当增加人员；在工作量减少时，将多余的人力资源用于其他护理工作。在实际护理工作过程中，在不同的护理岗位上往往存在忙闲不均的现象，可根据各科室护理工作时间，在大科范围内进行调配。如内科系统缺少护士，尽量在内科范围内进行调配，外科尽量在外科范围内进行调配，以保证护理工作的安全性和有效性。

（四）动态适应原理

动态适应原理指在人员配备过程中，人与事、人与岗位的适应性是相对的，不适应是绝对的，从不适应到适应是一个动态的过程。因此，人员配备和调整不应是一次性活动，而是一项经常性的工作。

无论是企业经营与发展趋向还是职位（岗位）人员作业态势都处在不断变化的动态过程中，不适应是绝对的，适应是相对的，从不适应到适应是在运动中实现的。随着企业与人的发展，适应又会变为不适应。只有不断调节人与事的关系才能达到重新适应，也就是从静态设计到动态调节，达至阶段性的相对平衡状态，这正是动态适应配置的体现。

在企业中，把握人与事的不适应到适应的过程，应着力的方面包括：从个体岗位的自我调整意向和获得上级的帮助去实现，明确其暂时的适应最终会被新的不适应所暂代；只有不断调整人与事的关系才能找到适合内外环境和与企业发展相匹配的职位。从个体岗位的过程管理上升到组织管理层次时，更应重视个体与工作岗位的当前状态；无论是主观还是客观的因素引起的岗位调节，都要求管理者及时地了解人与岗位的适应程度，从而在资源允许的基础上，争取适时合理的调整。

在护理人力资源管理中，护士与事、护士与岗位的适应是相对的，不适应是绝对的，从不适应到适应是在运动中实现的，是一个动态的适应过程。动态适应原理在护理人力资源管理中的应用主要有以下两方面。

（1）医院决策者的观念转变

由于以往固有的管理模式，人力资源管理的观念在相当多的管理者头脑中还比较模糊。在医院经营管理中，护理人力资源具备的地位、作用以及人力资源战略等需要重新定位，并要求医院决策者掌握新的管理理念。思想是行动的先导，有什么样的管理理念，就有什么样的管理行为。我们需要与时俱进，树立与时代相适应的管理价值观、护理观、质量观、效益观。

（2）不断提高护士的知识结构，使他们适应新型人才的需要

随着人们健康保健需求的日益扩大，护士不仅仅是护理措施的提供者，还应是健康教育的执行者和心理问题的疏导者。这要求护士除了掌握专业知识外，还应学习人文、社会、心理、伦理及生命科学、预防医学、精神学科的知识。中国加入世界卫生组织后，护理人员应适应入世后中国对新型人才的要求，首先应掌握计算机、外语等知识，以便多渠道、快节奏地获取信息，掌握先进的技术理论。其次，要具备应用知识的能力，现代护理人员要学会在现有的条件下或努力创造条件展示自己的能力和才华，将所学的知识充分应用到工作中去。

（五）激励强化原理

激励强化原理又称效率优先原理，是指通过奖励和惩罚，使员工明辨是非，对员工的劳动行为实现有效激励。激励就是创设满足员工各种需要的条件，激发员工的动机，使之产生实现组织期望目标的特定行为的过程。

"2：8黄金定律"起源于1897年，意大利经济学家帕累托在从事经济学研究时，偶然注意到19世纪英国人的财富和收益间存在普遍的规律，即20%的投入和努力，通常可以得到80%的产出和酬劳。为此，他研究得出著名的2：8黄金定律，又称80/20法则或帕累托原理，其核心内容为，管理少数成员十分重要。少数的关键往往是决定整个组织成败的主要因素。20%的业务骨干能创造80%的企业价值，20%的缺陷则会造成80%的质量问题。80/20法则早期主要用于商业管理，后逐渐在各个行业推广。"2：8黄金定律"在人力资源管理中的应用极为广泛，而且主要应用于激励强化原理中，激励员工努力工作，发挥员工的最大潜能，以最少的投入和管理获得最大的产出和管理效果。

激励在护理人力资源管理中就是创造满足护士各种需求的条件，激发护士的积极性。人的潜能是巨大的，按照"2：8黄金定律"，只要发挥个人潜力的20%～30%即可保住现有岗位，但通过恰当的激励，这些人的技能可以发挥出80%～90%，从而显著提高劳动生产率。所以在护理人力资源管理中要善于应用激励强化原理，使得护士在自己的岗位中能发挥最大的潜能，提高护理工作的质量和效率。

关于激励强化原理在护理人力资源管理中应用的研究较多，但是这些研究都还处于较基础的阶段，该原理的应用研究也比较粗浅。当下关于该原理的应用研究，总结起来主要是应用于以下4个方面。

（1）奖惩分明，充分调动护士积极性

在护理工作中实施奖励激励并奖惩分明，制定奖励标准，通过奖励激励对做出成绩的护士给予肯定、报酬和赞赏，有利于满足人的多种需求，调动人的积极性，增强人的意志力，强化人的角色意识及开发创造力。评价的主要内容包括业务质量、服务态度、科研论文、出勤率等。定期评审，对他们取得的成绩及时给予肯定性评价与奖励，并且给予精神上的鼓励和物质上的奖励。对失

误者提出批评、帮助、教育、惩罚，并帮助其改正。惩罚是手段，不是目的，最终要达到教育的目的。但惩罚时标准要一致，使人人都处在同一制度的约束之下。当奖惩制度分明时，护士就会积极向正面努力，而主动避开负面的事情，这样就可以改善护士团队的行动氛围，在团队内形成良性循环。还应注意正视护理人员的物质需求，马斯洛的需要层次论指出人有不同层次的需要。曾铁英等人针对597名护士的激励需求调查显示：在7类激励需求中，护理人员对环境、物质利益和报酬的需要排在第一，说明走上工作岗位的护理人员更追求经济的独立和精神需求的满足。正面奖励传递的是管理层的善意行为动机，激励员工付出较多努力；负面惩罚传递的则是管理层的敌意行为动机，反而导致员工付出较低努力。因此制定激励制度时应该优先采用基准较低、效率较高的正面奖励制度，能够降低激励成本，提高激励效率。

（2）运用柔性策略进行情感激励管理

应给予护士人文关怀，对其进行情感激励。柔性策略相对于常规、死板、不灵活的公关策略而言，是指迂回曲折、看重细节、讲究技巧的公关策略。好的公关效果不在于公关活动场面的盛大、仪式的庄重和奖励的丰厚，而在于护理管理者对护士细致入微的关怀。

护士长的一个善意的微笑、一句真挚的赞美语都会使护士心生暖意，产生巨大的激励效应。柔性策略之所以会带来意想不到的公关效果，关键在于它突破了传统公关活动的形式主义做法。如果领导者不真心为护士服务，不想护士之所想，公关活动就会流于形式，显得呆板，从而难以达到预期目的。对护士进行人文关怀，会带来意想不到的效果，一个善于用心关怀护士的领导者能带出一批兢兢业业、乐于奉献的护士，并使护理工作取得良好的效果。

（3）应用培训激励

护士的学历层次偏低，培训的激励作用就显得更为突出。国外研究表明，受过高等护理教育的护士工作满意度明显低于其他护士。余凤英等人的研究也显示年轻护士对提高待遇和学历更为关注，这可能与其高学历及对职业的高期望值有关。因此，护理管理者要正确认识护理人员在职业上的高期望值，让优秀的护士外出脱产学习，获取文凭，让担任教学任务的护士参加师资培训，让护士外出参观学习，让撰写护理论文达到一定数量的护士外出参加学术会议等，都会对护士产生较大的激励作用。

（4）公平合理地运用激励手段

每个人都有自己不同的需求，调查显示，护理人员对各类激励的需求度因其年龄、婚姻状况、工作年限和排班情况的不同而具有差异。因此护理管理者要对护士的需求进行细致分析和划分，从而找到激励的切入点。在对护士进行激励过程中，最重要的是注重实绩，工作实绩是护士工作能力、工作态度及实际工作质量和数量的综合体现。在管理活动中，必须坚持因时、因地、因人制宜的基本原则，综合运用各种激励手段，就可以达到良好的激励效果。

（六）公平竞争原理

公平竞争原理指竞争各方以同样的起点、在同样的规则下，公正地进行考核、录用和奖惩的竞争方式。在人力资源工作中引进竞争机制，可以较好地实现奖勤罚懒、用人所长、优化组合等目标。要想使竞争机制产生积极的效果，应具备三个前提：竞争必须是公平的、竞争必须是适度的、竞争必须以组织目标为准。

公平就要既要公道又有善意。公道就是严格按协定、规定办事，一视同仁，不偏不倚。善意就是领导者对所有人都采取与人为善、鼓励和帮助的态度。没有竞争或竞争不足，会使得群体死气沉沉，缺乏活力；但过度竞争又会使群体内人际关系紧张，破坏群体内的协作氛围，甚至产生内耗，损害组织的凝聚力。竞争必须以组织目标为重，同时使个人目标与组织目标相结合，个人目标包含在组织目标之中。

公平竞争原理在护理人力资源管理中的应用主要有以下几方面。

（1）确立岗位要求

首先对护理的各个岗位进行分析，确定每一个岗位对护理人员的具体要求，包括技术种类、范围和熟悉程度，学习、工作与生活经验，身体健康状况，工作的责任、权利和义务等方面的情况，并形成书面材料——工作岗位职责说明书。工作岗位职责说明书既可以作为招聘护理工作人员的依据，也可作为评价工作人员的标准及培训、调配、晋升等的依据。

（2）引入竞争机制

实行竞争上岗，进一步完善护理专业技术职称评定准则，进一步明确职级，护士按职称、岗位上岗才能激发竞争活力，激发人的进取心，激起人的奋斗精神。对全院护理人员实行全员聘用，竞争上岗，本着公开、公平、公正、民主的竞争原则，择优选聘护理部主任、护士长。护士长根据各项指标情况，聘用科内各级护理人员。

（3）工作绩效评估

护理工作实行量化考核，按照制定的护理工作岗位职责和工作任务安排，对护理人员的业务能力、工作表现及工作态度等进行评价，并给予量化处理。将考核结果作为护理人员晋升、奖惩、薪酬、发展等的有效依据。

（七）信息激励原理

信息是一种重要的资源，它是人才成长的营养液，是人们智力的培养液，是人们智力培养和提高的有效载体，也是激励员工的有效手段。在信息爆炸的互联网时代，面对大量信息，能否迅速地捕捉、掌握和运用大量的信息决定了人们能否在竞争中持有有效的武器，能否跟上瞬息万变的时代形势。

在人力资源管理中应该重视成员的培训工作，不仅使他们掌握大量的信息，而且使他们掌握应用信息的能力，始终保持人力资源的质量优势，通过对核心信息的掌握和有限的传播达到提高管理效率的目的。

关于信息激励原理在护理人力资源管理中应用的研究很少，可获得的文献主要研究的是将其应用于继续教育工作。继续教育是一种适应时代和科学技术飞速发展需要的教育形式，是开发人才资源的有效途径，也是新时期加强护理队伍建设的必然要求。我们应逐步建立制度化、网络化、多层次、多渠道的护士在职继续教育体系，根据不同层次人员的继续教育需求，制定不同专科、不同层次人员继续教育的培训内容、考核目标、考核标准、考核重点及考核办法，充分利用电化教育手段，通过开办网上教育，利用视、听、图等多媒体途径为临床护理人员提供信息、理论服务及全真模拟技术培训服务，使护理人才整体水平不断提高，更好地为病人提供人性化的整体护理。同时，也能促进护理人员的个人发展，满足其自我价值实现的需求，使其产生归属感，进而激发其工作积极性和创造性，提高组织的绩效，促进组织的发展。

（八）文化激励原理

文化激励原理又称文化凝聚原理，是指组织文化是一种建立在组织成员信仰之上的共同的价值观，是一种无形的激励力量，它可以潜移默化地激励全体员工共同奋斗，实现组织的目标。组织文化对于组织的人力资源具有重要的凝聚功能和约束功能。现代人力资源开发与组织文化建设息息相关，现在许多大型组织管理都已经发展到一种文化管理的阶段。因此人力资源开发要重视文化的作用和功能，通过塑造高尚的组织文化，树立良好的组织形象等，吸引人力资源，开发人力资源，建立组织与个人、个人与个人之间的忠诚关系，提高组织效率。

合理而强大的文化激励能提高护理人员的积极性，增强组织的凝聚力。加大组织的吸引力，从而吸引人才、留住人才，组织才会有竞争力，这是护理人力资源管理的重要功能之一。组织的凝聚力不仅与物质条件有关，而且与精神、文化条件有关。组织目标、职业道德、组织形象、社会风气等均可成为激发护理人员潜力的精神文化因素。

护理文化建设应从物质层、制度层、精神层三个层面进行。物质层是将抽象的护理理念以外在的形式表现出来，创建浓厚的文化氛围；制度层是统一护士的服务理念、仪表、修饰、行为和服务规范标准；精神层是护理人员共同信守的基本信念、价值标准、职业道德及精神面貌，是形成物质层和制度层的基础和原则。

（九）能级层序原理

能级层序原理指管理的组织结构与组织成员的能级结构必须相互适应和协调，这样才能提高管理效率，实现组织目标。能级层序原理中的"能级"，是指组织成员在一定条件下，能对实现组织目标起作用的各种能力之和的差别。

在管理活动中，能级表示管理机构的不同环节和不同层次。管理机构中不同层次、不同环节上的管理人员所处的地位是有差别的，不同管理级别和层次的管理者对组织目标的完成所起的作用是不相同的。但这些由各管理人员及其相应管理职能形成的各个管理环节和管理层次，对整个管理系统来说都是不可缺少的，都是完成组织目标所必需的管理组织结构要素。

在管理实际中，这种差别是必然存在的，这就要求管理活动必须根据这些差别设置不同的管理层次，确定不同的工作职责、标准和任务，设置不同的管理权力和报酬，使不同的人能在与自己能力相称的不同岗位上发挥自己的才能和作用，这就是管理能级原理的基本含义。

在进行护理人力资源管理活动时，管理者应按能级使用人和安排人。人有各种不同的才能，各种管理岗位有不同的能级。管理者应在充分考评护士个体综合才能的基础上依照各人的学历、经验、技术能力进行分层使用和管理。设立不同的岗位及与之相应的待遇，经过培训及个人努力，达到层级标准就可以晋级。同等层次应设置管理岗及技术岗，这样管理者更能依据个体特长灵活安排，也可以让不同个体轮流承担。

层级管理模式能够保证管理不脱节，技术层层把关，确保护理技术操作安全，提升护理及教学安全管理质量，也能在一定程度上减轻护士长的工作压力。

（十）弹性冗余原理

弹性冗余原理是指人力资源开发过程必须留有余地，保持弹性，不能超负荷或带病运行。

"弹性"通常都有一个"弹性度"，超过了某个度，弹性就会丧失。人力资源也一样，人们的劳动强度、劳动时间、劳动定额等都有一定的"度"，超过这个"度"进行开发，只会使人身心疲惫，精神萎靡不振，造成人力资源的巨大损失。因此，人力资源开发要在充分发挥

和调动人力资源的能力、动力和潜力的基础上，保持松紧合理、张弛有度、劳逸结合，使人们更有效、更健康、更有利地开展工作。

弹性冗余原理的主要内容包括：必须考虑劳动者体质的强弱，使劳动强度具有弹性；必须考虑劳动者智力的差异，使劳动分工具有弹性；必须考虑劳动者年龄、性别的差异，使劳动时间有适度的弹性；必须考虑劳动者性格、气质的差异，使工作定额有适度弹性；必须考虑行业的差异，使工作负荷有弹性；必须重视对积极弹性的研究，努力创造一个有利于促进劳动者身心健康、提高劳动效能的工作环境，要注意防止和克服管理中的消极弹性。

根据"十四五"时期卫生事业发展和深化医药卫生体制改革的总体规划，《全国护理事业发展规划》等，管理者在进行护理人力资源弹性调配活动时，应以实施护理岗位管理为切入点，有效调动护士工作积极性，优化护理人力资源配

置，坚持以病人为中心，合理动态调配护理人员，充实临床护理队伍，最大限度发挥护理人员的潜能，科学实施人力资源管理，推动护理垂直管理和优质护理服务的深入。以病人为中心，以服务质量为核心，合理动态调配护理人力资源，保证护理质量与安全，由人事科牵头，护理部及财务科配合，对全院护理人员进行统一调配和管理，实现"患者满意、护士满意、医院满意"的目标。

第二节 护理人力资源的管理办法

一、医院护理人力资源配置及使用

（一）概念

护理人力资源配置是以护理服务目标为宗旨，根据护理岗位合理分配护士数量，保证护士、护理岗位、护理服务目标合理匹配的过程。护理人力资源合理配置主要包括以下 3 个方面：一是护士的数量与事的总量的匹配，二是护士的能力与事的难易程度的匹配，三是护士与护士之间知识、能力、性格等的匹配。

（二）配置原则

1. 依法配置的原则

医院和护理管理部门在进行护理人力资源配置时要以卫生行政主管部门护理人力配置要求为依据，以医院服务任务和目标为基础，配置足够数量的护士以满足病人需求、护士需求和医院发展的需要。

2. 基于病人需求动态调配的原则

护理人力资源配置要以临床护理服务需求为导向，基于病人的实际需求进行动态调配。病人的临床服务需求随着病人数量、疾病严重程度以及治疗措施的变化而变化。科学的护理人力资源配置应通过评估病人的实际需求，进行动态、弹性调整。

3. 成本效益的原则

人力资源管理的出发点及最终目的都是实现效益最大化。在护理人力资源配置过程中，管理者要结合实际不断寻求和探索灵活的人力配置方式，重视护士的能级对应及分层次使用，在分析个人能力与岗位要求的基础上实现个体与岗位的最佳组合，充分调动护士的积极性，高效利用护理人力资源；根据护理工作量的变化及时增减护士数量，由此降低人员成本，提高组织效率。

4. 结构合理的原则

护理单元整体效率不仅受个体因素影响，还直接受到群体结构的影响。护理单元群体结构是指科室不同类型护士的配置及其相互关系。结构合理化要求护士在专业结构、知识结构、智能结构、年龄结构、生理结构等方面形成一个优势互补的护理人力群体，有效发挥护理人力的个体和整体价值。

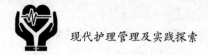

（三）配置方法

1. 比例配置法

比例配置法指按照医院的不同规模，通过床位与护士数量的比例（床护比）、护士与病人数量的比例（护患比）来确定护理人力配置的方法。这是目前我国常用的医院护理人力资源配置方法之一。卫生行政主管部门的相关政策和规定对医院的护士数量做了基本要求，被用作比例配置法的计算依据。

2. 工作量配置法

工作量配置法指根据护士所承担的工作量及完成这些工作量所需要消耗的时间来配置护理人力资源的方法。下面介绍几种国内外常用的工作量配置法。

（1）工时测量法

护理工时测量是国内医院第一种系统测定护理工作量的方法。在进行护理工时测量时，首先需要界定护理工作项目（通常包括直接护理项目和间接护理项目），然后通过自我记录法或观察法测算护理工作项目所耗费的时间，再应用公式计算护理工作量以及护理人力配置和理论值。

（2）病人分类法

这是国外护理人力资源管理中比较常见的工作量测量与护理人力配置的计算方法。根据病人、病种、病情等来建立标准护理时间，通过测量和标准化每类病人每天所需的直接护理时间和间接护理时间，得出总的护理需求或工作量，从而预测护理人力需求。这一方法又包括原型分类法、因素型分类法、原型与因素型混合法3种。

①原型分类法

原型分类法是20世纪60年代初期由美国的约翰·霍普金斯医院首先提出的，根据病人对护理的需求将病人分为3类或3类以上。如按病人对护理的需求将病人分为3类：完全照顾、部分照顾、自我照顾。先测量每类病人所需的平均护理时数，再根据每类病人的数量计算所需护理时数和工作量。我国目前采用的特、一、二、三级护理分类，就属于原型分类法的一种。该法简便易行，但对病人分类过于宽泛，难以准确反映病人个体的实际护理需求。

②因素型分类法

因素型分类法，即选定发生频率高、花费时间长的护理操作项目，测量每一项目所需的护理时数。根据每个病人每天（班）所需护理项目及其频数，计算所需护理时数并分配护士。美国芝加哥罗斯长老会圣路加医学中心设计的罗斯麦迪可斯量表-病人分类系统是因素分类法的代表。该方法考虑了病人的个体化需求，其不足在于每项护理活动标准时间的确定较复杂，且标准时间随着操作水平的提高而呈现动态变化。

③原型与因素型混合法

原型与因素型混合法是20世纪70年代由美国学者提出的，该方法兼具原型和因素型分类法的优点。Medicus法是混合法中颇具代表性的一种，它采用原型分类法对病人进行分类，但分类依据不是护士的主观判断，而是由主管护士选取能反映病人需求的护理操作项目进行护理活动工时测定，由计算机根据病人的具体情况进行权重处理后将病人划分到相应的类别，从而配置护理人力。其优点是各医院、病房可根据自己的工作特点决定影响工作量因素，计算简便；缺点是计算机模式中护士结构固定，影响其灵活性。

二、护士管理

（一）护士层级管理的概念

护士层级管理是按照护士实际工作能力将护士分层分级，赋予不同层级相应的职责范围、培训内容、绩效方案、考核标准、晋级标准等。通过对护士进行分层次管理，充分体现能级对应，从而最大限度地发挥各层级护士的潜力和个人价值。

1. 护士层级管理的作用

（1）提高工作满意度，降低护士流失率

护士层级管理可以调动临床护士的主观能动性，做到人尽其才，才尽其用，按职取酬，充分发挥不同层次护士的作用，提高护士满意度，降低护士离职倾向，为医院节约再招聘与培训护士的成本，是最具有成本效益的管理模式。

（2）改善护理实践，提高护理质量

实施护士分层管理，可使不同层级的护士从事与其能力相适应的护理工作，实现护士的能力与护理工作难易程度的匹配，为病人提供更高效、更优质、更全面、更贴切的人性化护理，提高护理质量和病人满意度。

（3）避免护理人力浪费，降低护理风险

护士层级管理划分了不同层级护士所承担的工作范畴，充分体现能级对应，避免了高年资护士从事低技术含量工作的人力资源浪费，也降低了低年资护士从事高难度工作的护理风险。

（4）促进护士专业成长，提高护理能力

护士层级管理有利于护士更好地对自身能力做出定位，明确自己的职业成长路线，确立职业进阶目标，是促进护士专业成长、提高护理能力的一种有效方法。实施层级管理后，护士在工作中的自我价值体现和综合成就感显著增加。

2. 护士层级管理的理论基础

1982年，美国护理学家本勒提出了临床护士"从新手到专家"的5级进阶模式，将护理的职业发展分为5个阶段，即见习护士→初级护士→合格护士→熟练护士→护理专家。该理论为护士层级管理制度的实施提供了清晰的思路，是大多数护士层级管理体系研究的理论基础。不少国家以该理论为基础，结合各自不同的国情形成各具特色的护士层级管理体系。

3. 护士层级管理体系的应用

美国于 20 世纪 70 年代推行临床进阶制度，并于 20 世纪 80 年代广泛应用于临床。在美国，以本勒临床阶梯模式为指导，有的医院将注册护士分为新手、责任护士、带教护士、高级护士、护理专家 5 级，并依据不同层级的表现和工作能力给予报酬。英国注册护士从 C 级到 H 级分为 6 个等级（A、B 级是助理护士），C 级即刚从护校毕业的注册护士，工作 2 年以后，并拿到规定的继续教育学分即可升为 D 级护士，E、F 级护士相当于我国的主管护师，G、H 级护士相当于我国的副主任、主任护师。依据各个层级进行相应的培训，同时每年还对护士进行多维度的核心能力评估，以此作为晋级与薪酬的依据。

我国于 1979 年开始建立独立的护士职称序列，形成了一支由初、中、高级职称构成的护理队伍，这是护士层级管理在我国的最早体现。随着优质护理服务的不断深化，各医院对护士层级管理进行了探索，部分医院已逐步形成了 N1 ~ N5 的护士层级体系。

（二）护理岗位管理

1. 护理岗位管理的相关概念

（1）护理岗位

护理岗位，即在医院的运行过程中，承担护理相关的工作和任务，并具有相应权利和责任的工作职位。

（2）护理岗位管理

护理岗位管理是以护理组织中的岗位为对象，对岗位的 5 大要素，即工作、岗位人员、职责与职权、环境、激励与约束机制进行整合与运作的过程。有效的护理岗位管理能充分调动护士的主观能动性，建立持续质量改进的长效机制。

2. 护理岗位管理的实施流程

护理岗位管理的实施流程包括岗位设置、岗位分析和岗位评价 3 个环节。下面主要介绍岗位设置和岗位评价两个环节。

（1）岗位设置

护理管理者应根据组织目标，按照统一规范和分级分类管理相统一、因事设岗和尊重人才成长规律兼顾的原则，对护理岗位类别、岗位等级和岗位结构比例进行设计。岗位设置对于激发护士工作积极性，增强护士的满意感以及提高工作绩效都有重大影响。科学地设计护理岗位有助于推进医院标准化管理和完善医院人事管理制度，是医院转换用人机制，实现由身份管理向岗位管理转变过程中的一项基础性工作。

（2）岗位评价

岗位评价是在岗位分析的基础上，按照一定的客观衡量标准，对岗位责任、任职条件、岗位环境等因素进行系统衡量、评比和估价，以确定岗位相对价值的过程。岗位评价方法包括定性和定量两种。常用的定性评价方法包括分类法和排序法；定量评价法包括因素比较法、评分法及岗位参照法等。在实际的岗位管理工作中，护理管理者应选择合适的评价方法，将定性评价与定量评价的方法有机结合，科学评价各护理岗位的相对价值，并以此作为护士绩效考评的重要依据。

3. 护理岗位分类

卫生部于 2012 年制定了三级综合医院护理人力配置标准，并明确界定了医院护理岗位的类型，包括护理管理岗位、临床护理岗位和其他护理岗位三大类型。

（1）护理管理岗位

护理管理层次可以根据医院的规模设置两个或三个层次。三级医院要求实行三级管理体系，即护理部主任或护理行政主管—科护士长或管理协调者—护士长或护士管理者。两级管理体系包括护理部主任或总护士长—护士长两个层次。

（2）临床护理岗位

临床护理岗位包括病房护士岗位、专科护士岗位和临床护理教学岗位。

（3）其他护理岗位

其他护理岗位指注册护士为病人提供间接护理服务的岗位，主要包括医院消毒供应中心、医院感染管理部门的护理岗位等。

（三）护理工作模式及人员排班

1. 护理工作模式

（1）个案护理

个案护理是一名护士负责一位病人全部护理内容的护理工作模式，又称"特别护理"或"专人护理"。这种护理工作模式主要适用于病情复杂严重、病情变化快、护理服务需求量大、需要 24 小时监护和照顾的病人，如人住 ICU、CCU 护理单元的病人，多器官功能障碍、器官移植、大手术或危重抢救病人等，护士负责自己当班时该病人的全部护理工作。

（2）功能制护理

功能制护理是一种传统的、机械式的、以工作性质分工的护理模式，其特点是以单纯的完成护理任务为目标，将病人的护理工作内容分为处理医嘱、打针发药、病情观察等若干功能模块。每个护士有单一的工作内容，如治疗护士负责所有病人的治疗任务，基础护理护士则承担病人的各种生活护理，办公室护士负责处理医嘱。功能制护理是一种分段式、流水作业的工作方法。在该模式下，护士分工明确，技术相对熟练，便于组织管理，节约时间和人力成本，但护士工作机械，对病人的病情、疗效、心理状态等缺乏系统的了解，病人接受的是不同护士的片段护理，而不是固定护士的完整护理，因而不能很好地满足服务对象的整体需要。

（3）小组护理

小组护理指由一组护士负责护理一组病人。小组一般由3～4人组成，负责10～20位病人的护理。小组可由护师、护士、护理员、实习护士等不同等级人员组成，设有一名小组长。这种护理工作模式的特点是护理小组成员可以同心协力、有计划、有步骤地开展护理工作。但也存在以下不足：由于每个护士没有确定的护理对象，会影响护士的责任心；整个小组的护理工作质量受小组长的能力、水平和经验的影响较大；也可能因护理过程的不连续性而影响护理质量。

（4）整体护理

整体护理是以人的功能为整体论的健康照顾方式，又称全人护理或以病人为中心的护理。整体护理是一种护理理念，同时又是一种工作方法，其宗旨是以服务对象为中心，对服务对象的生理、心理、社会、精神、人文等方面进行全面的帮助和照顾，根据其自身特点和个体需要，提供针对性护理。我国于20世纪80年代末开始探索在医院开展整体护理，已初步建立整体护理工作模式，2010年卫生部提出优质护理服务的核心就是提倡责任制整体护理，这对促进临床护理工作模式改革，丰富护理内涵，突出护理专业特点，提高和保证临床护理服务质量起到积极的作用。

2. 排班

（1）排班原则

满足需求原则：护理排班应以病人需要为中心，确保24小时连续护理，保证各班次的护理人力在质量和数量上能够完成当班的所有护理活动。除了满足服务对象的需要外，从人性化管理的观点出发，管理者在排班过程中要重视护士的需求，护士长在具体安排时要尽量做到合理调整和安排，在保证护理质量的同时实现人本管理。

结构合理原则：对各班次护士进行科学合理搭配是有效利用人力资源。保证临床护理质量的关键。护士结构合理的基本要求是应根据病人情况、护士的数量和水平等进行有效组合。各班次护士做到新老搭配、优势互补，使各班次能够处理临床护理疑难问题，避免因人力安排不当出现护理薄弱环节，保证病人安全。

效率原则：效率原则是管理的根本。在具体排班时，护士长应以护理工作量为基础，结合病房当日实际开放床位数、病人危重程度、手术人数、床位使用率、当班护士实际工作能力等对本病区护理人力进行弹性调配，通过合理设岗、人岗匹配，将护士的专长、优势与病人的护理需要相结合，在保证护理质量的前提下有效运用人力资源，充分发挥个人专长。

公平原则：受到公平对待是每一个人的基本需求，也是成功管理的关键。护士长应根据护理工作的需要，合理安排各班次和节假日值班护士，做到一视同仁。是否受到公平对待对加强组织凝聚力，调动护士工作的积极性具有直接影响，值得管理者重视。

分层使用原则：除上述原则外，护士长还应对科室护士进行分层次使用。其基本原则是，高职称护士承担专业技术强、难度大、疑难危重病人的护理工作，低年资护士承担常规和一般病人的护理工作。这样可以从职业成长和发展规律的角度保证护理人才培养和临床护理质量。

（2）排班方法

护士排班是护理管理者的最富挑战的职能之一。病人安全和护理质量是管理者在护士排班时首要考虑的问题，通常排班的依据是病人数量、疾病类型与严重程度、护士经验和数量等。常见的排班方法如下。

周排班法：以周为周期排班。国内许多医院都采用周排班方法。周排班的特点是对护士的值班安排周期短，有一定的灵活性，护士长可根据具体需要对护士进行动态调整，做到合理使用护理人力。一些特殊班次，如夜班、节假日班等可由护士轮流承担。缺点是周排班法较为费时费力，且频繁的班次轮转会影响护士对住院病人病情的连续了解。

周期性排班法：又称为循环排班法，一般以四周为一个排班周期，依次循环。其特点是排班模式相对固定，每位护士对自己未来较长时间的班次可以做到心中有数，从而提前做好个人安排，在满足护理工作的同时兼顾了护士个人需要。周期性排班可以为护士长节约大量的排班时间，排班省时省力。这种排班方法适用于病房护士结构合理稳定，病人数量和危重程度变化不大的护理单元。国外许多医院采用周期性排班，以满足护士的个性化需要。

自我排班法：一种班次固定，由护士根据个人需要选择具体工作班次的方法。一般先由护士长确定排班规则，再由护士自行排班，最后由护士长协调确定。这种由护士共同参与的排班方法体现了以人为本的思想，适用于护士整体成熟度较高的护理单元，国外一些医院常采用这种排班方法。自我排班为护士提供相互交流的机会，并促使护士长的权力下放，有助于培育护士的主人翁意识和责任感。在自我排班的过程中，护士长要对全体护士进行教育，让大家了解排班的方针，明确责任以及每个人的决定对排班的整体影响。

功能制护理排班：指按功能制护理工作模式进行排班，即根据流水作业方式对护士进行分工，如"办公室护士""总务护士""治疗护士""巡回护士"等，再将护理工作时间分为白班、早班、中班、前夜班、后夜班等，各班护士根据分工不同承担相应的工作，如治疗班、护理班、抽血班等。其优点是分工明确，工作效率较高；缺点是岗位和职责不分层级，班次不连续，交接班频繁，不利于护士全面掌握病人的整体情况。

整体护理排班：指按整体护理工作模式进行排班。主要理念是以病人为中心，护理排班紧紧围绕为病人提供全面、整体、连续的优质护理进行。在整体护理排班模式下，责任护士对病人全面负责，根据病人的疾病情况和个人特点，以护理程序方式为其提供护理服务，从工作模式上保证了护理服务的整体性、全面性和连续性。

弹性排班：在周期性排班的基础上，根据临床护理人力和病人病情特点、护理等级比例、床位使用率进行各班次人力合理配置。增加工作高峰时间人力，减少工作低峰时间人力，以达到人力资源的充分利用，缓解人力不足和避免人力浪费。该排班方式具有班次弹性和休息弹性，能较好地体现以人为本的原则，保质、保量完成工作及合理安排护士休假等优点，尤其适用于手术室、急诊室及重症监护室。

小时制排班：国外医院使用较为普遍的排班方法，护理人力在各班次较为均衡。为保持护理工作的连续性特点，根据各班次工作时间的长短，一般采用每日三班制。将一天24小时分为8小时制（早班、中班、夜班各8小时）、10小时制（每周工作4天，每天工作10小时）、12小时制（白班、夜班各12小时）和24小时制，以7天为一周计算，每周工作3天，休4天，工作连续性更好。

APN连续性排班：这种排班是将一天24小时分为连续不断的3个班次，即A班（早班，7：00—15：00）、P班（中班，14：30—22：00）、N班（夜班，21：30—7：30），并对护士进行分层管理，各班时间可根据不同科室具体专科病人及护理特点进行调整。APN排班的优点：①减少了交接班次数及交接班过程中的安全隐患；②加强了P、N班薄弱环节中的人员力量，降低了安全隐患；③在A班和P班均有高年资护士担任责任组长，对疑难、危重病人的护理进行把关，充分保证了护理安全；④有利于护士更好地安排自己的工作、生活，避开上下班的高峰；⑤增强了护理工作的连续性，有利于服务病人。APN排班的主要不足：①夜班时间较长，护士可能疲劳；②不适用于护理人力资源不足的科室。

（3）护士排班决策支持系统

近年来国外研制出多种基于软件排班的方法。护士排班决策支持系统是以管理学、运筹学、控制论和行为科学为基础，以计算机技术、模拟技术和信息技术为手段且具有智能作用的人机系统，结合每天24小时和每周7天的排班问题，给出弹性排班图和决策支持系统的结构。利用信息技术建立排班系统一般可分为5个步骤：①护理管理者明确护士排班相关因素及约束条件，根据实际需要确立目标；②计算机工作人员根据管理者提供的排班约束条件和目标，运用计算机技术建立数学模型；③求解模型和修改方案；④检验模型和评价解答；⑤方案实施和不断修改，最终确立模型。排班前护士根据需要在相关网页中输入想要参与的班次（一般4周为一个周期），提交后计算机自动生成本周期每个护士的班次。

三、护理人力资源规划与招聘

（一）护理人力资源规划

1. 基本概念

护理人力资源规划是医院人力资源管理部门和护理职能部门根据护理业务范围评估和确认护理人力资源供给与需求状况，并采取相应措施，确保医院在需要的时间和需要的岗位获得所需的护士人选（包括数量、质量和结构），以实现护理人力资源最佳配置的过程。

2. 护理人力资源规划的步骤

护理人力资源规划主要包括护理人力整体状况分析、护理人力资源需求预测、护理人力供给分析、制定护理人力资源规划4步。

（1）护理人力整体状况分析

以医院近年的发展方向和目标为依据，在医院总目标之下明确护理工作目标和任务，全面盘点现有护理人力资源质量、数量以及配置结构，即护理人力整体状况分析。分析医院护理人力资源实际情况与上级主管部门的要求之间的差距及原因，以此作为护理人力资源规划的依据。

（2）护理人力资源需求预测

护理人力资源需求预测，即基于医院护理目标和任务，综合分析护理人力资源供给与需求的各项影响因素，对护理人力资源的供求关系进行判断，通过人力资源规划平衡供求矛盾。护理人力资源需求预测需要考虑的主要因素包括：①医院发展目标和规划；②医院护理业务服务拓展情况；③医院现有护士短缺情况；④医院内部护理人力流失和流动情况；⑤现有护理人力存量；⑥护士离岗培训人数。护理人力资源需求预测的常见方法有经验判断法、专家预测法、比率分析法、趋势分析法和回归分析法。

（3）护理人力资源供给分析

护理人力资源供给分析，即对未来某个时期内，医院从内部和外部可以获得的护理人力资源的数量和质量进行预测。外部护理人力资源供给分析的主要目的是对护理劳动力市场的供求情况、可能为医院提供护理人力资源的渠道以及竞争对手进行分析，预测获得所需护理人力资源的代价以及可能出现的困难。护士劳动力来源的重要渠道是护理院校的护理专业应届毕业生，也可以来源于各级人才市场。内部护理人力资源供给分析主要对医院内部护理人力情况进行分析，包括护士的人数、年龄、技术水平、发展潜能、流动趋势等，从而预测未来一段时间内医院内部有多少护士能稳定地留在医院，有多少护士具有发展和晋升的可能性。

（4）制定人力资源规划

人力资源规划的制定是在上述几个环节完成的情况下，将医院护理人力资源规划形成具体方案和任务，构建人力资源规划执行控制和反馈系统，定期评估并进行动态调整，确保规划实施的有效性和合理性，以实现护理人力资源供需的综合平衡。

（二）工作分析

1. 相关概念

工作分析又称岗位分析、职务分析或职位分析，是对组织中某个特定工作岗位的性质、任务、责任、相互关系以及任职者的知识、技能、条件进行系统的研究分析，并加以科学系统的描述和做出规范化记录的过程。工作分析设计有两个方面的内容：①工作本身的职责和任务；②任职资格。工作分析的结果是岗位说明书，一般包括两大部分：工作描述和任职资格。

（1）工作描述

工作描述又称岗位描述，指对岗位的性质、任务、责任、工作内容、工作方法等与工作相关的环节所做的书面记录。护理工作分析是通过收集数据、工作要素分析、对特定护理岗位（如专业护士、辅助护士、临床教学老师、护士长等）工作的实质进行评价，确定工作的具体特征，由此形成工作描述，又称工作说明。护理工作描述包含工作名称，工作活动和程序（包括工作任务、职责、工作流程、工作中的上下级关系等），工作条件和物理环境、社会环境（如同事的特征及相互关系）。

（2）任职资格

任职资格是根据工作描述制定的相应岗位和工作的实际承担者的任职条件，主要内容包括文化程度、工作经验、有关岗位的技术和能力要求、工作态度、生活经历和健康状况，以及各种特殊能力要求等。

2. 工作分析的基本方法

工作分析是全面获取与工作有关的详细信息的过程，常见的方法有资料分析法、问卷调查法、访谈法、观察法，另外还有典型事件记录法、时间序列分析法、日记法等。

（1）资料分析法

资料分析法是指，为降低工作分析的成本，利用现有资料和信息对护理岗位的任务、责任、权力、工作强度、任职资格等进行基本了解，为进一步调查、分析奠定基础。

（2）问卷调查法

该方法是指设计一套职务分析的问卷由员工填写，是工作分析中最常用的一种方法。问卷的问题主要集中在护理工作性质、特征、任职资格和业绩评价标准等方面。优点是结构化问卷便于计算机处理，能从众多问卷中迅速得到信息，节省时间和人力；缺点是问卷的设计需要花费较多的人力、物力和时间，且单向沟通方式不能保证信息的准确与全面。

（3）访谈法

该方法是指就某一职务或岗位面对面地询问任职者、主管或专家等的意见和看法。访谈法对访谈者的谈话技巧要求较高，如运用不当可能影响信息收集的质量，不过由于访谈法可以使双方直接面对面交换信息，能对被调查对象的工作态度与动机有深层次的了解，所以具有其他方法无可替代的作用。

（4）观察法

观察法是指直接到工作现场，针对特定岗位的护士的工作过程、内容、特点、性质，人与工作的关系以及工作环境、工作条件等进行观察、记录，并用文字或图表记录下来进行归纳分析的方法。观察法直观、真实，获得的信息资料也较准确，不过耗时较长，容易对现场工作人员产生干扰，所以适用范围较小。

3.工作分析的基本步骤

工作分析是对工作的一个全面的评价过程，具体步骤包括：①明确工作分析的目的，工作分析的目的决定了需要收集信息的类别以及获取方式，即确定收集方法和工具。例如，在编写岗位说明书和为特定岗位挑选护士时，可采用访谈法。②确定参与人员，参加工作分析的人员应包括人力资源管理专家、工作的实际承担者以及直接主管。有时也可以纳入与本部门有工作联系的其他部门的人员。对临床一线的护理岗位来说，服务对象也是一个重要的工作信息来源。③选择分析样本，包括确定合适的样本量和抽样方法，以保证获取岗位相关的所有信息。④收集并分析工作信息，即采用合适的方法收集与岗位有关的资料，包括岗位名称、工作内容与职责、工作环境、任职资格等，并对收集到的信息进行总结、归纳、综合、整理、分析，形成适合需要的文本格式。⑤与任职者、直接主管共同核实所得到的信息，必要时进行修正。⑥编写正式的岗位说明书。⑦结果的运用和修订，即根据工作分析结果进行人员招聘、培训和开发等管理实践，根据需要随时修正，及时调整岗位描述和任职资格要求。

（三）护士招聘

1.基本概念

护士招聘是指医院采取科学有效的方法寻找、吸引具备资格的护士到医院应聘，医院根据需要和应聘者条件从中选出合适人选并予以录用的管理过程。

2.护士招聘的程序

护士的招聘和选拔工作是一个复杂的、系统的、程序化的操作过程，涉及组织内部各用人部门以及诸多环节。在招聘工作中，各部门及其管理者的协调十分重要。护士招聘工作一般包括以下几个步骤。

（1）招聘决策

招聘决策即，在招聘工作正式开始前，基于护理人力资源规划的结果，对招聘工作进行具体计划的过程。决策的具体内容包括招聘类型、招聘人数、人员招募范围、招聘标准、时间、地点、经费预算、招聘的具体实施方案（招聘小组、章程、考核方案、条件、招聘简章、工作进度等）。

（2）人员招募

根据招聘计划确定策略，通过适宜的招聘渠道发布招聘信息，吸引合格的应聘者，最大可能地获取职位候选人。

（3）人员甄选

在吸引来众多符合标准和条件的应聘者后，医院对候选人的任职资格和工作胜任程度进行客观的测量与评价，甄选出最合适的人员。人员甄选的具体步骤如下：

初筛：主要针对应聘人员填写的求职申请表进行资格审查以确定需要进一步考核的人选。求职申请表格的内容可根据岗位要求设计。

考核：主要包括理论知识考核和工作相关技能考核。知识考核主要通过笔答的形式进行，以了解应聘护士对要求的专业知识深度和广度的掌握程度。技能考核视具体护理岗位的要求进行选择，主要是基础护理和专科护理操作技能。如果是选择护理管理人员，除上述考核内容外，还有必要进行管理相关知识和能力的考核。此外，心理测试、性格测试、情况模拟、团队合作测试等也可作为招聘考核的方法。

招聘面试：面试主要了解应聘护士的专业技术能力、个人特点和个人发展潜力。通过面试，主考人员可以对应聘者的专业知识以及沟通表达能力、判断能力、思维能力、反应能力等有一个初步了解，以考察应聘者对护理岗位的适合程度。面试表格的设计应有针对性，简单明了，易于操作。

岗位能力测试：又称真实工作预览或临床岗位胜任试用，主要目的是将拟聘用人员放在实际的护理岗位上进行能力考查，以提高招聘工作的有效性。岗位能力测试通常采用试用期的形式进行考核。根据医院和岗位的具体要求，试用期一般为3～6个月。

（4）录用决策

根据护理岗位的要求和录用标准，综合分析招聘测试的结果，择优选择护士，做出初步录用决定。

录用决策的方法：系统性的录用决策方法包括定性和定量两种。所谓定性法就是对候选人各方面胜任特征进行描述性分析，列举出各候选人的主要优点与不足，进行比较后做出决定。定量法就是对候选人的各项胜任特征采用打分评定的方法。在实际操作中，两种方法常常被结合起来使用。

录用决策的原则：①招聘的指导思想是招聘最合适而不是最优秀、最全面的护士。②录用标准不应设置太高，应根据岗位要求有所侧重。在对候选人进行评分时，不同项目应有不同的权重，突出重点，力求招聘到最能与岗位相匹配的护士。③尽快做出决定。应聘者在找工作时可能面临多种选择，越优秀的人才机会越多。如果组织不尽快做出决定，应聘者可能会流向其他组织。

体检及录用：体检的主要目的是确认应聘护士身体状况达到岗位要求，能够胜任工作。录用的过程是对应聘者筛选的过程，通过将应聘人员与任职岗位要求间的比较和应聘人员之间的相互比较，确定最终录用人选。雇佣单位与被录用人员签订试用协议，以法律形式明确双方的权利与义务。在人员录用决策中，应尽量避免错误的录用和错误的淘汰。进行录用决策要充分考虑信息的准确可靠、资料分析方法的正确、招聘程度的科学性、主考官的素质以及应聘者能力与岗位的匹配。

（5）招聘工作评估

其目的在于对整个招聘工作进行总结和评价，以提高下次招聘的质量和效率。评估的主要内容包括以下3个方面。

①招聘结果评估：对照护理人力招聘计划，从数量和质量方面对录用护士进行评价。护士质量评价主要针对每位受聘人员工作胜任和工作成功程度进行长、短期指标测定。②招聘成本评估：成本核算是保证录用工作有效性的关键。成本费用包括护士选拔成本、录用成本、安置成本、离职成本、机会成本和再安置成本。③招聘方法评估：对招聘过程中采用的各种方法的信度和效度进行评估。

四、护士培训与开发

（一）护士培训与开发的形式

1. 脱产培训

脱产培训是一种较正规的人员培训，是根据护理工作的实际需要选派不同层次有培养前途的护理骨干，集中时间离开工作岗位，到专门的学校、研究机构或其他培训机构进行学习或接受教育。这种培训在理论知识方面学习的比重较大，培训内容有一定深度，并较系统，因此对提高管理人员和专业技术骨干的素质和专业能力具有积极影响，从长远角度看，对医院有利。但培训成本较高，在培训人员数量上受到一定的限制。

2. 在职培训

在职培训是指在日常护理工作环境中一边工作一边接受指导、教育的学习过程，是以学习新理论、新知识、新技术和新方法为主的一种终身制培训形式。在职培训可以是正式的，也可以是非正式的。护士的操作技能培训是在职培训的主要内容之一。这种培训方法多为导师制。导师制是指由处于职业生涯的高年资护士指导处于职业起点护士的一种工作支持和帮助的教育培养过程。这种指导关系不仅体现在对低年资护士操作技能方面进行帮助，同时对其价值观的形成、人际关系的建立、合作精神等方面都有责任进行指导。在职培训一般与分层级培训相结合，以满足不同层级护士的培训需求。

3. 轮转培训

岗位轮转可以使护士在工作经历方面积累更多的临床护理经验，拓宽专业知识和技能，增强解决临床护理问题的能力，使其胜任多方面的工作，并为今后的职业发展打下良好的专业基础；同时也为在组织内形成护理人才的合理流动，更加有效地安排护理人力资源创造了条件。国内的轮转培训主要针对新护士，也称为护士规范化培训，通常为两年时间。而国外某些医院则针对所有护士采用工作岗位轮转制，护士在某一科室工作一定年限后即会被安排至另一科室工作。

（二）护士培训方法

1. 讲授法

这是一种传统的教育培训方法。这种方法的优点是有利于受训人员较系统地接受新知识，有利于教学人员控制学习进度；通过教学人员的讲解可帮助学员理解有一定难度的内容，可同时对数量较多的人员进行培训。其局限性是讲授的内容具有强制性，受训人员不能自主地选择学习内容，反馈效果差，常用于一些理论性知识的培训。

2. 演示法

这是一种借助实物和教具的现场示范，使受训者了解某种工作是如何完成的。演示法的主要优点：感官性强，能激发学习者的学习兴趣；有利于加深对学习内容的理解，效果明显。该方法的局限性在于其适应范围有限，准备工作较费时。

3. 讨论法

这是一种通过受训人员之间的讨论来加深学员对知识的理解、掌握和应用，并能解决疑难问题的培训方法。优点在于其参与性强，受训者能够提出问题，表达个人感受和意见；集思广益，受训者之间能取长补短，有利于知识和经验交流；促使受训者积极思维，有利于能力的锻炼和培养。局限性在于该方法讨论题目的选择和受训者自身的水平将直接影响培训效果，不利于学员系统地掌握知识，有时不能很好地控制讨论场面。

4. 远程教育法

远程教育法是利用电视会议或卫星教室等方式进行的培训方法。随着信息和互联网技术的发展及广泛应用，远程护士培训得到迅速发展，对比传统的课堂教学培训方式，远程培训技术具有更大的灵活性和自主性，以及培训覆盖的广泛性，可以有效地利用培训资源，提高培训效率。

5. 其他方法

多媒体教学、影视培训、角色扮演、案例学习、游戏培训、虚拟培训等教学方法是近年来发展快、适应范围较广的培训方法，可以根据培训内容和需要选择性地运用于护士的培训教育。

五、护理管理人员的培训与开发

（一）护理管理人员的培训

护理管理人员是医院护理管理活动和管理职能的承担者，这个群体在医院管理活动中发挥巨大的作用，对医院生存发展具有重要意义。加强对护理管理人员的培训开发是提高护理管理效率的关键。

护理管理人员的培训主要围绕与医院护理管理活动相关的理念、知识和技能进行，主要领域包括管理学科专业知识和技能、管理学基础理论与方法、管理原理原则等。管理相关学科专业知识和技能包括人文学科、行为学科、心理学科、社会学科、领导学等。

护理管理人员的培训方法多种多样，医院应根据培训对象的特点及岗位具体要求选择合适的培训方式，除前面介绍的护士培训方法外，针对护理管理岗位人员的培训还有以下几种方法可供选择。

（1）职业模拟培训

职业模拟培训是指设计一种护理管理工作的特定情境，由若干受训人员代表不同的部门和个人，扮演特定的角色，如护士长、科护士长、科室护士、实习护士学生等。这种职业模拟培训要求站在自己的职业角度对护理工作任务、条件及环境等进行分析、决策和运作。职业模拟培训旨在让受训管理人员身临其境，通过培训提高自己的实际管理工作能力、分析和处理问题的能力以及管理适应能力等。

（2）分级选拔培训

分级选拔培训对护理管理队伍梯队建设具有积极的现实意义。在分级选拔培训过程中，有创新思想、工作能力强、能有效解决问题的管理人员都有获得提升、加薪的机会，而能力差的管理者在培训过程中可能被淘汰。这种具有价值感、压力感和挑战性的培训不仅能使受训者提高管理能力，激发管理人员进行有效管理，同时为医院和部门规划选拔继任护理管理人员奠定了基础。

（3）职务轮转培训

职务轮转的重点是拓宽护理管理人员的专业知识和技能，使受训管理人员更加全面地掌握医院护理管理岗位的职能与管理艺术。另外，职务轮转还有利于发现和选择潜在的优秀护理管理人才。护理管理岗位轮转的方式较多，可以根据人才培养目标和护理管理岗位需要进行不同科室护士长之间轮转、副护士长之间轮转、护理部与科室管理岗位轮转等。

（二）护理管理人员的开发

1. 护理管理人员开发的基本任务

管理人员的开发就是根据护理管理者目前的工作情况、职业前途中的下一任工作要求，结合医院和护理部未来长期发展的需要，制订个性化的教育和发展计划,提高组织未来的工作绩效。因此,护理管理人员开发的基本任务包括:评估和满足组织的需要,进行管理人员的规划与预测,为空缺的管理职位充实人员,评价特定护士或护理管理者的工作绩效和需要,有针对性地开发护理管理人员。

2. 护理管理人员开发计划

优秀的管理人才是一个组织保持竞争优势和成功的关键,识别和培养管理人才一直是大多数组织面临的人力资源管理方面的最大挑战。护理管理人员开发计划可以面向整个组织,为所有或多数护理管理人员的遴选、培养和自我提升提供服务,也可以直接为某一具体职务培养和配备护理管理人员。制订护理管理人员开发计划的步骤如下:①根据医院整体业务变化设计护理管理人员需求,制作组织设计图;②盘点现有护理人才库,辅以调查测评,确定当前的管理人员状况;③概括出每个护理管理职位的可能候选人及其开发需求,绘制管理人员继承规划和替换图表;④制订和实施个体化开发计划。

3. 护理管理人员开发的主要方法

正规教育计划是专门为现任护理管理人员或护理管理后备人员设计的脱产和不脱产的培训开发计划。如护理管理人员的工商管理硕士培训课程、研修班等。护理管理人员培训开发计划主要由大学、咨询公司、组织培训开发中心等专业机构提供,有实力的医院也可以建立自己的护理管理培训开发中心,通过系统设置课程培养管理者的护理管理能力,并将参加管理课程及培训后管理绩效作为聘任和续聘的必备条件,从而提高护理队伍的管理水平。

(1)人员测评

人员测评是使用一些量表对现任或候选护理管理人员进行测评,评价和确认其行为、技能、沟通交流等方面的强项、弱项和潜能,促进其自我开发和提高的开发方式。常用的测评工具有麦尔斯-布瑞格斯人格类型测试、评价中心法和绩效评估-反馈法等。

(2)实践体验

实践体验,即让护理管理人员在实践活动中亲自经历和体会各种关系、问题、需求、任务的处理,通过学习和经验积累来开发其知识、技能和态度的过程。主要方法有职位轮换、工作调动、晋升、降职等。

(3)人际互动

人际互动,即通过建立拟开发护理管理人员与有经验护理管理人员间的互动关系,开展互动活动来开发护理管理人员。常见的有导师辅导法、模拟会议法和行动学习法。

4. 护理管理人员开发的原则

①绩效原则:提高护理团队的整体效率是管理者培训开发的最主要目标。②发展原则:开发的目的侧重于未来,立足发展是人才开发的关键要素。③持

续原则：人才开发是一个长期的系统工程，需要整体规划和持续有效的落实，才能保证收到实际效果。④效益原则：管理的最终目的是组织效益最大化，人才开发也必须遵守这一原则。⑤全面原则：管理的有效性在很大程度上取决于管理者自身的综合素质，注重管理者综合素质的开发，是全面提升护理管理队伍人才质量的关键。⑥差异原则：护理管理人才开发要结合岗位要求及管理人员的个人特点进行，在关键岗位及人才个性化开发方面要有所侧重。

第三节 护理人力资源的管理现状及管理策略

一、护理人力资源管理现状

护理工作作为医疗卫生工作的重要组成部分，与人民群众的健康利益和生命安全密切相关，在保障病人生命安全、促进康复和减轻痛苦方面担负着重要责任，直接关系到医疗安全和医疗服务质量，关系到人民群众对医疗卫生服务的满意程度。

随着医学技术的迅猛发展，医院专科化趋势日益明显，临床新业务、新技术的不断开发，使医院业务量增长比例与护士比例失调。现代护理工作范围的不断扩大和护士角色的延伸也大大增加了护理工作量，从而导致病房护理人员数量相对不足。综合全国情况，有一些医院的护士数量达不到国家的相关规定。护理人员的短缺、护理工作量的加大，使得现阶段医院护理人员普遍超负荷工作。在这种情况下，护士群体无法适应工作中多角色的频繁变换，身心俱疲，严重影响了护理工作的安全进行。同时，长期的超负荷工作严重影响着护理人员的健康，进而影响到护士群体的工作积极性和护理队伍的稳定性，导致护士缺编的恶性循环。专业科室护理工作量差异较大，人员配备比例却都按国家统一标准执行，造成忙闲不均，护理人力浪费和过剩并存。

二、护理人力资源管理策略

（一）合理配置护理人力资源

2006 年国际护士节的主题是，护士的合理配置对拯救生命至关重要。护士的合理配置是指在任何时间都可以提供数量适当、技术水平合理的护士以满足病人的需要，并且保持无风险的工作环境。合理配置和开发利用护理人力资源是保持护理事业可持续发展的重要因素。故应对护理人力资源配置进行科学研究，为政府部门提供决策依据，制定合理的政策法规。各级护理管理者需要进一步转变观念，深入临床一线调研，科学规范地简化优化护理环节和流程，改变传统排班方式，调整工作时段，合理安排人员结构和资质搭配，充分发挥高年资护士的专业技术和沟通技巧，减少单班的繁忙和隐患，缓解年轻护士的心理压力，消除护士的身心疲惫和职业倦怠。同时筹建护理人力资源应急援助机构，应对因护士各类假期或突发公共事件而加剧护理人力匮乏和超负荷劳动的弊端，确保护患双方利益不受侵害。

（二）加强护士的教育和培训

贯彻"以护士为本"的管理理念，在管理中遵循"尊重护士，依靠护士，发展护士和为了护士"的原则，对护士实行"使用与培养相结合"的管理。应继续完善继续护理教育和培训，设立专门的继续教育和培训领导小组，有组织、有领导、有计划、有步骤地实施。偏远地区的基层单位可根据自己的情况，聘请专家讲学或通过互联网进行远程教育等，鼓励护士积极参加各种继续教育，最大限度地促进护士自身的发展，这是保证护理质量的需要，也是人性化管理的需要。

（三）将专业教育与能力素质培养有机结合，倡导并助推适宜于个性化的多维发展目标的实现

随着多元化服务需求的日益增强，医院要求护理人员在努力掌握、提高专业知识技能的同时，还要求多渠道、快节奏学习和涉猎相关知识技能，促进个体全面素质能力的提升，与时俱进地做适应形势发展需要的现代护理的新型人才。

（四）建立护理绩效考核制度

建立一套科学合理、客观的绩效考核指标，通过绩效考核有效地克服平均主义，使护理人员明确自己的职责，调动护士工作的积极性，认识自己存在的缺陷与不足，提高护士的个人工作能力及素质。在科学的绩效评估基础上，改革绩效分配模式，进行合理的奖励分配，达到"按劳分配、多劳多得、同工同酬"的绩效管理目标。

（五）更新人力资源管理理念

从我国现阶段的医院管理来看，做好护理人力资源管理就要确定以"护士"为中心的人力资源管理理念，树立新型的用人理念。处于社会政治、经济与文化等都在迅猛变革时期的今天，医院管理者应充分认识到人力资源是第一资源，是最重要、最宝贵和最具核心竞争力的资源，在思想上树立以人为本理念，在管理上致力于宽松、充满活力的环境与氛围的营造和创建。因此，医院应最大限度地调动人的工作积极性，从人本理念出发，尊重人、爱护人，在实践中不断地探索既适应医院特点又符合岗位要求，同时还有别于传统的新型的护理管理模式；应科学地运用人力资源的人本、弹性、动态原理，促进管理者和被管理者双向成才的管理终极的实现；还应注重管理知识对实践的指导，充分调动每个护理人员的积极性，使护理管理有效地惯性运行，使护理群体动力最大发挥。

第三章 护理质量管理

本章围绕护理质量管理展开详细论述，具体包括护理质量管理概述、护理质量体系的建立与实施、护理质量控制的方法与过程这3部分内容。

第一节 护理质量管理概述

一、护理质量管理的概念

护理质量是医院质量的重要组成部分，是护理管理的核心和关键。护理质量管理是指按照护理质量形成的过程和规律，对构成护理质量的各要素进行计划、组织、协调和控制，以保证护理服务达到规定的标准和满足服务对象需要的活动过程。这个概念表达了以下3层意思：首先，开展护理质量管理必须建立护理质量管理体系并有效运行，护理质量才有保证；其次，应制定护理质量标准，有了标准，管理才有依据；最后，要对护理过程中构成护理质量的各要素按标准进行质量控制，才能达到满足服务对象需要的目的。

（一）护理质量管理的目的

护理质量管理旨在使护理人员的业务行为活动、职业道德规范、护理服务过程各方面都符合质量的客观要求和患者的合理需求。通过质量控制，阻断和改变某些不良状态，使其始终处于对工作和患者有利的、良好的符合质量标准要求的状态，用最佳参数、最短时间、最好技术、最低成本，达到最优化的护理效果。

（二）护理质量管理的作用

1. 有利于更好地满足患者的需求

高质量的重要标志之一就是使顾客满意。护理质量管理就是使所有护理活动的质量得到保证，并在此基础上不断提高。其最终目的是满足患者的健康需求，追求患者满意度的不断提高。

2. 有利于提高组织的市场竞争力

随着医疗服务市场的形成和竞争的日益加剧，社会对服务质量提出了更高的要求。质量管理有助于组织内部的持续质量改进，为组织树立良好形象、创造品牌效益、提高市场竞争力打下良好的基础。

3. 有利于护理学科的发展

管理者通过分析评价护理工作现状，为持续质量改进提供依据，并可作为人力资源管理、护理模式改革、护理设备更新、护理工作环境改善等有关决策的参考，推进护理学科不断发展。

4. 有利于护理队伍建设

优良的服务质量是以优秀的护理人员队伍为基础的。护理质量管理强调的是通过培养和造就优秀的护理人才队伍，达到维持高质量的护理服务的目的。护理人员了解了质量要求的标准和准则，才能在工作中自觉维护护理质量。

（三）护理质量管理的专业特点

护理工作乃"健康所系，生命相托"，因此进行护理质量管理意义重大。在护理质量管理中，管理者应当看到，护理质量管理既是医院质量管理的重要组成部分，又有其自身的专业特点，主要表现在以下几个方面。

1. 特殊性与复杂性

护理服务的对象是一个特殊的群体，他们具有不同的背景、不同的价值观、不同的个性特点、不同的能力。他们除了具有生物学特点外，还具有心理和社会特征。在护理活动中，不同的服务对象因其素质、经历和对护理服务的期望值不同，而对护理服务的感觉和评价也不同，同样的服务也会有不同的感觉和评价。护理服务对象的特殊性决定了护理质量管理应更具科学性和严谨性。同时，护理质量管理涉及的环节多、流程多、人员多，这也决定了管理的复杂性。只有遵循全面质量管理的思想，建立和实施护理质量体系，才能保证护理质量稳步提升。

2. 广泛性和综合性

护理质量管理的范围广泛，具有有效服务工作量、技术质量、基础服务量、心理护理质量及环境管理、生活管理、协调管理等各类管理质量的综合性。在医院的服务质量管理中，几乎处处都有护理质量问题，事事都与护理质量管理相关。这充分体现了护理质量管理在医院服务质量管理中的主体地位。

3. 协同性与独立性

护理工作与各级医师的诊断、治疗、手术、抢救等医疗工作密不可分，同时也与各医技科室、后勤服务部门的工作有着密切的联系。大量的护理质量问题在与各方协同操作、协调服务中表现出来，因此需要加强各系统协同质量管理。而护理工作自成体系，具有相对的独立性，医院有必要建立独立的护理质量管理系统。

4. 程序性与联系性

护理工作是整个医院工作中的一个大的环节。在这个大环节中，若干护理工作环节具有独立的程序，而相当一部分工作与医疗、医技等系统的工作程序相连接，如手术患者的术前、术中护理是手术治疗中的重要程序，影响着手术的质量。这就要求在整体医疗护理质量管理中，要使各项程序的质量有保证，必须重视各系统间连续的、全过程的管理。

二、护理质量管理的原则

（一）以患者为中心的原则

患者是医院医疗护理技术服务的中心，让患者满意是护理质量管理的最终目的。以患者为中心的整体护理模式的应用使护士从思维方式到工作方法都有了科学的、主动的和创造性的变化，护理质量管理要指导和不断促进这种变化。护理管理者在质量管理中，必须坚持患者第一的原则。有了这个原则，才能时时处处为患者的需要和安危着想，维护患者的根本利益。

（二）预防为主的原则

护理质量管理必须坚持预防为主、前馈控制的原则，对护理质量产生、形成和实现的全过程的各个环节都充分重视并防患于未然。坚持预防为主，一是"防止再发生"，其基本程式是，问题—分析—对策—规范；二是"从开始就不允许失败""第一次就把工作做好"，其基本程式是，实控—预测—对策—规范。后者是根本意义上的预防。管理者要树立"三级预防"的观念：一级预防即争取不发生质量问题，二级预防即把质量问题消灭在萌芽状态，三级预防即减少质量问题的不良影响和损害。

（三）事实和数据化的原则

事实和数据是判断质量和认识质量形成规律的重要依据，也是质量管理科学性的体现。护理质量管理必须按照护理工作的规律和医院的实际情况开展工作，坚持以客观事实和数据为依据，用事实和数据来说话，比依靠感觉印象和经验分析更可靠、更准确、更清晰，只有依靠数据，才能对现象的本质进行科学的统计分析、判断和预测。在护理活动中有许多现象是不能用数据表达的，只能用事实做定性描述。因此，护理质量管理在强调数据化的同时，不能忽略非定量因素，把定量与定性结合起来，才能准确反映护理质量水平。

（四）质量标准化的原则

质量标准化是护理质量管理工作的基础。建立健全质量管理制度和规范，使护理人员在服务过程中有章可循、有据可依，是至关重要的。护理质量标准化包括建立各项规章制度、各级人员岗位职责、各种操作常规、各类工作质量标准和质量评价标准等。在质量管理过程中遵循各项标准，才能使管理科学化、规范化。

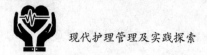

（五）以人为本的管理原则

人是管理的第一要素。各级护理管理和临床护理人员的工作状态和行为直接影响着护理质量。重视人的作用，调动人的主观能动性和创造性，发动全员参与是实施质量管理的根本。因此，在护理质量管理过程中，必须重视人的作用，增强护理人员的质量意识，引导护理人员参与质量管理过程，使质量管理成为全体人员自觉自愿的行为。

（六）持续质量改进的原则

质量改进是质量管理的灵魂。要满足护理服务对象日益增长和不断变化的需求，必须遵循持续质量改进的原则。广大护理人员和护理管理者应对影响质量的因素具有敏锐的洞察能力、分析能力和反省能力，不断地发现问题、提出问题、解决问题，以达到持续质量改进的目的。

三、护理质量管理的任务

（一）进行质量教育，树立质量意识

护理质量管理"始于教育，终于教育"。进行质量教育首先是灌输质量意识，以唤起全体成员对质量的重视，树立"质量第一"和"一切以患者为中心"的思想；其次要进行质量管理方法的训练和导入，使全体成员不仅在思想上对质量的重要性有相当的共识，而且懂得应用质量管理的方法，更好地参与质量管理。

（二）建立质量体系，明确质量职责

护理质量是在护理过程中逐步形成的，要使护理过程中影响质量的因素都处于受控状态，必须建立完善的护理质量体系。完善的质量体系是进行质量活动、实现质量方针和质量目标的重要保证，只有建立健全质量体系，才能有效地把各个部门、各级护理人员、各种质量要素、各项工作的各个环节以及物资组织起来，形成一个目的明确、职权明确、协调一致的质量管理体系，以实现质量方针和目标。

（三）制定质量标准，规范护理行为

质量标准是质量管理的基础，也是规范护理行为的依据。没有标准，不仅质量管理无法进行，而且护理行为也没有衡量的准绳。因此，制定质量标准是护理质量管理的基本任务和基础工作。

（四）建立质量反馈信息系统

建立质量反馈信息系统是质量管理的重要环节。只有质量信息反馈及时、准确，才能做到上下级各个层次情况明了，发现问题及时解决。

四、护理质量管理中应当注意的问题

（一）应避免在护理质量监控中过分追求考核结果

由于质量控制一般根据要求选择督查的内容，并实行"项目"管理，有时无法针对各个医院护理质量的弱点和特点进行全面监控。有时为了求得高分，医院可能忽略自身的承受能力，盲目拔高质量标准，在被检项目上消耗了大量的精力，违背了其宗旨，使质量管理偏离了本意，而忽略了一些急需解决的质量问题，故应采取有效措施予以避免。

（二）应避免护理质量管理重规范化、轻人性化

部分护理管理者护理质量管理的理念陈旧保守，片面地强调工作的标准化和规范化，而忽略了患者的感受和护士的感受，从护理管理制度到护理质控措施，未紧贴临床实际。另外，频繁的质量检查、多源的质量指导、多方的工作考核、教条的工作形式，会让护士产生极大的逆反心理，也应采取有效措施予以避免。

（三）应避免护理质量管理结果重形式化、轻实效性

有些护理管理者在质量管理结果上存在过分追求形式的盲目性。为迎接护理质量检查，有些医院都会做检查前的准备工作，对以往的工作做一些修正，形成检查时和不检查时工作状态的不一致。这样应付性、突击性的质量管理，产生的结果是护理质量"高分低效"，使质量检查未能发现一些真实问题，对护理质量的改进和提升作用甚微。相关部门的质量督查中发现一些医院护理质量检查方法简单和机械，常规性制度化质量检查都是形式上的走过场，因而导致上次检查存在的质量问题同于下次检查存在的质量问题，发现问题多于解决问题，处理问题多于预防问题，所以应采取有效措施予以避免。

第二节　护理质量体系的建立与实施

一、护理质量体系的概念

护理质量体系是指实施护理质量管理所需的组织机构、程序、过程和资源。潘绍山等认为，通常所称的质量保证体系、质量管理体系应统一称之为护理质量体系。它包括以下 3 方面内容：①护理质量管理的组织机构、质量职能、质量职责，以及机构之间的纵向、横向关系，质量工作网络、质量信息传递与反馈。②为进行某项活动所规定的途径（即规定某项活动的目的、范围、做法、时间进度、执行人员、控制方法和记录），所有工作都有完成的过程，每一过程都有输入和输出，输出是过程的结果，护理质量管理是通过对各个过程进行管理来实现的。③人员（含技术）和物资是护理质量体系的硬件，是实施护理质量管理、实现质量目标的前提和基础，必须给予有力的保证。

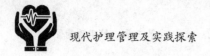

二、护理质量体系的建立

护理质量体系有 4 个基本要素,即:管理者职责、人员和物质资源、护理质量体系结构及与护理对象的沟通。护理对象是护理质量体系前 3 个基本要素围绕的核心和焦点,也是质量体系的关键因素。4 个基本要素之间相互作用和影响,只有当 4 个基本要素协调一致时,才能取得满意的服务效果。因此,使护理对象满意既是医院每个护理人员为之努力的主要目标,也是医院护理质量管理的最高目标。

(一)管理者职责

1. 制定质量方针

质量方针是指医院的质量宗旨和质量方向,是进行质量管理、建立和实施质量体系、开展各项质量活动的准则。质量方针的内容包括质量宗旨和达到的总体质量水平、应树立的形象与信誉、各项具体质量目标、在追求质量目标中采取的措施等。

2. 明确质量目标

质量目标是实现质量方针的具体内容,是为实现中长期的质量宗旨和质量方向而提出的短期内质量方面要达到的具体目标和活动。

3. 规定质量职责与职权

为达到质量目标,要建立一个结构设置合理、隶属关系合理、管理与技术人员比例合理的质量体系机构,对护理质量进行有效控制、评价和改进,并明确机构中所有人员的质量职责和职权,使他们在一定岗位上做到有职有权,为实现质量方针和目标努力工作。

4. 实施管理者评审

管理者评审是指护理管理者正式地、定期地对质量体系运行的有效性和服务成绩及效果进行评审,对质量体系及其运行中存在的问题及时予以修正,使质量体系更加符合医院护理质量管理的实际。

(二)人力和物质资源

人力和物质资源是质量体系有效运行的保证。资源保证把质量改进与医学护理技术的进步与发展联系起来。

1. 人力资源

护理人员是护理组织最重要的资源,具体体现在以下几个方面:

首先,护理管理者要灵活运用激励机制,调动每个护理人员的积极性,以保证质量方针和目标的落实。其次,做好培训与开发。培训包括两个方面:一是质量体系教育,二是知识更新。通过培训可以提高质量控制的自觉性和控制技能；开发是对护理人员的业绩进行评价，了解他们的发展需要和潜力。最后，培养沟通联络能力。护理人员应具备与患者和内部工作人员之间进行有效沟通的知识和技能，这是确保护理质量的极为重要的无形资源。

2. 物质资源

物资可以帮助改善服务条件和服务环境，加快服务过程中的信息流转速度，提高服务效率和质量。护理服务所需要的物资，在科技高速发展的今天已经成为影响护理服务质量的重要因素。因此，护理管理者要把好护理设备和卫生材料的质量关，防止因物资的质量问题而影响护理质量的问题出现；应注意护理设备的更新，采用先进的护理手段为患者服务。

（三）护理质量体系结构

护理质量体系结构包括护理服务质量闭环、护理质量体系文件和记录、内部质量审核。

1. 护理服务质量闭环管理

护理服务质量闭环（图 3-1）包括了医院门诊和住院护理服务全过程的运转情况，从质量改进的原理上清晰地阐述了质量体系各运转要素之间的关系。从患者入院开始，到最终满足患者需要的服务结果，充分体现了"患者至上"的服务宗旨，显示了全过程的质量信息反馈系统，以评价护理质量，了解服务在各个阶段中存在的问题，并作为质量改进的依据。

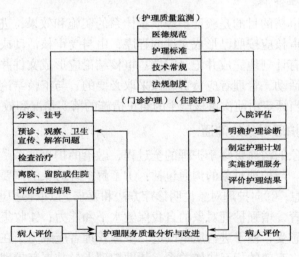

图 3-1　护理服务质量闭环

2. 护理质量体系文件和记录

护理质量体系文件和记录是评审护理质量体系及其运行情况的依据，构成护理质量体系的全部服务要素、要求和规定均应明确并形成文件。质量体系文件包括：护理质量手册、护理质量计划、护理质量程序、护理质量记录和附件（技术规程）。

护理质量手册是护理质量体系文件中的纲领性文件，主要阐述质量方针、质量目标、组织结构（含职责）、质量体系要素和护理质量活动的基本方法和措施及护理质量体系文件的结构和分发等。通过质量手册可以对一个医院的护理质量管理状况有较全面和清楚的了解。

护理质量计划是质量体系要求在具体事务上的反映，指针对某一项护理活动的质量措施、所需资源和活动顺序、进度的具体部署和安排。

护理质量程序是质量手册的支持性文件，是为落实质量手册的要求而规定的实施细则，是以书面文件的形式，规定医院为满足患者需要开展的护理活动的方法、目的和范围，以及活动如何实施、控制和记录等，使各项质量活动处于受控制状态，使与质量活动有关的人员明确职责、权限和相互关系，为执行、验证和评审护理质量提供依据。

护理质量记录和附件是证明护理服务达到的程度，并验证服务质量体系有效性的原始数据资料，为实现护理服务的可追溯性及采取预防、纠正措施提供信息，包括文件的发布、分发、修订和管理办法。所有文件应保证做到：①由授权人员批准；②在需要此文件的范围内发生效力；③使用者能够理解和接受；④对任何必要的修订进行评审；⑤文件作废时给予撤销。

3. 内部质量审核

内部质量审核的目的是验证护理质量体系的实施和效果，进行持续质量改进。内部质量审核应按照已形成文件的程序，由与受审核活动或领域无关的、能胜任的人员有计划地完成并记录归档。审核结论应形成文件并提交上级管理者。对被审核活动，管理者应负责确保采取必要的、与审核结论相适应的纠正措施，同时应当评定由前次审核产生的纠正措施的落实情况和效果。

（四）与护理对象的沟通

与护理对象的沟通贯穿于护理的全过程，融洽的护患关系是与护理对象良好沟通的前提。与护理对象的沟通包括：①了解护理对象的需要，获取与治疗护理有关的信息；②向护理对象说明诊疗方法和要求，以取得护理对象的合作；③进行健康教育，增强护理对象的自我保健水平和能力；④收集护理对象对护理服务质量的感受，便于进行质量改进。护理管理者应致力于在护理人员与护理对象之间建立有效的相互协作关系，帮助护理人员掌握与护理对象及内部工作人员的沟通联络方法与技巧。

三、护理质量体系的实施

（一）加强组织协调

护理质量体系要有效实施，必须确定组织机构，把相应的工作职责和权限分解到各级质量机构和人员。质量职责的分解应遵循职、责、权、利统一的原则，保证各级机构和人员能够严格、有效履行职责，同时做好部门、人员之间的协调管理，及时纠正偏差，以保证护理质量体系的有效运作。

（二）进行质量教育

在建立护理质量体系的基础上，应对全体护理人员进行质量教育培训。以程序文件的内容为重点，提高护理人员对建立和实施质量体系的认识，明确建立和实施质量体系的目的、意义、作用和方法，使他们在质量意识上、技术方法上和管理手段上适应新的要求。

（三）建立信息反馈

对质量体系运行过程中产生的质量信息，应分层次和等级进行收集、整理、存储、分析、处理和输出，反馈到执行和决策部门，为管理者做出正确决策提供依据。在质量体系实施过程中，只有确保信息流通迅速，分析处理及时、准确，才能保证质量控制扎实有效，使护理质量保持在一个稳定的状态中。

（四）定期评审与审核

在质量体系实施过程中，应在一定的时间内，对质量体系运行的过程和结果，组织有关人员进行评审与审核。通过评审，修改质量体系文件，使质量体系运行更科学有效。依据评价结果对相关人员进行激励，调动护理人员实施质量体系的积极性。

（五）持续质量改进

持续质量改进的目的是向患者提供高价值的服务和使他们满意。质量改进的关键是预防问题的出现，而不是等到出现了问题才去改进。

第三节　护理质量控制的方法与过程

一、护理质量控制的概念

控制工作是管理的重要职能之一。它是为了确保组织的目标及为此拟定的相应计划得以实现，由各级主管人员根据预定标准或发展的需要而重新拟定标准，对下级的工作进行衡量和评价，并在出现偏差时进行纠正，以防止偏差继续发展或今后再度发生。管理活动中的控制是一个复杂并反复进行的工作过程。

护理质量控制是一种有目的的管理行为，其实质是保持（或改变）管理对象的某种状态，使其达到管理者预期的目的。如果管理对象没有状态变化，也就不需要控制。因而，研究管理对象状态变化及其与目的的关系，也就成为控制理论需要研究解决的核心问题。控制理论正是从这一角度出发，把主观和客观有机地结合起来，把预先的愿望同实现这种愿望的活动结合起来，铺平了理论通向实践的道路。护理质量管理活动中控制的过程也就是主客观逐步统一的过程。护理管理者能否对管理对象的变化状态进行有效的控制，主要取决于两方面的因素：一是要有明确的目的；二是要有实现目的的相应手段。

护理质量控制首先必须要有明确的护理质量指标，同时还必须具有必要的人力、物力、财力、信息及组织机构。

护理质量控制工作贯穿在护理质量管理活动的全过程中。护理质量控制职能与质量管理的计划、决策、人员管理等活动密切联系在一起，作为管理过程的整体发挥管理作用：控制是质量计划实施的保证，质量计划是控制的标准和依据；决策目标决定控制内容，控制工作为实现决策目标服务；组织成员工作成效评价的有效性在许多方面也与控制工作的质量直接相关。因此，控制工作不仅可以维持其他职能的正确活动，而且在必要时可以通过采取纠正偏差改变其他职能的活动。当护理质量控制发现原定目标和标准不能实现时，管理者可能采取调整原计划、重新确定目标或标准的行动，可能调整组织机构，重新配备合适人选或采取加强领导和指导等重大改变，以便纠正偏差，完成工作任务。因此，护理质量控制工作对于衡量标准的执行程度，揭示标准执行中的偏差以及指明纠正措施等均非常重要。

二、护理质量控制的原则

护理质量控制必须针对具体目标，由控制者与控制对象共同参与，按实际情况建立质量控制系统。建立质量控制系统时应遵循以下基本原则。

（一）组织机构健全的原则

在质量控制工作中，被控制的组织要机构健全、责任明确，所建立的控制系统能反映机构中岗位的责任，使控制工作有利于纠正偏差。当出现偏差时，应责任分明，责任与负责执行质量管理计划的岗位职务相一致。有效的质量控制不仅可以指出偏差，而且可以纠正这种偏差，如护理质量中发生的偏差应能明确地判明科室、病房和人员的责任，并加以纠正。

（二）与计划相一致的原则

质量控制系统的建立要反映质量计划所提出的要求。确立质量控制标准和控制手段都要依据质量计划，质量控制过程中应力求使实际活动与计划目标相一致。在设计质量控制系统、运用控制技术进行控制活动之前，必须制订质量计划，控制系统要反映计划所有的要求。例如：护理教学要有教学计划和教学质量控制标准，控制手段要依据教学计划设计；临床护理服务质量的控制标准与方法要反映临床护理工作计划的要求；社区护理、科研等不同工作都应分别按各自的计划要求设计控制系统。

（三）控制关键问题的原则

管理者在护理质量控制工作中，应着重于计划完成的关键性问题和实现质量计划的主要影响因素上。关键点的选择是一种管理艺术。临床护理工作要求细致，项目繁多，质量控制应选择对完成工作目标有重要意义的关键标准和指标，重点放在容易出现偏差或偏差造成的危害较大的环节。

（四）直接控制的原则

直接控制原则的指导思想是，合格的人员发生差错最少，并能及时觉察，及时纠正，减少或防止出现偏差。直接控制相对于间接控制而言，是控制工作的重要方式，以采取措施保证所属人员的质量，提高人员素质，而不只在工作出现了偏差后采取纠正措施或追究责任。下属人员越能胜任所担负的职务，自身就越能觉察执行计划的偏差，并能及时采取措施纠正偏差。因此，在护理质量管理中，应不断提高护理人员的医德、医风、专业、心理、体格等素质，保证提供护理服务的人员质量。

（五）标准合理性原则

护理质量控制体系应建立客观、准确、有效、适当的质量标准。标准太高或不合理，不会起到激励作用；标准不准确，不能测量，控制工作就会失败。

（六）追求卓越的原则

医院护理部门要使所属人员具有追求卓越的精神。在质量控制工作中，发现问题、分析原因、纠正偏差时，应寻求发展，追求卓越；在制定质量计划和质量标准、控制指标时，应具有一定的先进性、科学性，使组织和个人经过一定的努力方能达到。

三、护理质量控制的方法

前馈控制、同期控制和反馈控制合称为控制的 3 级结构理论，也是护理质量控制的基本方法，如图 3-2 所示。

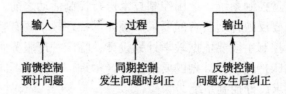

图 3-2　控制的 3 级结构

（一）前馈控制

前馈控制又称预先控制，是一种积极的、主动的控制，指在活动之前就对结果进行认真分析、研究、预测，并采取必要的防范措施，使可能出现的偏差在事先就得以控制的方法。前馈控制的纠正措施作用在计划执行过程的输入环节上，工作重点是防止所使用的各种资源在质和量上产生偏差，是通过对人力、财力、物力和资源的控制来实现的。其优越性在于面向未来，通过控制影响因素、而不是控制结果来实现控制目的。

例：分级护理公示制度

分级护理是住院患者基础护理的重要内容，直接反映出临床护理服务质量。为了规范护理行为，提高等级护理质量，护理部设置等级护理质量标准及达标要求，并将等级护理标准内容公示于住院患者的健康教育栏内，通过公示要求：①护理等级必须与其实际病情和对护理工作的需要相符合；②护士必须接受患者的监督，按照等级护理标准实施护理；③管理者必须安排合适的人力来完成等级护理公示的内容，以保证等级护理的落实。

（二）同期控制

同期控制又称过程控制或环节质量控制，是管理人员对正在进行的各种具体工作的方法和过程给予恰当的指导、监督和纠正。同期控制的纠正措施作用于正在进行的计划过程之中，是在执行计划过程中对环节质量的控制，这是护士长经常使用的一种控制方法，其有效性很大程度上取决于管理者的素质与能力，以及护士对管理者指示的理解程度。

例：护士长查房制度

某患者因股骨头无菌性坏死在医院行人工股骨头置换术，术后患者家属发现引流袋中血量很少，便向护士询问，护士回答说"血少是好事"，没有给予处理，护士长查房时发现是因为引流管受压而导致引流不畅，便立即调整引流管位置，又对患者和家属进行了健康宣教，避免了意外事故的发生。

此案例说明了护士长查房在环节质量控制中的重要性。

（三）反馈控制

反馈控制又称后馈控制或结果质量控制，主要是分析工作的执行结果，并与控制标准相比较，发现已经产生或即将出现的偏差，分析其原因和对未来的可能影响，及时拟定纠正措施并予以实施，防止偏差继续发展或再度发生。反馈控制是一个不断进行的过程，管理过程中的各种信息会直接影响控制的结果。因此，质量信息的反馈应当做到灵敏、准确、及时，使反馈控制为管理者提供关于计划效果的真实信息，也可通过对计划执行结果的评价达到增强员工积极性的目的。

护理安全是护理管理的重点，是护理质量的重要标志之一。由于护理工作中存在许多不安全因素，这些不安全因素会直接影响护理效果。安全有效的护理可促使患者疾病痊愈或好转，而护理不安全因素则使患者的疾病向坏的方向转化，如病情恶化，甚至造成患者器官功能障碍或死亡。为此，护理管理者应针对护理工作中出现的安全问题，定期召开护理安全研讨会，研讨会以典型案例分析的方式，让护士们用科学的方法，运用要因分析图，从人员因素、技术因素、管理因素、物质因素、患者因素、环境因素 6 大方面进行分析，找出末端原因，并针对案例中的主要原因提出改进措施，防止此类安全问题再次发生。

例：国际 10 大患者安全目标

第一，确立查对制度，识别患者身份。对就诊患者施行唯一标志（医保卡、新型农村合作医疗卡编号、身份证号码、病历号等）管理；在诊疗活动中，严格执行查对制度，至少同时使用姓名、年龄两项来核对患者身份，确保对每名患者都实施正确的操作；完善关键流程（急诊、病房、手术室、ICU、产房、新生儿室）的患者识别措施，健全转科交接登记制度；使用"腕带"作为识别患者身份的标志，重点是 ICU、新生儿室、手术室、急诊室等部门，以及意识不清、需抢救或输血、不同语种语言交流障碍的患者等；对传染病、药物过敏等特殊患者配备识别标志（如腕带与床头卡）。

第二，确立在特殊情况下医务人员之间有效沟通的程序和步骤。在住院患者的常规诊疗活动中，必须以书面方式下达医嘱。只有在实施紧急抢救的情况下，必要时才可口头下达临时医嘱，并且护士应对口头临时医嘱完整复述并确认，在执行时双人核查，事后及时补记。接收非书面的患者"危急值"或其他重要的检查（验）结果时，接收者必须规范、完整、准确地记录患者的识别信息和检查（验）结果及报告者的姓名与电话，复述确认无误后方可提供给医师使用。

第三，制定手术安全核查制度，杜绝错误患者、错误手术部位及术式等情况的发生。手术安全核查是指由具有执业资质的手术医师、麻醉医师和手术室护士三方分别在麻醉实施前、手术开始前和患者离开手术室前，共同对患者身份和手术部位等内容进行核查的工作。择期手术的各项术前检查与评估工作全部完成后方可下达手术医嘱，有手术部位识别标识制度与工作流程，有手术安全核查和手术风险评估制度与工作流程。

第四，执行手卫生规范，落实医院感染控制的基本要求。按照手卫生规范，正确配置有效、便捷的手卫生设备和设施，为执行手卫生提供必需的保障与有效的监管措施；医护人员在临床诊疗活动中应严格遵循手卫生的相关要求（手清洁、手消毒、外科洗手操作规程等）。

第五，加强特殊药物的管理，提高用药安全。对高浓度电解质、易混淆（听似、看似）的药品有严格的贮存要求，并严格执行麻醉药品、精神药品、放射性药品、医疗用毒性药品及药品类易制毒化学品等特殊管理药品的使用与管理规章制度；处方或用药医嘱在转抄和执行时应有严格的核对程序，并由转抄者和执行者签名确认。

第六，据医院实际情况确定。"危急值"项目，建立"危急值"评价制度及"危急值"报告制度，并确定工作流程。

第七，防范与减少患者跌倒、坠床等意外事件发生。评估有跌倒、坠床风险的高危患者，要主动告知跌倒、坠床危险，采取措施，以防止意外事件的发生；有跌倒、坠床等意外事件报告制度、处理预案与工作流程。

第八，防范与减少患者压伤产生，建立压伤风险评估与报告制度。制定压伤诊疗及护理规范，实施预防压伤的有效护理措施。

第九，妥善处理医疗安全（不良）事件，建立主动报告医疗安全（不良）事件和隐患缺陷的制度与可执行的工作流程，并让医务人员对以上内容充分了解。制定激励措施，鼓励呈报不良事件。

第十，患者参与医疗安全活动。针对患者的疾病诊疗，为患者及其家属提供相关的健康知识教育，协助患方对诊疗方案做出正确的理解与选择；主动邀请患者参与医疗安全活动，如身份识别、手术部位确认、药物使用等。

四、护理质量控制的过程

护理质量控制工作的过程包括 3 个基本程序：①确立标准；②衡量成效；③纠正误差。

（一）确立标准

标准是计量实现预期工作成果的尺度。标准是根据计划而制定的，是计划工作的具体化，是在完整的计划程序中选出的对工作成果进行衡量的关键点。确立护理质量控制标准，首先应明确控制的对象，即体现目标特性和影响目标实现的要素。护理质量控制的对象有护理工作和提供护理的人员，控制标准应针对这两方面来制定。护理服务质量的控制应抓住影响护理服务质量的关键点制定出标准。标准的类型有很多，如实物标准、费用标准、时间标准、效率指标、有形和无形标准、定量和定性的标准等。一般把目标作为标准是一类比较理想的控制标准，即在各级质量管理机构中建立可考核的完整的目标网络，以使无形标准的作用逐渐减少。

（二）衡量成效

衡量成效是为了确定实际工作绩效而对所控制的管理系统运行效果做定性

或定量的描述和评价，直接关系到能否实现管理目标。管理者首先需要收集必要的信息，然后将实际绩效与标准进行比较，确定计划执行的进度和出现的偏差。在实施过程中，要考虑到衡量的精度和频率的问题。所谓精度是指衡量指标能够反映出被控制对象多大幅度的变化，精度越高，越能准确反映管理活动状况，但同时也越复杂。频率是指对被控对象多长时间进行一次考核和评定，频率越高，越能及时掌握情况，但同时也增加了监测机构的工作量。在护理质量控制工作中许多问题很难定出精确的标准，工作成效也难以用定量的方法进行衡量，因此，除了用定量的方法进行考核和评定外，大量的定性指标要规定得尽量具体，并按不同的重要性用一定的级数表示出来，最后用权重方法进行综合评价，使定性的指标趋向定量。权重的确定可以采用专家评审法进行。

（三）纠正偏差

成效与标准之间总存在着一定的偏差，而偏差的出现总有一定的原因。系统变化不只是受到控制影响的作用，还受其他一些影响因素的作用，找到这些因素也就找到了导致偏差的原因。找到偏差的原因后，应根据偏差的大小和控制能力，制定纠正偏差的方案。纠正偏差有两种方法：一种是当系统的控制能力有限，在现有条件下根本无法达到要求的目标时，只有改变标准，才能纠正偏差；另一种是改变输入的质量和数量，对人工系统包括改变人、财、物、信息和系统的结构，提高系统的控制能力，使输出满足目标的要求。

在某些行动中难免会出现一些偏差，但要确定可以接受的偏差范围。衡量成效要通过实际绩效与标准的比较找出偏差，并确定是否在可以接受的范围，如护理技术操作合格率控制范围是 90% ~ 95%，低于 90% 则不能接受。管理者要把握好偏差的大小和方向，这是非常重要的。

五、护理质量评价

（一）护理质量评价和评价指标的概念

护理质量的评价是护理管理中的控制工作。评价一般指衡量所定标准或目标是否实现或实现的程度如何，即对一项工作的成效大小、工作好坏、进展快慢、对策正确与否等方面做出判断的过程。评价贯穿在工作的全过程中，而不应仅在工作结束之后。护理质量评价的意义在于：①说明护理工作的价值，证明和令人确信提供给患者的是有质量的护理；②衡量工作计划是否完成，并按预定的目标或方向进行，工作进展的程度和达到的水平；③根据提供护理服务的数量、质量，评价护理工作需要满足患者需求的程度、未满足的原因及其影响因素，为管理者改进和提高护理质量提供参考；④通过比较评价，选择最佳方案，达到肯定成绩、纠正偏差、持续改进提高的目的。

在进行护理质量评价时应遵循两项原则：①实事求是的原则，即评价应尊重客观事实，将实际执行情况与制定的标准进行比较，而标准应是评价对象能够接受的，并在实际工作中能够衡量的；②评价标准适当的原则，即确定的标准应适当，不能过高或过低，并具有可比性。

医院护理质量评价指标是说明医院护理工作中某些现象数量特征的科学概念和具体数值表现的统一体，它由一个名称和一个数值组合而成。护理质量的评价和比较可在医院之间进行，也可在同一医院内的不同科室之间进行。一项护理质量评价指标只能反映医院护理工作的某个或某些侧面，只有当不同来源和用途的各个方面护理质量评价指标有序地集合在一起，形成护理质量评价指标体系，才能对医院的全面护理质量发挥评价作用。

（二）护理质量评价指标的设置原则

护理质量评价指标的设置是一项复杂的系统工程，要紧紧围绕进行护理质量评价的目的来设置。一项质量指标就是一项原则、程序、标准、评价尺度或其他能保证提供高水平测量标准的手段，是反映护理工作质量特性的科学概念和具体素质的统一体。因此，每一指标的设置都应建立在科学、充分的论证和调研，以及对收集的数据进行准确统计分析的基础上。指标的设置除了遵循科学性原则外，还应遵循以下原则。

1. 实用性和可操作性

护理质量评价确定的指标应能切实反映护理质量的核心，能合理解释护理质量现象，同时应考虑到质量管理的成本因素。指标的概念和原理要便于理解，指标的计算公式、运算过程也要简单实用。

2. 代表性和独立性

护理质量评价要选择能反映目标完成程度的指标，如患者满意度能较好地反映服务水平、技术水平和管理水平，具有一定的代表性。指标还应具有独立的信息，互相不能替代。

3. 确定性和灵敏性

护理质量评价指标必须客观、确定、容易判断，不会受检查人员的主观因素影响。某些需要现场检查判定结果的指标，如基础护理合格率、病区管理合格率、护理文书合格率等，由于评价结果容易受检查人员主观因素的影响，故确定性较差，必须通过合理设计调查和正确的统计学处理以提高其确定性。对于需要通过向患者发放调查问卷才能取得数据的指标，如患者满意度，只有经过严格设计的调查方式和统计方法取得的数值才具有说服力。指标还应有一定的波动范围，以区别质量的变化。如抢救物品完好率多为100％，其灵敏度较差，达不到比较评价的作用。

评价指标的筛选可采用：①基本统计计量法；②聚类分析法，即将评价指标分类，选出具有代表性的指标，以减少评价信息的交叉重复；③主成分分析法，即将多个相关评价指标合成转化为数个相互独立的主成分，并保留大部分信息；④变异系数法（CV法），即选择CV值中的指标，筛除迟钝和过于敏感指标。指标筛选是护理质量评价指标体系构建的重要工作。近年来，文献法、社会调查法、焦点团体访谈法、德尔菲专家咨询法等已经在许多领域的指标体系构建相关研究中得到广泛应用。

（三）护理质量评价指标体系的构成

护理质量评价指标体系按管理层次可分为医院间评价指标体系和医院内评价指标体系。医院间评价指标体系适用于上级卫生管理部门了解和评价各医院的护理质量水平和状况，为辅助决策提供依据；医院内评价指标体系适用于医院了解和评价各科室护理单元的护理质量水平和状况，奖优罚劣，提高医院护理服务水平。

传统的护理质量评价指标主要侧重于临床护理质量，即执行医嘱是否及时、准确，护理文书及表格填写是否正确、清晰，生活护理是否周到、舒适、整洁、安全，有无因护理不当而给患者造成的痛苦和损害等。随着整体护理模式的广泛应用和护理工作内涵与功能的扩展，护理质量评价也应由上述狭义的概念发展为广义概念。

美国学者多那比第安于1968年首次提出质量评价的3个层次，即卫生服务系统的基本框架是结构质量、过程质量和结果质量的动态构成。我国则按管理流程分为要素质量、环节质量和终末质量。

1. 要素质量评价

要素质量是指构成护理工作的基本要素，主要着眼于评价执行护理工作的基本条件，评价内容如下。

第一，机构和人员。医院应建立健全与等级医院功能、任务和规模相适应的护理管理体系。可设置2~3级质控组织，即护理部专职质量监控组、科（总）护士长级（专科）质量监控组、护士长级（病区）质量监控小组，定期进行质量控制与改进活动。护理人员编配合理，在数量和质量上符合卫生计生委规定的标准，如护理人员占全院卫生技术人员构成比（50%）、医护比（1：2）、床护比（1：0.4），医院和病区主管护师以上人员构成比、大专以上学历人员构成比、具有执业资格护士构成比等。

第二，环境、物资和设备反映医院设施、医疗护理活动空间、环境卫生监测、护理装备水平及物资设备等的合格程度，如各护理单元是否安全、整洁、舒适、便捷，床单位设备是否齐全，护士站离重患者单元的距离、加床数等，常规物品器械消毒灭菌合格率、每年引进护理新仪器设备总值或占全院构成比、护理物资设备完好率、急救物品完好率等。

第三，知识和技术反映护理业务功能与水平、开展的技术服务项目及执行护理技术常规的合格程度，如护理人员"三基"水平达标率、护理人员年考核合格率、护理人员年培训率、开展整体护理病房构成比、年发表论文数、年科

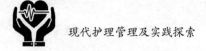

研成果或革新项目数等。

第四，管理制度。护理工作有计划并按计划落实，规章制度健全并严格贯彻执行，护理资料齐全并尽量达到计算机管理，如年计划目标达标率。

2. 环节质量评价

环节质量管理注重在护理工作的过程中实施控制，将偏差控制在萌芽状态，属前馈控制。目前国内医院进行护理环节质量评价最常用的指标主要包括以下两类：①患者护理质量指标，如基础护理合格率、特级与一级护理合格率、患者对护理工作满意度等；②护理环境和人员管理指标，如病区管理合格率、消毒隔离管理合格率、急救物品准备完好率、陪护率、护理表格书写合格率、一人一针一管执行率、护理技术操作合格率等。部分医院还增加了一些反映护理观察和诊疗处置及时程度的指标，如护理处置及时率、巡视病房及时率、输液患者呼叫率等。

长期以来，国内医院将环节质量管理作为质量监控的重点，并取得了一定的经验。主要采用的检查和评价方法为若干名护理专家现场检查某医院一定数量的病区和患者，对照相应的检查项目和标准扣分，被检查项目达到标准分数记为合格，未达到标准分数记为不合格，最后统计合格率。

3. 终末质量评价

终末质量是患者所得到的护理效果的综合反映，终末质量评价是对患者最终的护理结果的评价，属于传统的事后评价或后馈控制。这些指标的主要特点是从患者的角度进行评价，常用指标包括：年度压伤发生数、年度护理事故发生次数、年度严重护理差错发生率、年度护理差错发生率、抢救成功率、出院患者对护理工作满意度、患者投诉数、护患纠纷发生次数等。毕慧敏等认为护理效果的评价应从对患者产生的结果和对医院的影响两方面进行分析，前者包括临床护理效果、患者满意率和健康教育效果，后者包括对医院质量、医院形象和医院经济效益等方面的影响。

为了全面反映护理服务的质量要求，一般采用要素质量、环节质量和终末质量相结合的评价方法。三者的关系：着眼于要素质量，以统筹质量控制的全局；具体抓环节质量，以有效实施护理措施；以终末质量评价进行反馈控制。

在院内护理质量评价中，国内医院护理管理者在新的护理模式和管理理念的指导下，不断完善护理质量指标体系，并关注护理效率指标在护理质量评价中的影响和作用。由于不同护理单元的工作量和工作效率不同，因此评价结果的可比性较差。护理人员配置少、危重病人多、护理工作负荷量大的病区，在工作质量上暴露的问题相对较多，护理质量评价结果往往不理想，挫伤了护理人员的积极性，也使质量评价造成了偏差。国内部分医院采取"质量优先、兼顾效率"的基本原则，在进行护理质量评价时以护理质量分为核心，通过量化得分进行调控，以体现科学、合理、公平、公正的评价原则。但是，在护理工作效率指标和标准的设置上还有待进一步完善，在相关数据的采集方法上，尚未完全实现计算机管理，尤其是治疗护理工作量的手工统计数据的真实性、准确性较难保证。

（四）护理质量评价方法

护理质量评价是一项系统工程。评价主体由患者、工作人员、科室、护理部、医院及院外评审机构构成，评价客体由护理项目、护理病历、护士、科室和医院等构成，评价过程按收集资料—资料与标准比较—做出判断的系统过程实施。

1. 护理质量评价的对象

（1）以护理项目为评价对象

护理项目是质量评价的基本单元，传统的护理质量评价主要将护理项目作为评价对象，如特级护理质量、一级护理质量、护理技术操作合格率、健康教育的实施效果等。

（2）以病例为评价对象

整体护理的开展，实现了护理工作模式由功能制护理到"以患者为中心"的转变，而护理质量评价尚未很好地关注对整体病例的评价，即根据病例分型识别和评价患者的护理需要程度。病例一般有以下6种分型：①病情分型，区分患者的危重程度。②自理能力分型，识别需要生活照顾的患者。③心理状态分型，了解有心理服务需要和有纠纷倾向的患者。④经济地位分型，把贫困患者与社会名流区分出来。⑤护理措施分型，把不同护理等级和使用高新技术与风险技术的患者区分出来。⑥满意度分型，把不满意的患者区分开来。医院可以根据上述病例分型，建立重点病例报告制度和病例质量评价标准和评价表，评价整体护理质量。

（3）以病种为评价对象

病种质量评价是一个群体质量评价层次，主要病种的护理质量在一定程度上可反映护理质量水平。目前国内医院间护理质量评价采用的指标较混杂，以整体病例为评价单位，但实施过程又失之过细。病种质量评价体现了宏观与微观结合，且为非随机性抽样检查，有较好的可靠性和代表性，因此正日益受到重视，但至今尚未引入国内护理管理领域。

（4）以患者满意度为评价对象

全面质量管理就是要达到让所有患者满意，达到他们的期望。患者满意度评价方法旨在从患者角度评价医疗护理质量。由患者做出满意度评价是一种市场行为，对患者评价的重视程度是医院市场观念的标志。从患者的角度看，护理质量是评价质量的主要内容。建立在患者对服务过程主观描述基础上的满意度测评对于管理者评价护理质量非常重要，这一评价对象也越来越受到重视。在英国，患者满意度调查已经被提议作为一项常规审计内容。

满意度测评可以在住院患者中进行，需要专人定期访问住院患者，对一个医院来说操作性尚可，但对上级卫生主管部门来说，则较难做到。同时，住院患者的疾病转归尚未明确，有的人病情仍较重，在接受调查、回答问题或填写问卷时往往有顾虑，使调查结果与实际情况有较大出入，影响评价结果的客观、真实与公正。选择出院患者作为调查对象，可较好地避免上述问题，这种调查方式已被上级卫生主管部门和院内评价时广泛采用。收集信息可采用问卷调查、电话咨询、设立意见簿（箱）、出院随访等测评方法。

2. 护理质量评价的方法

（1）护理质量评价的形式

常见的评价形式有医院外部评价、上下级评价、同级间评价、自我评价和患者评价。国外采用的同行评议，能依据护理服务标准提供客观的评价。目前多采用定期评价和不定期评价相结合的评价方式。定期评价是综合性的全面、定期的检查评价，可按月、季度、年度进行，注意把握重点单位、重点问题和薄弱环节；不定期评价是各级护理管理人员、质量管理人员随机按质量标准进行的检查评价。随着医疗护理服务市场的形成与完善，其质量的评价主体不再仅仅是医院一方，将呈现顾客（患者）、社会、医疗保险机构等多元化趋势，这对医院的生存和发展起着至关重要的作用。

（2）护理质量评价的结果

分析护理质量评价结果的方法有很多，根据收集数据的特性可采用不同的方法进行分析，每一种方法都有其适用性和局限性。常用的方法有以下几种。①评分法。如百分法（负值法）：将护理工作与质量标准对照，以百分为基础，根据检查中问题的程度按分值扣分，此法易被管理者、评价对象和患者所接受。加权平均法：将检查结果赋值，并根据管理者所认为的重要程度加权，计算平均值来评价护理质量。②等级法，即用已形成的标准来评价护理工作质量，并为每项标准设立分值，将所得分相加，评分越高质量越好。③因素比较法（要素比较法），是将评估者的工作质量分为若干因素或要求，把每个要素的评分又分为3个等级（好、中、差）或5个等级（优、良、中、及格、差，也可分为很满意、满意、较满意、可接受和不满意）。3个等级的评价比较容易产生聚中趋势，趋向评中，而5个等级较为科学，评价结果更接近实际。随着护理管理不断向科学化、信息化和数字化发展，统计学及管理学中常用的质量分析方法也在护理质量评价中得到较好的应用，如寻找质量原因（因果图、排列图法）、控制质量过程（控制图法）和针对质量问题提出改进措施（对策表法）等，对护理质量管理起到有效的促进作用。

（五）护理质量评价中的误差分析

评价误差是指评价结果与实际工作质量之间存在的差距。评价工作过程中许多主观、客观因素均可造成误差，如评估程序不规范、评价方法不得当、评价标准掌握不严格、凭主观感觉或第一印象、融入情感因素等。误差的形成会对评价结果的客观、公平、公正和工作人员的积极性造成不同程度的影响。为了防止或尽可能减少评价中的误差，提高评价信度与效度，护理管理者应重视评价人员的挑选与培训，本着科学、严谨、实事求是的态度实施评价工作。评价工作中常见的误差与效应表现在以下几个方面。

1. 宽厚误差

宽厚误差就是将工作质量基本上定为合格，这在管理实践中最为常见。其产生的主要原因是评价标准定得偏低，其次是评价者为了化解护理人员的压力而对标准掌握得过松。

2. 苛严误差

这种误差与宽厚误差相反，是将护理工作质量都评为不合格，其产生的原因是评价者将质量标准定得过高。

3. 近期误差

近期误差是评价者对被评估的近期工作质量印象深刻，而忽视了前期工作质量也属于评价期内的工作质量，以近期的记忆替代了被评估的整个过程中的工作质量。

4. 偏见误差

偏见误差是评价者在评估过程中融入了个人情感因素而造成对工作质量评价偏高或偏低。此外，平均主义、论资排辈、嫉能妒才等传统观念也会影响评价结果。

5. 光圈效应

光圈效应是评价者对被评估人某种特征有特别印象而影响到对该人的整体认识，以偏概全。这是一种十分微妙的社会心理现象，往往会不知不觉地影响着评价者的判断方向。

6. 触角效应

触角效应是指对工作业绩评价过低的现象。如一个全年表现超越平均水准的护理单位或人员，可能因一时与评价者的意见相左，而得到较低的评价；一个表现优越的员工，可能因为没有按照主管意愿办事而得到较低的评价。

7. 暗示效应

暗示是一种特殊的心理现象，是人们通过语言行为或某种事物提示别人，使其接受或照办而引起的迅速心理反应。某些评价者在领导或权威人士的暗示下很容易接受他们的看法，改变自己原来的观点，就可能造成评价误差的暗示效应。

8.后继效应

当对多个评价者依次进行评价，或者对绩效的各个方面先后进行评价时，先前评价结果对随后评价的影响称为后继效应。如在评比中，评委总是将第一位参评者的成绩作为参照，在给其他参评者评分时既不会评分太高，也不会评分太低，这就是后继效应的表现。

9.自我中心效应

自我中心效应是评价者以自我感受代替绩效标准进行评价。其有两种类型：一种是对比型，表现为评价者拿被评估者与自己相比较；另一种是相似型，表现为评价者寻找评价对象与自己相似的地方进行评价。

（六）专科护理质量评价指标

1.国外专科护理质量指标的发展

专科护理质量指标的构建包括"结构质量、过程质量、结果质量"3个维度；内容主要包括与各个专科密切联系的护理要求，但尚未形成统一标准。

美国护士质量中心（ANC）及美国国家质量论坛（NQF）最初发展的专科护理质量评价指标包括移植、肾透析、重症监护、肿瘤护理、围术期护理等专科指标。美国护士协会（ANA）建立的10项用于评价急症的护理质量指标包括：护理人员构成、平均每例患者每天得到的护理服务时间、保持皮肤完整性、护理人员满意度、医院感染发生率、患者跌倒发生率、患者对整个医院服务的满意度、患者对健康教育的满意度、患者对疼痛管理的满意度、患者对护理的满意度。基于社区的非急症护理专科护理质量评价指标包括：疼痛管理、沟通效果、不同水平护士的组成、患者满意度、吸烟的控制与预防、心血管病的预防、基础护理实施频度、基础护理照护的标识、日常生活活动、心理社会反应。

我们通过对不同国家关于慢性病护理的质量评价指标相关研究进行的系统评价，汇总得出了19项指标，其中感染控制、口腔护理、营养状况、行为改变和跌倒发生率是高度推荐指标。

2.我国专科护理质量指标的研究

在国外，护理质量评价模式发展较早，1969年美国密歇根大学"医疗质量管理教父"多那比第安提出评价医疗质量的"结构—过程—结果"模式，于急重症医疗质量的评价之后得到广泛应用，促进了美国、英国、日本等国的护理质量的持续改进，有效提高了护理质量。在国内，"结构—过程—结果"模式这种护理质量评价体系于2005年才逐渐得到应用和提倡。成翼娟等率先以"结构—过程—结果"模式为理论框架，牵头卫生部立项课题，制定出了一套新的医院护理质量评价标准来对护理质量进行评价。此后，我国多数医院以此为标准，制定了自己医院的护理质量评价标准，如病区管理、感染控制、护理安全管理、基础护理等，取得了一定的成效。但随着护理学科的发展，早期制定的全国统一质量评价标准，已难以满足护理质量持续改进的要求；并且以普适性标准来评价不同专科、专项的护理质量，极易忽略某些科室和专项护理的特殊性，从而影响评价结果的可信度，挫伤护理人员的积极，因此亟待建立专科、专项的质量评价体系，以保障护理内涵质量。另外，相关研究指出，护理质量评价由应由"标准"逐渐过渡到"指标应用"，指标化的评价标准能更好地融合专科特色，是未来护理质量评价发展的趋势。因此 2006 年开始，国内开始建立专科、专项护理质量评价指标体系。于秀荣等以 1989 年美国健康保健评鉴联合委员会质量保证模式为基础，率先建立了产科专项护理质量评价指标，并对两所医院进行了质量评价；随之，眼科、肿瘤科、监护室、心脏外科、肺炎、慢性阻塞性肺气肿、疼痛、PICC 等专科、专病均建立了相应的护理质量评价指标，在一定程度上促进了各个专科护理质量的改进。

护理管理人员应该在描述性和经验性工作总结的基础上，不断采用质性研究和量性研究相结合的方法，通过文献回顾、专家会议、临床调研、深度访谈和德尔菲法，以及采用数理统计分析法，包括信度、效度的定量评价和调查研究等，构建和完善我国的专科护理质量指标体系。在前人摸索的基础上，专科护理的质量指标可以依托医疗二级学科，发展内科领域、外科领域、急诊领域、妇儿科领域等进行设置，也可继续深入各个亚学科，如心胸外科、创伤外科、脊柱外科等，或者在某个领域进一步细化，如急诊领域下的急诊分诊、急救等，也可结合现有专科护士的发展方向，在手术室、重症监护病房（ICU）、透析等领域加以发展，甚至可以依托某项专科护理关键技术，如经外周静脉穿刺中心静脉置管（PICC）等进行专科质量指标的建立。

（七）护理质量评价指标的发展趋势

随着医疗技术的不断发展、卫生系统组织体制改革和卫生保障制度改革的不断深入，以及护理模式的彻底转变，传统的护理质量评价指标体系已不能完全适应形势的需要。因此，要构建适合我国国情、符合我国的卫生管理体制和护理管理水平的护理质量评价指标体系，并不断地修订及完善，才能使各项指标具有可行性、可统计性和可操作性。

1. 以患者需求为导向，不断修订、完善护理质量评价指标

现行的护理质量标准和评价体系仍与现代护理观所倡导的最大限度满足患者需求有一定距离。忽略了患者作为一个多元化的社会人的多种心理和生理需要，造成标准执行落实中轻患者感受，护理质量评价指标与患者需求相矛盾，不能满足"按需施护"的要求。当前，在推行"优质护理服务示范工程"背景下，推崇"以患者为中心"的护理服务理念，转变了护理工作模式，整合了责任制

护理和系统化整体护理两个护理模式，形成了"责任制整体护理模式"，该模式围绕患者生理、心理、精神的需要，为其提供基础护理、病情观察、心理护理、人文关怀、健康教育等整体护理服务。因此，为适应医学模式及护理工作模式的改变，护理质量评价设置的指标应以患者的需求为导向，与临床护理工作的目标密切结合。同时，在护理质量评价指标的构建中，不能以方便护理管理者为由，忽视患者需求。指标设定应遵循"三贴近"的准则，应以患者为中心，以"贴近患者"为根本、通过"贴近临床"不断发现和满足患者的实际需要，真正做到一切有利于患者，一切为了患者的康复，最后达到最大限度地满足患者需求和"贴近社会"的目标。

2.借鉴国外成功经验，建立护理敏感质量指标数据库

（1）护理敏感性指标的概念

1998年，美国护士协会（ANA）创建了美国护理质量指标国家数据库（National Database of Nursing Quality Indicators，NDNQI），对护理行为所能影响的、最重要的质量指标进行数据的收集和整合。ANA率先提出了护理敏感性质量指标的概念：评估护理服务的过程和结果，定量评价和监测影响患者结果的护理管理、临床实践等各项功能的质量，指导护士照顾患者感知及组织促进的监测评价标准。NDNQI将其解读为，由护士提供的，反映护理结构、过程和结局的，可直接测量并有护理特异性的指标。护理敏感性指标旨在对护理工作所能影响的最重要的患者结局进行评价，通过建立科学、统一的护理质量评价体系，致力于提升患者安全和护理质量，并体现出护理的独特价值。

（2）美国护理质量指标国家数据库

NDNQI作为全美唯一的全国性护理质量指标数据库，其提供基于科室层面的结构、过程、结果指标的季度和年度报告，量化评价护理指标的影响因素，为护理措施和护理人员配置与患者结局之间的关系提出国家级的、比较实用的数据。至2014年，NDNQI共甄选出18项护理质量敏感性指标：①8个结构指标，包括护理人员结构（包括对注册护士、职业护士、助理护士3个指标的独立评价）、每个患者日护理时数、注册护士教育程度、护士周转率、注册护士调查（包括对实践环境和工作满意度2项指标的调查）。②3个过程指标，包括物理约束，物理侵害，疼痛的评估、干预、再评估。③7个结果指标，包括跌倒和跌倒损伤、医院获得性压伤、外周静脉外渗、医院获得性感染（包括尿管相关性尿路感染、中心导管相关性血液感染、呼吸机相关性肺炎、呼吸机相关性事件4项指标）等。可见，ANA的指标体系强化了结构维度的基础统筹地位和结果维度的终末评价效能，强调资源的合理分配和组织的有效运作，但对过程维度的关注较为薄弱，使得质量评价的前馈控制略显乏力。

（3）国内护理敏感性质量指标发展现况

我国早期的护理质量评价指标多为证据基础不足、循证力度薄弱的文献描

述和经验性总结，缺乏科学的理论和技术支撑，且多为针对护理环节质量的定性评价，强调具体技术项目的规范化程度，缺少对患者结局及其整体健康状况的关注，以文献回顾、专家咨询为主的质性研究较多，少数量性研究使用量表评价，但量表的信度及效度有待进一步检验。

随着我国护理内外环境的变化，整体护理、责任制护理、优质护理、循证护理的提出和发展，使得护理专业的内涵和范畴得以扩展，我国的护理质量评价指标体系已难以适应学科发展和实践深化的需要，不能反映患者最敏感的护理改善项目及护理的独特价值。随着美国护理敏感性指标的蓬勃发展，国内学者也开始了对护理敏感性质量指标的探索。2005 年，上海儿童医学中心在上海交通大学医学院资助下开展了《儿科特异性、护理敏感性指标体系的创建》项目，秉承以患者为中心、以患者需求为导向、以循证为基础的理念，于 2010 年提出了在理论和实践上与护理工作密切相关的 9 个护理特异性质量指标：① 2 个结构指标，包括住院患者护理时数、护士工作满意度；② 2 个过程指标，包括疼痛管理、以家庭为中心的护理；③ 5 个结果指标，包括压伤、非计划性拔管、跌倒、给药错误、静脉外渗。同时开发了每个指标相应的评估方法、评估工具、评估标准和指标正常值范围。该院历时 6 年所创建的适用于我国儿科专科医院和综合医院儿科病房的《儿科护理质量指标体系》对提升护理质量和患者安全有着积极的促进作用，为护理敏感性质量指标在我国专科护理中的探索性发展和应用树立了典范。浙江大学医学院附属医院借鉴 NDNQI 系统也建立了护理敏感性质量指标体系，根据指标的便利性、时效性、动态性特点确立了 7 项指标：压伤、跌倒或坠床、医院感染、职业保健、非计划性拔管、疼痛评估、约束具使用率。虽然初步构建的 7 项指标只涵盖了对护理过程和结果的评价，缺少对护理结构的关注，也未能体现护理人员配置与患者结局之间的关系，但对护理敏感性质量指标体系在我国综合医院的构建和实施做出了成功的尝试。

我国目前没有设置国家级的专门研究护理质量指标的机构，但全国各地护理质量控制中心的成立为护理质量指标的研究搭建了广阔的平台，并提供了可靠的数据来源。各省质控中心应充分整合、利用各种资源，借鉴国外成功经验，结合我国同情，建立护理质量指标数据库，使不同级别的医院或相同科室能够实现资源共享，同时也为全国护理质量评价标准的构建提供科学的基础数据。因此，构建国家级护理质量指标数据库将是今后护理质量评价体系研究的重要内容之一。

3. 运用科学的研究方法是护理质量评价指标构建的关键

运用科学的研究方法是构建护理质量评价指标的重要手段。随着护理科高等教育的持续发展，各院校对于在校护生科研、统计等相关知识的培训课程设置也逐渐被重视，近年来，临床护理人员高度重视科学研究，护士队伍学历提高，科研能力提高，科研的水平也大幅度提升，特别是新一代的护理人员，其素质能力不断提高，为护理质量评价指标构建的科学研究奠定了人才基础。护理质量评价指标的设立必须根据循证的原则。一方面充分利用循证资源，推广各项证据在临床护理质量管理中的应用项目，以充足的科学证据资源作为质量评价指标及其持续改进的措施和工具，为护理质量的评价提供富有科学依据、符合护理质量管理发展的质量指标，使指标更具科学性。另一方面，护理人员应关注对护理质量指标开展的高质量研究，如随机对照试验的研究，增强证据的级别，为证据数据库提供高级别的证据，从而使指标体系的建立更加科学、客观、适用。

4.探索建立病种质量指标，促进专科护理发展

长期以来，我国护理质量管理的重点放在控制基础护理质量上，已取得较丰富的经验。如常用的指标有特一级护理合格率、基础护理合格率、消毒隔离管理合格率、护理表格书写合格率、急救物品管理合格率等。这些质量评价指标对于各医院加强基础护理质量管理有着极其重要的作用，但对于专科护理质量指标的研究尚处于起始阶段。随着时代的进步、医疗技术的飞速发展及专业的细化，医疗以疾病及专业为质量单位的"单病种诊疗标准""临床路径"等的实施，护理管理者应探索建立病种护理质量评价指标，实现护理与医疗同步发展，使其有利于提高专科护理水平和专科护理质量，有利于专科护理专家队伍的建设。

第四章　护理风险管理

护理风险管理是护理管理的一项重要内容，也是高品质护理的根本要求。护理工作中的任何一个环节失误，都会直接或间接地危害患者的健康甚至生命，医疗机构或个人也将承担由此造成的经济和法律风险。

第一节　护理风险管理概述

一、护理风险的相关概念

护理工作的内容之一就是执行医嘱，可以说护理行为在一定意义上是医疗行为的一个有机组成部分，也是医疗行为的外在表现，因此，医疗行为所伴随的风险往往与护理行为难以分割，护理风险就是医疗风险的一部分。

护理风险是指护理人员在临床护理过程中，如操作、处置、配合抢救等各个环节，可能会导致医院和患者各种损失和伤害的一种可能性。临床上，有时极为简单或看似微不足道的护理活动都带有风险。护理是一种高风险职业，护理风险具有一定的发生频率并由该职业从事者自身承受，包括经济风险、技术风险、法律风险、人身安全风险等。

为了接近目标，当然必须承担风险，成功与风险具有一体两面的关系。在医院作业的范畴中，就患者安全领域而言，护理风险管理指医院采取必要的措施来预防及降低因意外伤害或药物损失造成财务损失或威胁的自我保护行为。

二、常见的护理风险因素

（一）患者因素

患者因素指患者所患疾病的危险性、复杂性等决定医疗风险概率的客观因素。因疾病的自然发展而导致不幸的情况时有发生，而进行的治疗并不都能治愈疾病，治疗的成功率也会因人而异，如患者一方的期望值过高或医患沟通不足，往往会被误认为是医疗事故而发生医疗纠纷。

（二）医源性因素

医源性因素指因医务人员的语言、行为不当或过失给患者造成的不安全感和不安全结果。医务人员缺乏责任心、语言和行为过失是导致医疗纠纷、医疗事故的直接风险因素。其风险程度也较为严重。

（三）护理技术因素

护理技术因素指医务人员的医疗护理技术水平低下、临床经验不足或相互配合不协调，直接或间接地危害患者的健康甚至生命。医疗护理活动多半是由集体协作完成的，医疗护理技术因素包括医务人员个人与集体的技术水平。

（四）药物性因素

药物性因素指错误用药、无效用药、药物配伍不当或使用有质量问题的药品所导致的患者病程延长、出现药物不良反应或造成药源性疾病，甚至危害患者的生命。药物本身存在与治疗疾病不相关的副作用与不良反应，其性质就是医疗风险。

（五）医院卫生学因素

医院卫生学因素指医院内感染、环境污染（包括废弃物、剧毒药物、消毒制剂、化学试剂、放射线污染等）导致患者和医务人员的身心健康受到损害。一些严重的医院感染，可造成医疗事故的发生。

（六）医疗设备、器械因素

医疗设备、器械因素是指因医疗设备、器械因素影响医疗护理技术的有效发挥而延误患者的诊断、治疗、抢救。如医疗设备不全、性能不良、规格不配套，医疗物资供应不及时、数量不足、质量低劣，都会降低医疗护理技术水平，影响医疗护理效果。

（七）组织管理因素

组织管理因素是指组织领导、人力资源管理、设备环境管理、安全保障制度等方面的因素直接或间接地给患者、医务人员的健康造成损害。如职工的职业道德、安全教育工作薄弱，规章制度不健全或不落实，业务技术培训滞后，人力资源不足，设备物资管理不善，防治环境污染的措施不力等不安全因素的存在，可直接或间接地影响患者诊断、治疗、康复的全过程。

（八）其他因素

其他因素如重点患者。重点患者并没有一个确定性的概念，一般指高龄患者、病情危重患者、高费用患者、具有特殊社会地位的患者、长期住院患者以及曾经对医院服务表示过某种或某方面不满意的患者等，相比其他患者而言，这类患者更容易与医务人员发生矛盾或对医院服务产生不满。究其原因，主要包括：①患者自身原因，如病情危重、高龄可能发生不良的医疗后果；②医院或医务人员方面的原因，如医疗行为中的问题给患者带来了不良的损害；③医患之外的原因，如医疗费用的问题，有时也会引发患者的对立情绪。

三、护理风险相关事件

护理风险相关事件主要有以下几种：①给药错误，如忘记给药、给错药、药物给错患者、给错用药时间、给错药物剂量或给药途径等；②患者受伤，包括患者跌伤、烫伤、可避免压伤等；③协助医生诊断、治疗过程中，在汇报病情或留取标本时的失误或操作技术不到位；④患者或家属对护理人员的态度、工作责任心、技术操作不满意等；⑤护理病案记录不完善或错误；⑥仪器故障；⑦职业安全问题；⑧医院感染问题。

四、护理人员在风险管理中的角色

（一）第一线的报告者

护士常常是第一个发现患者异常情况的人，也常常是第一个发现存在风险因素的人，所以护士在患者个体化护理中非常重要，要始终保持警觉。由于护理人员的警觉，发现异常情况立即报告，可避免或减少患者受到伤害。同时也常因护理人员的及时报告，使风险的处理加速，从而掌握了时效性。

（二）降低风险的实施者

护理人员为患者提供 24 小时服务，与患者每日接触，他们是风险管理计划真正的实施者。护理工作人员对风险管理计划的成功实施非常重要。在临床中有许多例子表明，风险的防范重在护理人员的敬业精神和责任心，护理人员必须认真执行规章制度和操作常规，重视高风险因素环节的风险防范。一旦发生意外事件，成功的风险管理在于要认识到风险事件，较快地追踪访视及采取行动，并立即做好适当的处理。据估计，90%的患者投诉能在病房一级得到解决。当第一级沟通失败，护士长需要求助于其他人员，如风险管理人员及护理职能部门的工作人员。

（三）风险管理的在职教育者

护理管理者在一个成功的风险管理计划中扮演着重要的角色。通常，工作人员对质量的理解不同于患者的看法和期望。护理管理者通过帮助工作人员从患者的角度看待疾病和健康来降低风险。

（四）风险管理成效的评价者

护理人员可以通过对高危因素的评估，评价风险管理的成效。如护理人员可以通过和患者及其家属的接触，了解风险是否"化险为夷"。

五、护理风险管理的重要性

（一）护理风险管理水平直接关系到患者的安全

护理风险是与医疗护理安全并存的概念，两者是因果关系：在护理风险系数较低的情况下，医疗护理安全系数就较高；反之，医疗护理安全系数就较低。医疗护理活动可产生正反两方面截然不同的结果，使疾病向好的方向转化或向不好的方向转化。无论何种结果，均由多种风险因素作用于医疗护理活动而产生，因此通过有效的风险管理可以降低医疗护理活动中的风险系数，保障患者与医务人员的安全。

（二）护理风险管理水平直接影响医院的社会效益和经济效益

若护理风险管理不善，可能会延长病程，使治疗护理方法更为复杂。物资消耗增加，经济负担加重，与此同时，不仅医疗成本提高，医院甚至还要付出额外的经济赔偿，社会形象受到损害，影响医院的社会效益和经济效益。

（三）护理风险管理水平直接影响医院功能的有效发挥

做好护理风险管理，不但保障了患者的身心安全，还保障了医疗护理和医学工程技术人员自身的健康与安全。如医疗场所被各种废弃物、放射线、剧毒药物、消毒制剂、化学试剂等物质污染，在无形中对医务人员的健康造成危害，使医院功能的有效发挥受到影响。

（四）风险意识和管理水平直接影响医院和医务人员执业风险

在医疗护理活动中，如果医疗机构和医务人员因风险意识不强、管理不力而发生医疗事故和纠纷，医院及医务人员将承担风险，包括经济风险、法律风险、人身风险等。

第二节　护理告知及医疗事故防范

在医疗活动中，护理风险是必然存在的，如果患者对护理工作缺乏了解，就容易引发医疗纠纷。因此，护士在执业过程中，应尽到自己的义务，履行告知程序，主动与患者沟通和交流护理中的风险，这样可以有效地减少护理纠纷的发生。

一、护理告知

（一）护理告知的概念

在医疗活动中，医疗机构及医务人员应当将患者的病情、医疗措施、医疗风险如实告诉患者，及时解答其咨询。医疗告知与患者的知情权是一个问题的两个方面，是针对不同主体而言的。患者的知情权是指患者在医疗机构就诊的过程中，有了解自己的病情、医师将要采取的治疗措施以及可能面临的风险的权利。这是法律赋予患者的一项基本权利，医疗机构必须切实保障实施。

护理告知是医疗告知所包含的内容之一。护理告知是指患者从入院到出院或死亡的整个护理过程中，护士向患者及其家属介绍、说明、讲解护理程序和护理操作的具体注意事项，护理方面需要患者支持配合的事项，以及患者在住院期间遇到或希望了解的某些问题的解答。

（二）护理告知的特点

1. 全程性

护理告知贯穿于整个护理工作的全过程，较之诊疗告知环节多、内容细。患者从入院到出院，护理告知应当融入基础护理各个环节当中。大多数护理操作都需要患者的主动配合，护理人员应及时、准确地向患者及其家属说明其操作的目的、意义及实施过程，以取得患者的支持与配合，保障医疗工作的顺利进行。

2. 技巧性

患者从熟悉的社会、工作空间进入医院这个特殊的环境，一部分人很难快速适应新环境进入患者角色，多数会出现心情浮躁和与日常不同的心理反应。由于患者的个体素质、文化修养、生活习惯、经济条件千差万别，其心理反应是十分复杂的，要求护理人员仔细观察，注重细节，讲究语言技巧，用患者可以接受的语言方式与其沟通，减轻患者的心理压力。

3. 科学性

护理告知的内容包含着广泛的医学、护理、伦理、心理知识，护理告知是站在科学的角度上，向患者说明、解释相关医学和疾病的常识，并非护理人员自我意识的随意表达。因此，作为一名合格的护理人员，只有具备了扎实的护理基础知识，才能更好地为患者服务。

4. 服务性

医疗机构是特殊的服务场所，患者是特殊的服务对象。护理工作是医院与患者连接的重要窗口，比如住院患者最直接、最频繁接触的医务人员就是护士，护士的服务质量和服务效果直接反映医院的服务水平。护士尊重患者的知情权、履行充分的护理告知义务正是护理服务的具体要求。

（三）护理告知的方式

1. 书面告知

书面告知主要是针对操作过程比较复杂、并发症发生率较高、具有其他特殊性或危险性的护理操作。书面告知是指在护理患者过程中遇到一些需要患者家属配合、理解的情况，或者实施某些特殊治疗之前，需要患者或其家属了解、同意并签字确认的书面材料。书面告知有利于医疗机构在发生医疗纠纷后保存证据。法律法规没有具体硬性规定书面告知的范围，医疗机构往往根据本单位的特点自行规定。通常有新入院患者的入院告知、难免压伤风险告知、应用保护性约束告知、家属陪护告知、深静脉穿刺告知、入住 ICU 告知等。

2. 公示告知

公示告知的对象具有不特定性，具有广而告之的作用，是方便患者诊疗、减少医疗纠纷发生的重要措施，如医院有关规章制度、科室规章制度、患者管理制度、住院须知等，对于患者不理解的内容，医护人员有为患者解释的义务。

3. 口头告知

口头告知是指除书面告知、公示告知以外的需要进行告知的相关护理内容。由于"医疗护理风险无处不在"，告知的内容不必要也不可能都以书面的形式固定下来。因此，对于操作过程简单、护理风险小的常规性内容，可以采用口头告知的方式进行，如周围浅表静脉穿刺、常规肌内注射、心电图检查、脑电图检查、解答患者疑问等。但口头告知毕竟存在证据固定困难的问题，因此，对于可能发生纠纷的特殊患者，护士应当视情况做必要的记录。

（四）护理告知的意义

护理告知是护士沟通的一个方面，是改善护患关系、化解护理纠纷、转移护理风险的重要手段。充分尊重患者的知情权、履行充分的护理告知义务，具有重要的理论和现实意义。

第一，表明护理行为的合法性。将护理风险如实告知患者及其家属，一是表明医疗机构及其医护人员实施医疗护理行为符合卫生管理法律、行政法规、部门规章规定的程序；即从程序上表明医疗护理行为的合法性；二是表明护理人员向患者或其家属履行了如实告知义务，即从实体法上表明患者或其家属对护理过程中发生的正当损害及可能发生的并发症已经知晓、同意并授权实施某种护理行为。

第二，有利于医疗质量和医院管理水平的提高，减少或消除医患、护患之间的纠纷。

第三，有利于促进医学模式的转变。主动关心和了解患者的需求，熟悉和掌握患者的心理活动，并积极进行沟通和疏导，无疑会促进患者的康复，有利于指导合作型乃至共同参与型医患关系模式的建立，促进治疗活动的顺利进行。

第四，有利于社会主义精神文明建设。良好的沟通方式可以产生良好的心理效应，人们可以通过互相启迪、互为感染，产生情感共鸣，形成一种对他人、对社会的道德责任感，营造一个美好、和谐的工作环境和生活环境。因此，努力掌握护理告知沟通技巧，建立良好的护患关系，有利于促进社会主义精神文明建设。

二、医疗纠纷

在现代社会里，医疗纠纷普遍存在。近年来，随着我国医疗体制改革步伐的加快，特别是在现阶段我国处于社会转型期，社会上各方面经济利益关系都有较大变动，医患双方的正当权益目前界定尚不完全明确，人们的法制观念不断增强，在医疗卫生行业中因医疗纠纷而引发的严重干扰医院工作的事件不断发生。医疗纠纷可以说是医疗实践的共生体，只要有医疗行为，医疗纠纷就不能避免。

（一）医疗纠纷的定义

医疗纠纷指医院及医院工作人员在向患者提供临床医疗服务时，医患双方出现的争执。也就是说，医患双方对疾病诊疗后果及其原因的认定存在分歧，患者及其亲属对诊疗工作不满，认为患者诊疗时间延长、增加额外痛苦，甚至出现伤残、死亡等情况是由于医务人员诊疗失误造成的，患者或其亲属要求追究当事方责任或赔偿损失，需经过直接商议、行政调解、技术鉴定或法律裁决方可结案的医疗事件。

在医疗过程中，医疗纠纷常表现为由于医务人员的过错给患者的生命健康造成了危害；或者经过诊疗行为，即使不存在医务人员的过错，但患者出现了不同程度的不良后果或认为遗留了不良后果的隐患，且患方认为这种不良后果的产生是由于医疗机构或医务人员的过错造成的，医患双方对产生的损害、损害产生的原因以及处理方式出现了意见分歧。

（二）出现医疗纠纷的原因

出现医疗纠纷的原因比较复杂，多数医疗纠纷发生在诊疗护理过程或医疗服务之中。主要包括以下原因：①诊疗、护理行为确有不当或技术过失，造成患者身体健康受损或发生不良后果；②医护人员言行、服务态度差；③医护人员对疾病的预后解释不到位引起患者误解。

（三）医疗纠纷的处理

1. 坚持公平、公正的原则

在一般情况下，医疗纠纷都直接或间接地涉及医患双方的权益、道德与法律等问题。医院在接待患者投诉时要坚持公平、公正的原则，对于属于医护人员违反医疗规范的，应及时告知有关部门和人员，责令其限期改正。

2. 实事求是的原则

认真地、实事求是地向患者解释清楚治疗过程，包括诊断是否正确，处理是否及时，用药有无原则错误，有无护理、服务不到位等现象。对一时无法解决的问题，应主动分阶段答复投诉人。

3.处理医患纠纷要有一定的时限性

对一些能够立即解决的纠纷应尽快解决，如对因服务态度引起的纠纷，可以当场解决。对于复杂的纠纷，一定要进行调查以后再着手解决。

4.取得患者及其家属的信任

在处理医疗纠纷时，要以公正的态度引导患者及其家属按程序解决问题，妥善解决纠纷。在答复患者时，一定要针对患者或其家属提出的疑问和意见给予解释。既不上交矛盾、激化矛盾，更不能推诿责任，要想方设法取得对方的信任。对投诉要做到件件有回音，事事有答复。

三、医疗事故

（一）医疗事故的定义

依照 2002 年国务院颁布实施的《医疗事故处理条例》，医疗事故是指医疗机构及其医务人员在医疗活动中，违反医疗卫生管理法律、行政法规、部门规章和诊疗护理规范、常规，过失造成患者人身损害的事故。

（二）医疗事故等级

《医疗事故处理条例》规定：根据对患者人身造成的损害程度，医疗事故分为 4 级。

一级医疗事故：造成患者死亡、重度残疾的；

二级医疗事故：造成患者中度残疾、器官组织损伤导致严重功能障碍的；

三级医疗事故：造成患者轻度残疾、器官组织损伤导致一般功能障碍的；

四级医疗事故：造成患者明显人身损害的其他后果的。

根据医疗事故对患者造成的人身损害后果，进一步将医疗事故划分为 4 级 12 等，其中一级医疗事故分甲、乙 2 等，二级医疗事故分甲、乙、丙、丁 4 等，三级医疗事故分甲、乙、丙、丁、戊 5 等，四级医疗事故不再分等。具体分级标准参见《医疗事故分级标准（试行）》。

（三）不构成医疗事故的情形

当医疗行为与损害存在因果关系时，但如果医疗机构及其医务人员实施的医疗行为不存在违法性和主观过失，就不构成医疗事故。如给患者使用青霉素，医务人员在用药前根据技术操作规程给患者做了青霉素过敏试验，且试验结果为阴性。注射后观察无不良反应就让患者离院。患者在回家途中，发生了严重的青霉素迟发过敏反应，出现严重过敏性休克而死亡。虽然患者的死亡与注射青霉素有直接因果关系，但医务人员的医疗行为不存在违法和主观过失，则患者的死亡就不属于医疗事故。反之，如果不做青霉素过敏试验就给患者注射青霉素，如患者出现不良后果，因医务人员的医疗行为已违反了诊疗常规要求，则构成医疗事故。《医疗事故处理条例》规定有下列情形之一的，不属于医疗事故：①在紧急情况下为抢救垂危患者生命而采取紧急医学措施造成不良后果；②在医疗活动中由于患者病情异常或者患者体质特殊而发生医疗意外；③在现有医学科学技术条件下，发生无法预料或者不能防范的不良后果；④无过错输血感染造成不良后果；⑤因患方原因延误诊疗导致不良后果；⑥因不可抗力造成不良后果。

（四）医疗事故处理途径

1. 自愿协商解决

在发生医疗事故后，医疗机构可以与患方通过协商的形式，达成谅解的协议，自行协商解决医疗事故争议。

《医疗事故处理条例》规定的自愿协商解决医疗事故，在医疗事故处理实践中被证明是有效可行的办法。大量的医疗事故是通过医患双方自愿协商形式获得解决的，这有效缓解了社会矛盾，能及时处理医患双方的问题。

2. 申请行政调解

在发生医疗事故后，不愿协商或协商不成的，医患双方当事人可以向卫生行政部门申请行政调解。《医疗事故处理条例》规定，在发生医疗事故后，医疗机构或患者都可以向卫生行政部门提出处理申请。

所谓医疗事故行政处理申请，是指医疗事故争议的医患双方当事人，以自己的名义请求卫生行政部门依照行政程序处理医疗事故争议，依法保护其合法权益。医方提出申请的可以是医疗机构，也可以是相关医务人员；患方提出申请的应为患者本人，如患者死亡，应为死者近亲。

3. 向人民法院提起民事诉讼

《医疗事故处理条例》规定，医疗事故争议发生后，医患双方可以选择自愿协商解决、向卫生行政部门提出医疗事故争议处理申请，当然，也可以不选择以上两种解决途径，而是向人民法院提起民事诉讼，解决医疗事故争议。

（五）医疗事故的预防

从源头分析，医务人员在医疗活动中存在违法、违规或过失导致医疗事故发生的情况。护理人员及其从事的护理活动，是医务人员及医疗活动的重要组成部分。如何有效防范因护理人员的违法、违规或过失而导致医疗事故的发生，是目前医院工作面临的巨大挑战。

1. 加强护理人员的综合素质教育

护理人员从事的护理活动由于患者的疾病种类繁多、个体差异大、病情变化快而复杂、诊疗护理技术复杂而具有高风险的特点。为了有效提高护理人员的综合素质，医院应做好以下几点：①加强护理人员的职业道德教育，使广大护理人员树立全心全意为患者服务和以人为本的服务理念，增强工作责任心；

②加强医疗卫生管理法律和规章的培训，提高护理人员的法律意识，减少因护理人员的违法、违规造成的医疗事故；③加强诊疗护理规范和常规的培训，提高护理人员的业务技术能力。

2. 加强护理质量管理

为了保障医疗安全，有效地防范医疗事故的发生，在加强护理质量管理方面，医院应做好以下几点：①加强组织管理，建立护理质量监控机制；②加强护理管理队伍自身的建设，不断提高管理水平；③建立、健全各项护理工作制度，随着现代医学技术的进步与发展，新技术、新项目不断涌现，要及时修订或制定新的护理规范和常规；④加强护理病案管理，保证病案资料客观、真实、完整，为医疗事故鉴定提供可靠的护理依据。

3. 消除安全隐患

医疗事故往往是由多方面原因综合引发的。在日常护理工作中，改善护理工作的基本条件和工作环境非常重要。因此，医院应做好以下几点：①把好相关仪器、设备的准入关，确保仪器设备的完好；②改善护理基本用品使用标准，确保患者安全；③落实基本医疗安全的必备条件，如配备足量的消毒隔离用品，防止交叉感染；④合理配置护士岗位，配齐护士人数，避免护理人员在劳累的工作状态下出现的医疗事故；⑤加强对重点部门，如急诊室、手术室、ICU 的安全检查，及时发现和预见影响安全的问题。

4. 患者投诉处理

接受患者对医疗服务的投诉，有利于医疗服务质量监控部门或人员掌握医疗服务质量方面存在的问题，再根据这些薄弱环节，有针对性地采取措施，加强监控和管理，预防医疗事故的发生。

在发生医疗事故时，医院要为患者提供投诉的条件，认真倾听患者的意见，使患者有陈述自己观点的机会。如果患者投诉无门，可能会采取过激行为，只会使矛盾激化，不利于医疗事故的妥善处理，同时也破坏了医院的正常工作秩序，影响其他患者就医安全。在接待患者投诉时，要做到耐心细致，认真做好解释说明工作，避免引发新的医患冲突。对于患者投诉的问题，应做必要的核实，还要做好调查工作。确实由于医方原因引发的患者投诉事件，医院要立即采取措施，告知诊疗科室及相关部门的有关工作人员，妥善处理。消除医疗事故隐患和减轻伤害后果，并应将结果及时反馈给患者。

5. 维护患者的合法权利

在医疗护理活动过程中，防范医疗事故是建立在护患双方相互信任、相互配合的良好护患关系基础上的。护理人员在为患者提供护理时，应尊重患者的合法权利。在医疗活动中，患者的合法权利中最容易受到侵犯的是知情同意权。可见，认真履行告知义务，尊重患者的知情同意权，已成为医疗机构及医护人员的法定责任和义务。

第三节　护理职业性损伤及其防范

医院是患者的聚集点，是病原微生物活动猖獗、疾病比较容易传播的场所，尤其是近年来，化学药物和高技术的推广应用，使护理人员常暴露于多种职业危险因素之中。护理人员在工作中若不注意个人防护，容易造成职业性损伤，严重威胁着护理人员的身心健康。加强职业防护，保护护理人力资源，是护理管理者工作的重要理念，也是保护医务资源的重要环节。

一、护理职业性损伤的概念

护理职业性损伤是指护理人员因职业危害导致的损伤及与工作有关的疾病。医院环境和服务对象的特殊性，使护理人员常处于多种职业危害环境中。护理人员职业性损伤除了具有一般职业性损伤的特点外，还具有特殊危害性的特点。如护理人员如果被感染，不仅危害护理人员及其家人的身体健康，还有可能通过护理人员继续传播给其他的患者，使护理人员成为医院感染的传染源。例如，2003年年初，在全国一些大城市出现了严重急性呼吸综合征，在这次感染中，接诊过严重急性呼吸综合征患者的一些护理人员相继发生感染，使发病人数迅速上升，护理人员成为重要的发病人群和传染源。

二、导致护理职业性损伤的危险因素

（一）机械性损伤

1. 针刺伤

针刺伤是护理人员最常见的职业损伤，主要由护理人员在日常工作中频繁接触注射针等造成。

2. 锐器伤与割伤

锐器伤与割伤在护理人员职业损伤的危险因素中也占较大的比例，主要由于护理人员在日常工作中经常接触手术刀、安瓿、剪刀等锐器，轻者划伤皮肤，重者深及肌层。

针刺伤、锐器伤与割伤不仅给护理人员带来一定的痛苦，还给病原体入侵留下隐患。目前，我国乙型肝炎病毒感染率高，艾滋病患者也有不少，被血液、体液污染的医疗锐器伤是护理人员感染疾病的主要途径。根据报道，发生针刺伤时，只需0.004ml带有乙型肝炎病毒的血液就足以使受伤者感染乙型肝炎病毒。

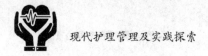
（二）物理性损伤

1. 负重伤

搬运患者、为患者翻身是护士的常规工作；另外，护理人员工作时长期站立和行走，都是导致腰背痛、脊柱损伤、下肢静脉曲张等的危险因素。

2. 电离辐射伤

高新技术的应用提高了诊断率，但由此产生的电离辐射会给医护人员造成机体损伤，如白细胞减少、放射病、致癌、致畸等。

3. 光化效应损伤

采用激光手术的方法为患者治疗，会对医护人员的皮肤、眼球造成光化效应损伤。

4. 其他物理性损伤

如在消毒灭菌工作中，消毒因子（紫外线、臭氧等）大多是对人体有害的，如果使用不当，可引起紫外线眼炎或皮炎；吸入高浓度臭氧可引起气急、胸闷、肺水肿等。

（三）化学性损伤

1. 化学消毒剂

常用的消毒剂有甲醛、环氧乙烷、戊二醛、过氧乙酸及含氯制剂等，这些对人体皮肤、黏膜、呼吸道、神经系统均有一定程度的影响。

2. 细胞毒性药物

目前使用的抗肿瘤药大多数是细胞毒性药物，大部分抗肿瘤药物治疗量和中毒量非常接近，无明显界限，对人体的肿瘤组织及正常组织均有抑制作用。护士在准备药液时或给患者治疗中不慎暴露的小剂量毒性微粒，量虽少，但日常频繁接触，会因蓄积作用而产生远期影响，引起白细胞减少、致癌、致畸、致突变的危险等。

3. 麻醉剂

长期暴露于微量的麻醉废气的污染环境中，可引起自发性流产、胎儿畸变和生育能力降低，工作人员的听力、记忆力、理解力等也会受到影响。

（四）生物性损伤

护士是医务人员中最容易接触患者血液、体液、分泌物、排泄物的人群，若不注意个人防护，不仅会造成自身感染，还会成为传播媒介。最具威胁的感染性疾病是乙型肝炎、丙型肝炎和艾滋病，其他感染性疾病有甲型肝炎、肺结核、腮腺炎、流行性感冒等。

（五）心理性损伤

护理人员由于工作紧张，长期轮值夜班，正常的生物钟被打乱，进食、休息没有规律，精神紧张，在工作中承受来自诸方面的压力等因素的影响，会导致与职业有关的疾病，如原发性高血压、血管紧张性头疼、消化性溃疡等。

三、护理职业性损伤的防范

加强职业安全教育，提高防护意识，是减少职业损伤的关键。管理者首先应该建立安全的护理观和职业安全观，树立以人为本的管理理念，做好培训工作，使护理人员充分认识职业性损伤的危险性，增强自我防护意识，严格遵守操作规程。

（一）机械性损伤的防范

1. 针刺伤的防范

①小心地处理使用过的针头；②禁止用双手回套针帽；③不要弯曲、损毁或剪割针器；④加强对针器废弃物的处理及丢弃过程的管理；⑤视患者的体液、血液为传染源，接触血液、体液的操作应戴手套；⑥使用有安全性能的针具、器械；⑦按操作规程操作；⑧被针刺伤后上报刺伤情况，便于及时采取相应的措施。

2. 锐器伤与割伤的防范

①合理收集使用后的锐器；②掰安瓿、撬瓶盖要使用正确的手法；③手术及操作后要及时处理所用的物品，使用过的针头、刀片等锐器应及时、正确地放入专门的容器中；④绝对不能徒手处理破碎的玻璃。

（二）物理性损伤的防范

1. 负重伤的防范

（1）防止脊背损伤

①选用适当的工具、支撑点，或寻求他人协助。②向意识清楚的患者解释，取得患者的主动配合。③有效地使用搬运工具，如过桥板、牵引架等。④保持合适正确的搬运姿势，如搬重物时两腿分开，弯曲膝盖，让背部尽可能保持垂直，然后靠大腿的肌肉把重物抬起。提起重物时，尽可能使重物靠近自己的身体，不要扭曲身体去够重物。⑤保持正确的站姿，如变换站立的姿势，频繁短暂放松等。⑥适当的身体舒展运动。

（2）防止静脉曲张

①避免长期站或坐，脚适当做抬高和放下运动；②定期自我检查小腿是否有肿胀情况；③睡前可垫高腿，并保持最舒适的姿势；④保持脚及腿部清洁，并避免受伤；⑤穿防护袜和适当休息。

2. 电离辐射损伤的防范

①加强防护意识；②强化劳动防护，应配备经检测合格的个人防护和设备防护用品，并定期监测其性能质量；③尽量减少暴露于危险因子中的机会和时间；④切实执行有关操作规范；⑤对已受到损害的人员应积极组织治疗，使其暂时脱离暴露于危险因子的环境，甚至为其重新安排其他工作。

3. 光化效应损伤的防范

①采用激光手术应固定在一个手术间；②操作时关闭房门；③遵守规范化操作流程；④手术时医护人员必须戴上防护镜。

4. 其他物理性损伤的防护

进行紫外线消毒时要合理安排消毒时间，注意保护眼睛和皮肤，人要离开消毒现场，眼睛不要直视紫外线灯源，消毒后及时开窗通风，监测时要戴防护面罩及眼镜。室内用氧浓度要低于40%，必须使用水溶性润滑剂，防止引起火灾。

（三）化学性损伤的防范

1. 化学消毒剂损伤的防范

①根据化学消毒剂的毒性、刺激性，戴好防护用具，如口罩、手套、眼罩等；②正确保管化学消毒剂；③保持良好的通风环境；④尽量选择对空气污染小的化学消毒剂；⑤培训相关人员遵守规章制度；⑥正确配制消毒剂，如禁止用热水冲泡消毒剂，以免引起灼伤；⑦严格按照科学方法使用高浓度化学消毒剂，如高浓度的过氧乙酸可致皮肤损伤，甚至化学烧伤。

2. 细胞毒性药物损伤的防范

①配制细胞毒性药物必须在安全保护设施齐全的环境中进行；②建立健全细胞毒性药物配制过程中的隔离保护措施，如配药时应穿隔离衣、戴口罩和帽子、戴乳胶手套和护目镜；③所有接触化疗药物的用物应放入特制的防渗透的污物袋内一并销毁。

3. 麻醉剂损伤的防范

①对吸入性麻醉剂等刺激性强、易挥发的气体或液体，应将其放置于有良好的通风设施的环境中；②尽量减少护理工作人员暴露于危险因子中的机会和时间；③切实做好吸入性麻醉药的保管工作；④严格遵守操作规程。

（四）生物性损伤的防范

1. 普及"标准预防"的理解与实施标准

标准预防是指医院将普通预防和体内物质隔离的许多特点进行综合，即将所有患者的血液、体液、排泄物和分泌物都视为潜在的感染物质，并采取适当的预防措施将这种感染物质传播的可能性降到最低。

2. 洗手

洗手是加强自我防护、防止交叉感染的一个非常重要的环节。在一般医院内护理人员勤洗手，可以达到清除细菌的目的，同时要注意一定要采用卫生洗手法，以提高医护人员洗手的合格率和频率。双手直接为传染患者操作后，应将双手浸泡于消毒液后，再用肥皂水或清水冲洗。在接触每一个患者前后要洗手，包括脱手套后，用肥皂和清洁剂洗手，可将手上微生物悬浮，再用水冲掉，可使手上的细菌数减少 60%～90%。

3. 使用职业防护工具

按规定的方式穿防护服、戴手套、戴口罩、戴帽子、戴护目镜是护理人员常用的职业防护措施。医院应鼓励护理人员根据需要使用避污纸、一次性手套等防护用品。

4. 正确进行血标本处理

护理人员处理血标本时应使用带盖试管、密封容器送检，手持标本时要戴手套。

5. 提供安全的工作环境

目前，卫生行政部门正在建立医用垃圾封闭贮存、运输、处理的相应机构，这将有效地避免医用垃圾对社会和医务人员造成的危害，杜绝医源性污染及减少锐器刺伤的中间环节。

6. 暴露后的处理

被暴露后，进行暴露源分类和职业暴露分级评估，并采取相应的预防性用药；用药时间应尽早，最好不超过 24 小时，若超过 24 小时仍应用药，还要进行暴露的登记和随访。此外，还可以对某些疾病进行有针对性的、特异性的防护。例如，让医务人员普遍接种乙型肝炎疫苗，可能接触风疹患者的医务人员接种风疹疫苗，在流行性感冒暴发的季节前接种流感疫苗等措施，都可以减少对医务人员造成的职业危害。

7. 心理性损伤的防范

管理者在工作设计和安排上要符合卫生学要求，对工作量大、危重病患者多的科室适当加强人员的配备，或采取科学弹性排班、轮班的方法适当调整工作强度，切实体现人文关怀。管理者要教会护理人员应对外界压力的技巧，护理人员也要正确对待压力，积极采取适当的放松技巧，创造和谐的工作氛围，有利于身心健康。

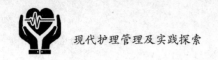

第四节　医院感染管理

一、医院感染概述

（一）定义

医院感染又称医院获得性感染，是指住院患者在医院内获得的感染，包括在住院期间发生的感染和在医院内获得出院后发生的感染；但不包括入院前已开始或入院时已存在的感染。医院工作人员在医院内获得的感染也属于医院感染。

（二）诊断标准

1. 下列情况属于医院感染

①无明确潜伏期的感染，规定入院 48 小时后发生的感染为医院感染；有明确潜伏期的感染，自入院时起超过平均潜伏期后发生的感染为医院感染。②本次感染直接与上次住院有关。③在原有感染基础上出现其他部位新的感染（除外脓毒血症迁徙灶），或在原感染已知病原体基础上又分离出新的病原体（排除污染和原来的混合感染）的感染。④新生儿在分娩过程中和产后获得的感染。⑤由于诊疗措施激活的潜在性感染，如疱疹病毒、结核杆菌等感染。⑥医务人员在医院工作期间获得的感染。

2. 下列情况不属于医院感染

①皮肤黏膜开放性伤口只有细菌定植而无炎症表现。②由于创伤或非生物性因子刺激而产生的炎症表现。③新生儿经胎盘获得（出生后 48 小时内发病）的感染，如单纯疱疹、弓形体病、水痘等。④患者原有的慢性感染在医院内急性发作。

二、医院感染管理概述

（一）定义

医院感染管理是指各级卫生行政部门、医疗机构及医务人员针对诊疗活动中存在的医院感染、医源性感染及相关的危险因素进行预防、诊断和控制的活动。

（二）目的

加强医院感染管理，全面控制医院感染，将医院感染的发生率降至最低，才能最大限度地发挥一个医院的工作效率，减轻患者的痛苦和经济负担，提高医疗质量，促进医疗事业健康有序的发展。

三、医院感染护理管理

医院感染预防和控制措施贯穿于临床护理全过程，涉及护理工作的各个环节，因此，充分发挥护理管理在医院感染管理中的协同作用，对于降低医院感染率，提高医疗护理质量有着非常重要的意义，具体表现在以下几点。

（一）主动预防控制

主动预防控制是降低医院感染率的有效途径。消毒、灭菌、无菌技术及隔离技术是切断微生物传播、预防医院感染的基本手段，也是护理工作的内容和基础。

（二）直接操作者角色

医院是各种患者聚集的地方，容易发生交叉感染。护士与患者接触最频繁、与患者的距离最近，能最早发现医院感染，护士是医院感染监测的主要操作者；如果护士的消毒隔离、无菌观念薄弱或者护理操作不规范，也易造成医院感染。

（三）直接参与医院感染管理过程

护理部主任是医院感染管理委员会的主要成员之一，通过参与委员会的各项管理活动，并在医院感染科业务指导下，对医院感染中与护理相关的工作进行具体管理，实施并监督落实医院感染管理的规划、计划、标准和规则。

四、职业暴露安全管理

职业暴露是指由于从业人员职业关系而暴露在危险因素中，从而有可能损害健康或危及生命的一种情况。护理职业暴露是指护理人员在从事诊疗、护理活动过程中，接触有毒、有害物质或病原微生物，以及受到心理、社会等因素的影响而损害健康或危及生命的职业暴露。

（一）职业暴露的原因

①缺乏完善的安全防护管理制度，职业防护措施落实不到位。②护理人员没有遵守安全操作规程，同时缺乏自我防护知识与技能。③工作中发生意外，如给感染患者注射时不慎被针头刺破手指；进行护理操作过程中皮肤或黏膜意外被针刺伤或被其他锐器损伤；感染者分泌物或血液意外溅入工作人员的眼、鼻、口中等。

（二）护理人员职业暴露的防护

1. 提高防护意识

对护理人员实施职业安全教育和规范化培训是减少职业暴露的主要措施，通过职业安全知识的培训与考核，加强职业安全防护教育，使护理人员从思想上和行动上重视职业防护，以进一步强化护理人员的防护意识。

2. 职业防护措施

①医务人员进行有可能接触患者血液、体液的诊疗和护理操作时必须戴手套，操作完毕，脱去手套后立即洗手，必要时进行手消毒。②在诊疗、护理操作过程中，有可能发生血液、体液飞溅到医务人员的面部时，医务人员应当戴手套、具有抗湿性能的口罩、防护眼镜或防护面罩；有可能发生血液、体液大面积飞溅或者有可能污染医务人员身体时，还应当穿戴具有抗湿性能的隔离衣或者围裙。③医务人员手部皮肤发生破损，在进行有可能接触患者血液、体液的诊疗和护理操作时必须戴双层手套。④进行护理操作过程中，要保证充足的光线，并特别注意防止被针头、缝合针、刀片等锐器刺伤或者划伤。

3. 避免职业暴露的高危操作

①禁止将使用后的一次性针头重新套上针帽。禁止用手直接接触使用后的针头、刀片等锐器。②使用后的锐器应当直接放入耐刺、防渗漏的利器盒，或者利用针头处理设备进行安全处置，提倡使用具有安全性能的注射器、输液器等医用锐器，以防锐器刺伤。

（三）职业暴露后的处理

①血液、体液等溅洒于皮肤、黏膜表面应立即用肥皂（皂液）和流动水清洗污染的皮肤，用生理盐水冲洗黏膜。②遇有伤口，应从近心端向远心端轻轻挤压，尽可能挤出损伤处的血液，再用肥皂液和流动水进行冲洗；禁止直接挤压伤口局部。③伤口冲洗后，应使用消毒液进行消毒（如，0.5%碘伏或者75%乙醇），必要时进行包扎；被暴露的黏膜，应反复用生理盐水冲洗干净。④如被 HBV 阳性患者血液、体液污染的锐器刺伤，应在 24 小时内注射乙肝免疫高效价球蛋白，同时进行血液乙肝标志物检查；阴性者皮下注射乙肝疫苗。⑤医务人员发生艾滋病病毒职业暴露后，应尽早上报感染管理科，医院应当对其暴露级别（表 4-1 所示）和暴露源的病毒载量水平进行评估和确定，并根据暴露级别、暴露源病毒载量水平等不同，采取基本用药或强化用药程序（图 4-1 所示）。

表 4-1　艾滋病病毒职业暴露分级

分类	范围
一级暴露	（1）暴露源为体液、血液或者含有体液、血液的医疗器械、物品 （2）暴露类型为暴露源沾染了有损伤的皮肤或者黏膜，暴露量小且暴露时间较短
二级暴露	（1）暴露源为体液、血液或者含有体液、血液的医疗器械、物品 （2）暴露类型为暴露源沾染了有损伤的皮肤或者黏膜，暴露量大且暴露时间较长或者暴露类型为暴露源刺伤或者割伤皮肤，但损伤程度较轻，为表皮擦伤或者针刺伤

分类	范围
三级暴露	（1）暴露源为体液、血液或者含有体液、血液的医疗器械、物品 （2）暴露类型为暴露源刺伤或者割伤皮肤，但损伤程度较重，为深部伤口或者割伤物有明显可见的血液

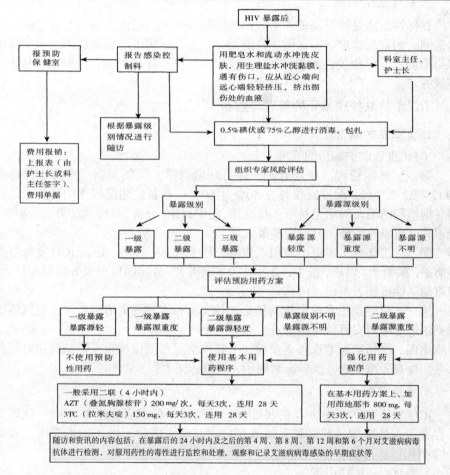

图 4-1　艾滋病职业暴露后的应急流程

五、特殊护理单元的管理与监测

（一）概念

医院感染监测是指长期、系统、连续地收集、分析医院感染在一定人群中的发生、分布及其影响因素，并将监测结果报送和反馈给有关部门和科室，为医院感染的预防、控制和管理提供科学依据。医院感染监测是预防、控制医院感染的基础，根据监测范围可分为综合性监测和目标性监测。

1. 综合性监测

综合性监测即连续不断地对所有临床科室的全部住院患者和医务人员进行医院感染及其有关危险因素的监测。

2. 目标性监测

目标性监测是针对高危人群、高危感染部位开展的医院感染及其危险因素的监测，如重症监护病房医院感染监测、新生儿病房医院感染监测、手术部位感染监测、导管相关性血流感染（CRBSI）监测、呼吸机相关性肺炎（VAP）监测等。

（二）特殊护理单元的管理与监测

1. 重症监护病房（ICU）

（1）重症监护病房的管理

第一，环境管理。布局合理，保持环境清洁，空气清新，室温宜保持在20℃～22℃左右，湿度宜保持在50%～60%，具备监测温湿度的装置，每月将各项监测结果及时向全科室人员反馈，组织讨论、分析，对检测结果不合格者，要求其制定整改措施，并追踪整改效果。

第二，工作人员需更换专用工作服、鞋子后方可进入，进入ICU要做好基本防护：戴帽子、口罩，洗手，必要时加穿隔离衣。外出时应更换外出服和鞋子。患有感染性疾病者不得入内。

第三，对感染患者应当依其传染途径实施相应的隔离措施，对经空气传播感染的患者应当安置负压病房进行隔离治疗。

第四，严格限制非医务人员探访，特殊情况需要探视时，限制探视时间及人数，探视者需更衣，换鞋，戴帽子、口罩，洗手。

2. 感染监测

ICU感染定义：指患者在ICU发生的感染，即患者住进ICU时，该感染不存在也不处于潜伏期；患者转出ICU到其他病房后，48小时内发生的感染仍属于ICU感染。

监测对象：ICU患者。

监测内容包括以下几个方面。

①基本资料：监测日期，住院号（ID号），科室，床号，姓名，性别，年龄，疾病诊断，疾病转归（治愈、好转、未愈、死亡、其他）。②医院感染情况：感染日期，感染诊断，感染与侵入性操作相关性（中心静脉置管、泌尿道插管、使用呼吸机等），医院感染培养标本名称，送检日期，检出病原体名称，药物敏感结果。③ICU患者日志：每日记录新住进患者数，现住患者总数，中心静脉导管、泌尿道插管及使用呼吸机人数，记录病情分类等级及分值。

（二）新生儿病房

1. 新生儿病房管理

新生儿病房应保持清洁无尘、整齐、布局合理，洁污路线分开。每周清洁1次，每月含氯消毒剂拖地2次，拖布分开使用、放置。

工作人员进入病房，必须穿戴清洁的工作衣、帽、口罩，换鞋，每次接触患者前后应洗手。

每天定期开窗通风，并用紫外线灯消毒2次，每次60分钟，每周卫生大扫除1次。

新生儿所用衣物、毛巾须经消毒后方能使用。婴儿澡盆一人一盆，新生儿沐浴室地面及沐浴用品每日进行消毒。

2. 新生儿病房感染监测

新生儿病房（包括新生儿重症监护室）医院感染，即发生在新生儿病房或新生儿重症监护室的感染。

监测对象：在新生儿病房或新生儿重症监护室进行观察、诊断和治疗的新生儿。

监测内容包括以下几个方面。

①基本资料：住院号、姓名、性别、天数、出生体重。②医院感染情况：感染日期，感染诊断，感染与侵入性操作相关性（脐或中心静脉插管、使用呼吸机），医院感染培养标本名称，送检日期，检出病原体名称，药物敏感结果。③新生儿日志：按新生儿体重每日记录新住进新生儿数、现住新生儿总数、脐或中心静脉插管及使用呼吸机新生儿数。④监测方法：宜采用主动监测方法，也可将专职人员监测与临床医务人员报告相结合；新生儿发生感染时填写医院感染病例登记表；填写新生儿日志和月报表。

（三）产房

1. 产房管理

布局合理，严格划分无菌区、清洁区、污染区，区域之间标志明确，墙壁、天花板、地面无裂隙，表面光滑，有良好的排水系统，便于清洗和消毒。

产房须保持清洁整齐，空气每日消毒2次，每次2小时，定期开窗通风，每周卫生大扫除1次。

工作人员进入产房须保持衣帽整齐，换拖鞋。进入分娩室，必须更换手术衣裤，戴一次性口罩、帽子，换拖鞋。严格遵守各项无菌操作规程。

接生或手术前，严格洗手及外科手消毒。

坚持每日清洁制度，分娩室每日拖地，每天早晨通风30分钟，保持空气新鲜、清洁，无血迹，并定期进行空气消毒。

每周大扫除，刷洗地面、墙面、产床及其他物品，空调保持无尘，用空气消毒机消毒空气。

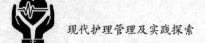

每月对空气、医护人员的手、物体表面、湿化瓶、导管、使用中的消毒液及一次性无菌物品等定期进行监测。

2. 监测

（1）生物监测

对空气、物体表面、工作人员的手、无菌物品进行抽样细菌培养，每月1次；灭菌剂（2%戊二醛）每月监测1次，消毒剂（碘酒、酒精）每季度监测1次，不得检出任何微生物。

（2）化学监测

含氯消毒剂有效浓度监测每日1次，2%戊二醛有效浓度监测每周1次，7～14天更换1次，记录结果并保存。

（3）紫外线监测

紫外线监测包括日常监测和强度监测。日常监测包括灯管使用时间，累计照射时间和使用人签名。强度监测，半年1次，新灯管≥90μw/cm²，使用中的灯管≥70μw/cm²。记录结果并保存。

（四）手术室

1. 手术室管理

布局合理，符合功能流程和洁污分开的要求，严格区分限制区、半限制区、非限制区，区域间标识明显，手术室内外环境应保持肃静、清洁、卫生、无尘、无污染。

进入手术室必须更换鞋、衣、裤、帽等，帽子应将头发全部遮盖、贴身内衣不可外露。

严格执行卫生消毒制度，层流手术间空气层流装置开启30分钟后才能使用，手术结束后待保洁完成且所有人员离开手术间后持续运行30分钟关闭。手术间每周彻底清扫消毒1次。

严格执行《医疗废物管理条例》，做好污物管理，落实环境保护。

2. 监测

每月进行空气、物体表面、手消毒等环境卫生学及无菌物品监测，对使用中的消毒剂每季度进行一次生物监测，灭菌剂每月生物监测一次，监测结果存档备查。

每月做空气培养，彻底清洁，净化系统运行30分钟后做细菌沉降培养。

感染科每月对手术间、无菌物品间进行空气采样，手术室每月对所有手术间进行周期卫生及运行效果监测。

每月对手术间表面物品做细菌培养。

每月对手术室护士、手术医生、进修生、实习护生外科手做手细菌培养，保洁员清洁洗手后做手细菌培养。

（五）消毒供应中心（室）

1. 消毒供应中心（室）管理

（1）污染区感染管理制度

污染区应分回收区、洗涤区和精洗区。

污染区工作人员应有专用防护用品，做好自我防护。

物品去污应经过分类、浸泡、清洗（酶洗）、自来水漂洗、去离子水洗及干燥步骤。

下收下送车辆应洁污分开，分区存放，每日清洁消毒。下收下送过程中应做到定人收发，采用专车、专线运送。

（2）清洁区医院感染管理制度

清洁区是清洁物品进行检查、包装、保管、灭菌的工作区域，可分为包装区和灭菌区。

灭菌包的体积和重量不得超过消毒规范要求，灭菌包外必须有化学指示胶带贴封，并有明显标记。

对所有灭菌器应定期进行常规保养和检查。

（3）无菌区医院感染管理制度

无菌区是无菌物品存放的区域，分为无菌物品存放间及一次性无菌医疗用品存放间，必须每日进行空气消毒（洁净无菌间应设定自动启动）和卫生保洁。

进入无菌区的人员须二次更衣、换鞋，外出的工作服不得穿着入内，非无菌物品严禁入室。

载物架用不易吸潮、表面光滑、易清洁的材料制成。

对无菌物品的包装，灭菌标识及包内物品质量有监测措施，及时检查包装的完整性，有无湿包及化学指示胶带变色的异常情况，不合格者重新灭菌，并将相关数据记录备查。已灭菌物品不得与清洁物品混放。

灭菌物品储存的有效期应严格执行国家有关规定，并按有效期的顺序放置发放，做到先期先发，超过有效期后必须重新灭菌。

一次性使用的无菌医疗用品，需拆除外包装后方可进入无菌区。

2. 监测

（1）压力蒸汽灭菌器三大监测

①物理监测（工艺监测）：每锅进行，连续记录灭菌温度、压力、时间等，应记录临界点的时间、温度与压力值。②化学监测：化学指示胶带、化学指示卡、B-D实验（布维·狄克实验）。③生物监测：每周监测一次，采用嗜热脂肪杆菌芽孢对灭菌器的灭菌质量进行生物监测，内置入物应每锅监测。

（2）环氧乙烷灭菌效果监测

①每次灭菌均进行程序监测。②每锅应做生物监测，采用枯草杆菌黑色变种芽孢对环氧乙烷灭菌器的灭菌质量进行生物监测。③过氧化氢低温等离子体灭菌器灭菌效果监测，生物监测每锅至少1次。

（六）血液净化中心

1. 血液净化中心的管理

布局合理，设有普通患者血液透析间（区）、隔离患者血液透析间（区）。治疗室、水处理间、复用室、储存室、办公室、待诊室分开设置。

保持室内清洁、干燥，室内每日通风换气不少于 2 次，限制流动人员，治疗和护理操作时禁止探视。

保持血液净化中心底面、桌面、地面、透析机等物体表面清洁；有血液等污染时用含氯消毒液擦拭，床单及被套一人一更换。

医护人员进入血液净化中心应着清洁工作服和工作鞋，戴帽子、口罩。严格执行无菌操作，并按照标准预防的原则，落实个人防护措施。

患者应着清洁鞋进入血液净化中心，非必须用品不得带入血液净化中心内。

2. 监测

（1）生物监测

每月对物体表面、空气、医务人员的手进行监测；对透析室空气、物体、机器表面及部分医务人员的手进行病原微生物的培养监测，超标时分析原因进行整改直至复检合格。

（2）透析液和透析用水质量监测

①透析用水电导率正常值 <10 μs/cm。②纯水的 pH 值应维持在 5 ~ 7 的正常范围。③透析液、透析用水细菌学检测，应每月 1 次，细菌菌落数 <200cfu/ml；透析液采样部位为透析液进入透析器前的透析用水，采样部位为反渗水输水管路的末端。④透析液、透析用水内毒素检测，至少每 3 个月 1 次，内毒素正常值 <2EU/ml；采样部位同上。⑤化学污染物监测至少每年测定 1 次，正常值参考 2008 年美国 AAMI 标准。⑥软水硬度检测至少每周进行 1 次，采样部位为水处理系统树脂罐后（由制剂科监测）。⑦游离氯检测至少每周进行 1 次，采样部位为水处理系统活性炭罐后（由制剂科监测）。⑧对每台透析机透析液细菌学指标和内毒素应每年至少检测 1 次。

（3）化学监测

含氯消毒剂和过氧乙酸等有效浓度监测每日 1 次，管路每次冲洗消毒后，监测消毒剂残留量，记录结果并保存；使用一次性管路的除外。

（4）紫外线监测

紫外线监测包括日常监测和强度监测。日常监测：灯管使用时间、累计照射时间和使用人签名。强度监测，每月 1 次，新灯管 $\geq$ 90 μw/cm^2，使用中的灯管 $\geq$ 70 μw/cm^2。

第五章　护理信息管理

本章重点对护理信息管理这一主题展开论述，具体包括护理信息管理概述、移动护理信息系统构建、移动护理系统功能模块应用技能。

第一节　护理信息管理概述

信息技术和网络技术的快速发展，使信息化融入医院发展的各个方面。医疗行业对信息的需求越来越强，对病人的诊断、治疗与护理均离不开信息管理，医院的信息化建设水平已经成为衡量其是否具有良好社会形象和先进管理水平的重要标志。各家医院通过开发各种程序或信息系统加强对医疗信息的掌握与控制，全面提升了医院医疗、教学、科研以及管理的水平，极大地提高了医院的运行效率和医疗质量。

一、医院信息管理

（一）医院信息管理的相关概念

医院信息是指在医院运作和管理过程中，产生和收集到的各种医疗、科研、教学、后勤等信息的总和。医院信息管理是指在医院活动中围绕医疗服务而开展的医院信息的收集、处理、反馈和管理的活动，即通过信息为管理服务，把管理决策建立在充分利用信息的基础上。医院信息管理遵循信息获取、加工、存储、传输、应用和反馈这样一种信息处理的一般过程，通过信息的管理为管理决策和临床决策服务。医院信息管理具有双重含义，即"医院信息的管理"和"医院的信息管理"。前者指对医院信息进行的管理，包括信息的收集、处理、存储、传输、反馈等；后者指一种管理模式，指有别于传统经验管理的一种基于信息利用的管理模式。前者是后者的基础，后者是前者的目的和应用。

医院信息系统具有利用电子计算机和通信设备，为医院所属各部门提供病人诊疗信息和行政管理信息的收集、存储、处理、提取和数据交换的能力，并满足所有授权用户的功能需求。

（二）医院信息的安全管理

数字化医疗建设的发展和应用使医院信息系统成为全面支持医疗、管理、科研、教学以及为大众健康服务的开放性网络。系统承载着医疗卫生机构最重要的数据资源，任何形式的数据丢失、出错都将给医疗卫生机构带来无法估量的损失。计算机软硬件以及网络故障、病毒攻击、人为操作故障、资源不足引起的系统灾难都会给医疗卫生机构的关键数据带来极大的威胁和隐患。信息安全是指保证信息的完整性、可用性、保密性、可靠性和可控性，其实质就是要保证信息系统及信息网络中的信息资源不因自然或人为的因素而遭到破坏、更改、泄露和非法占用。加强医院信息安全管理，尤其要注意保护病人医疗健康信息的安全，即保护病人的隐私不被滥用、修改和窃取，是当前医院信息化建设中的重中之重。威胁信息安全的因素主要包括系统存在的漏洞、系统安全体系的缺陷、使用人员的安全意识薄弱和管理制度的薄弱等。针对这些因素，医院信息安全管理应从以下几个方面加强管理。

1. 内部安全管理

内部安全管理包括建立内部安全管理制度，如机房管理制度、设备管理制度、安全系统管理制度、病毒防范制度、操作安全管理制度、安全事件应急制度等，并采取切实有效的措施保证制度的执行。

2. 网络安全管理

网络安全管理通过网管、防火墙、安全检测等管理工具来保证医院信息系统的安全，确保网络系统安全运行，提供有效的网络服务。

3. 应用安全管理

应用安全管理是在物理、网络、系统等层面安全的支持下，实现用户安全需求所确定的安全目标。由于医院各个应用系统的安全机制不一样，因此需要通过建立统一的应用安全平台来管理，包括建立统一的用户库、统一维护资源目录及统一授权等方式。

4. 数据安全管理

数据安全是指信息的保密性、真实性和完整性的保持。作为医院信息系统，其重点是保护病人的隐私。实现数据安全需要在进行医疗研究及医疗保险服务时，注意保护病人数据和隐私信息的安全。对数据库进行加密，创建和更改数据时，要进行数字签名。根据角色级别、用户类型及其对医疗信息系统的重要性选择身份认证和访问控制。

（三）医院信息系统

医院信息系统受医院自身目标、任务和性质的影响，被认为是当前所有企业级信息系统中最为复杂的一类。其不仅要追踪随人、财、物而产生的信息流，保障医院的运行效率，而且还需要支持以医疗记录为中心的整个医疗、教学、科研活动。医院信息系统不仅仅是一个计算机软件，更是一个通过信息管理医院的系统工程。医院信息系统并不能提供任何医疗服务或直接产生效益，医院信息系统所带来的是间接效益，即通过提高医院工作效率和质量，从而间接地为医院创造效益。

1. 医院信息系统的发展史

医院信息系统于 20 世纪 50 年代起源于美国，伴随着信息技术、网络技术、计算机技术的进步，计算机开始在医院的各个方面得到广泛应用，并逐渐形成当前完善的医院信息系统。目前，美国、日本，以及欧洲的一些国家的医院信息系统建设与发展均走在前列。医院信息系统在我国起步较晚，但发展很快。特别是近几年，随着医疗体制改革的不断深入，医院之间竞争意识的进一步增强，促使各医疗机构将建设以病人为中心、提高医院管理水平和服务质量的 HIS（医院信息系统）作为医院管理的重要工作。随着智慧医疗以及"互联网+"时代的到来，我国医院的信息化建设逐步向智能化转变。

医院信息系统的发展过程，从其内容、方式和规模上大体可分为 4 个阶段：单机单任务阶段、部门信息管理阶段、集成医院信息系统阶段和大规模一体化的医院信息系统阶段。现阶段我国医疗卫生信息化的发展热点是实现区域卫生信息化，其目标是通过建立跨医院的信息交换平台，开发实验检查结果共享、远程医疗、双向转诊、分级医疗协同、医保互通、人才培养、信息发布等应用，实现在一定区域内医疗机构间医疗信息的交换和共享。

2. 医院信息系统的作用

（1）优化工作流程，提高工作效率

医院信息系统的应用，改变了医院原有的手工作业方式，加快了医院内部的信息流动，提高了信息资源的利用率，减轻了医护人员的劳动强度，同时信息的正确性、完整性、连续性、共享性和传输速度都得到很大的提高。例如住院病人的一般信息在其住院、出院、付费时，可以及时通过网络传输至各相关部门。

（2）科学经营管理，提高经济效益

医院信息系统的应用，改变了医院过去在经营管理中由于各类信息不完善、不准确和不及时造成的病人费用漏收、错收等现象和药品、物资的积压浪费现象，从而降低医疗成本，节约和充分利用卫生资源，提高医院的经济效益。

（3）加强过程控制，提高医疗护理质量

医院信息系统的应用，可以使医院管理者及时发现医疗护理过程中各环节的问题，及时采取相应的管理措施，将事后管理变成事前管理；同时医务人员在医疗护理过程中能及时准确地掌握诊疗信息，可以及时避免或处理可能引起的疏漏，并能有效地优化工作安排，提高医疗护理质量。

（4）增加医院透明度，提高医院信誉

医院信息系统的应用，可以保证医院按标准收费，避免漏收、错收，同时也使医疗服务项目收费公开化、透明化，病人能及时、便捷、全面地进行费用查询，维护了病人的合法权益，增强了病人对医院的信任，提高了医院的信誉。

（5）实现卫生资源共享，提高信息利用水平

数据共享是国家信息化的一条根本原则和重要目标，也是信息资源的重要特征，只有共享才能发展。医院信息系统的统一开发，可以避免重复建设，提高经济效益，可以增强网络数据的客观性和可比性，可以提高整体信息网络的功能，从而提高医院信息的利用水平，更好地为医院决策者服务。区域卫生信息平台的建设，将使未来的医院不仅可以实现院内各系统的联通和数字化，与外部机构特别是与本区域卫生信息平台及相关上、下级医疗机构的互联互通也将成为现实，真正实现卫生资源共享。

3. 医院信息系统的内容

医院信息系统是一个十分庞杂的业务功能体系，其组成从信息处理角度可分为临床信息系统、医院管理信息系统和外部接口3大部分。

（1）临床信息系统

临床信息系统的主要目标是为临床医护人员和医技科室医生服务，以病人为中心，支持医护人员的临床活动，收集和处理病人的临床医疗信息，丰富和积累临床知识，并提供临床咨询、辅助诊疗、辅助临床决策，提高医护人员的工作效率，为病人提供更多、更快、更好的服务。临床信息系统可以细分为非护理现场临床信息系统和护理现场临床信息系统。

非护理现场临床信息系统：主要指相关检查科室的临床信息系统，如临床检验信息系统、医学影像档案管理和通信系统、放射信息系统等。

护理现场临床信息系统：主要指信息的产生和应用都在护理现场（病人床边）的系统，包括各种临床科室的临床信息系统，如医生工作站、护士工作站、手术麻醉信息管理系统、临床决策支持系统、电子病历系统等。下面仅对临床决策支持系统和电子病历系统做简要介绍。

临床决策支持系统通过医学知识库、模型库、方法库和数据库，利用数据挖掘技术和联机分析技术对临床数据进行综合分析处理，进而输出决策结果。该系统可通过监测病人的临床信息（如病人的检查、检验结果等）进行逻辑判断，主动发出提醒，并对病人状况进行推理，给出建议，供医护人员参考。通过CDSS（临床决策支持系统）进行临床决策及管理医疗行为，可以有效地减少医疗错误，提高医疗护理质量，为医院节省大量成本。电子病历系统是支持电子病历的一套软、硬件系统，用于电子病历信息的创建、加工、存储、传输和服务，覆盖了病人就医的各个环节，为医疗科研、教学和医院管理提供数据源。电子病历是以电子化方式管理的有关个人终生健康状态和医疗保健行为的信息，它可在医疗中作为主要的信息源取代纸质病历，提供超越纸质病历的服务，满足所有的医疗、法律和管理要求。作为病人信息的基本平台，电子病历可集合病人的其他数据信息，共同为病人的全面诊疗提供参考。随着"互联网+"医疗时代的到来，借助信息手段，创新思维模式，推进电子病历智能化的研究与临床应用，对提高临床工作效率、提升工作质量具有重要意义。

（2）医院管理信息系统

医院管理信息系统的主要目标是支持医院的行政管理与事务处理业务，减轻事务处理人员的劳动强度，辅助医院管理层决策，提高医院的工作效率，从而使医院能够以较少的投入获得更好的社会效益和经济效益。HMIS（医院管理信息系统）包括财务管理系统、药品管理系统、物资管理系统、人力资源管理系统及科研教育管理系统等。

（3）外部接口

外部接口的主要目标是实现与其他医疗相关信息系统的集成，实现与外部信息系统的数据交换，包括医疗保险系统接口、远程医疗系统接口、社区卫生服务系统接口、上级卫生行政管理部门接口等。

二、护理信息管理

护理信息管理是医院信息管理的重要组成部分，建立一套完整的护理信息系统，有助于提高护理工作效率，减少医疗差错，让护士有更多的时间投入对病人的直接护理中。

（一）护理信息管理的概念

1. 护理信息

护理信息是指在护理活动中产生的各种情报、消息、数据、指令、报告等，是护理管理中最活跃的因素。

2. 护理信息管理

护理信息管理是为了有效地开发和利用信息资源，以现代信息技术为手段，对医疗及护理信息资源的利用进行计划、组织、领导、控制和管理的实践活动。简单地说，护理信息管理就是对护理信息资源和信息活动的管理。

3. 护理信息系统

护理信息系统是指一个由护士和计算机组成，能对护理管理和临床业务技术信息进行收集、存储和处理的系统，是医院信息系统的重要组成部分。

（二）护理信息的特点

护理信息来源于临床护理实践，因此，除具有信息的一般特点外，还有其专业本身的特点。

1. 生物医学属性

护理信息主要与人的健康和疾病相关，因此具有生物医学属性的特点。在人体这个复杂的系统中，由于健康和疾病处于动态变化状态下，护理信息又具有动态性和连续性。如脉搏就汇集着大量的信息，既反映人体心脏的功能、血管的弹性，还反映血液的血容量等信息。

2. 相关性

护理信息就其使用来讲，大多是若干单个含义的信息相互关联，互为参照来表征一种状态。如外科术后病人术后引流管的血性引流液多不能完全说明病人是术后出血，只有同时观察病人的临床表现，并参考血常规检查等信息，才能较为全面、真实地反映病人目前是否为术后出血。这种多个信息相互关联、共同表征一种状态的特点就是相关性。

3. 不完备性

不完备性是指使用中所需信息的不完整、不全面。护理信息来自病人，受获取信息的手段和时间限制，医护人员不可能像拆机器一样，将病人"打开"查看病情。另外病情不容延缓，特别是危重病人的抢救更要争分夺秒，不可能等所有的病情资料齐全后再进行治疗护理。了解这一特点，就要求护士不仅要准确地观察和判断病人的病情，同时要充分认识疾病的复杂性，在思考和判断时要留有余地，事先预计到可能出现的多种情况，以避免给病人造成不可挽回的损失。

4. 准确性

护理信息中的一部分可以用客观数据来表达，如病人出入院人数、护士出勤率、病人的血压及脉搏的变化、病人的平均住院日等，但另一部分则来自护士的主观判断，如病人的神志和意识情况、心理状态等。它们直读性差，需要护士能准确地观察、敏锐地判断和综合地分析信息。否则，在病人病情危重、病情突变危及生命时，信息判断和处理失误，会造成不可挽回的损失。

5. 复杂性

护理信息涉及面广，信息量大，种类繁多，有来自临床的护理信息，来自护理管理的信息，来自医生医疗文件的信息；有数据信息、图像信息、声音信息、有形和无形信息等；同时护理信息的收集和传递需要许多部门和人员的配合，使信息的呈现变得复杂。对这些信息进行正确的判断和处理，直接关系到护理工作的质量和管理效率的提高。

（三）护理信息的分类

医院的护理信息种类繁多，主要分为护理科技信息、护理业务信息、护理教育信息和护理管理信息。

1. 护理科技信息

其包括国内外护理新进展、新技术、护理科研成果、论文、著作、译文、学术活动情报、护理专业考察报告、护理专利、新仪器、新设备、各种疾病的护理常规、卫生宣教资料等。同时还包括院内护理科研计划、成果、论文、著作、译文、学术活动、护士的技术档案资料、护理技术资料、开展新业务新技术的情况等。

2. 护理业务信息

其主要是来源于护理临床业务活动中的一些信息，这些信息与护理服务对象直接相关，如入院信息、转科信息、出院信息、病人一般信息、医嘱信息、护理文件书写资料信息等。

3. 护理教育信息

这主要包括教学计划、实习安排、教学会议记录、进修生管理资料、继续教育计划、培训内容、业务学习资料、历次各级护士考试成绩及标准卷等。

4. 护理管理信息

护理管理信息是指在护理行政管理中产生的一些信息，这些信息往往与护士直接相关，如护士基本情况、护士配备情况、排班情况、出勤情况、考核评价情况、奖惩情况、护理管理制度、护理工作计划、护理会议记录、护理质量检验结果等。

（四）护理信息收集和处理的基本方法

1. 人工处理

人工处理是指信息的收集、加工、传递、存贮都是以人工书写、口头传递等方法进行的。

（1）口头方式

抢救病人时的口头医嘱和晨交班等都是以口头方式传递信息，是较常用的护理信息传递方式。它的特点是简单易行。口头传递信息虽然快，但容易发生错误，且错误的责任有时难以追查。

（2）文书传递

文书传递是护理信息最常用的传递方式。如交班报告、护理记录、规章制度等，这是比较传统的方式。它的优点是保留时间长，有据可查；缺点是信息的保存和查阅有诸多不便，资料重复收集和资料浪费现象普遍。

（3）简单的计算工具

利用计算器作为护理信息中数据的处理工具，常用作统计工作量、计算质量评价成绩等。其局限在于无法将结果进行科学的分析，因此它已滞后于现代护理管理的发展。

2. 计算机处理

利用计算机处理信息，运算速度快，计算精确度高，且有大容量记忆功能和逻辑判断能力，已逐渐成为护理信息管理的主要方式。利用计算机进行信息管理可显著地节省护士人力并减轻护理工作负荷，改变以往护士手工抄写、处理文书的烦琐方法，使工作效率和护理工作质量有显著的提高。护理信息系统的广泛应用使护理工作中每一个上传到网络的数据都被自动记录。当数据的积累量足够大的时候，也就是大数据到来时，信息系统将从简单的数据交流和信息传递上升到基于海量数据的整合分析。大数据通过海量数据进行整合分析，得出非因果关系的相关性，反馈到护士，护士从中提取大数据的反馈结果，进而将其运用到临床护理中。

三、护理信息系统

（一）护理信息系统的内容

护理信息系统是医院信息系统应用最广泛的部分，可分为临床护理信息系统和护理管理信息系统。

1.临床护理信息系统

该系统覆盖了护士日常工作中所涉及的所有信息处理的内容，可进行医嘱处理、收集护理观察记录、制订护理计划、实施病人监控等。国内的护理信息系统智能化程度仍较低，大多数护士如何执行还是凭自己的知识和经验，缺乏完整的知识库支持，且对执行过程中存在的问题也缺乏有效的纠错与提醒功能。

（1）住院病人信息管理系统

该系统的主要功能是病人基本信息和出入院信息管理。住院病人管理是医院管理的重要组成部分，耗用医院大量的人、财、物资源。应用该系统为病人办理住院手续后，病人信息在护士工作站电脑终端显示，有利于及时准备床单位，病人到病区后即可休息；同时病人信息卡刷卡后可打印病人一览表卡、床头卡等相关信息，医嘱录入后，随着医嘱自动更改护理级别、饮食等，替代以前手写的床头卡，并与药房、收费处、病案室、统计室等相应部门共享，既强化了病人的动态管理，又节约了护士的间接护理工作时间。

（2）住院病人医嘱处理系统

医嘱系统是医院应用较早、普及程度较高的临床信息系统。该系统由医生在电脑终端录入医嘱，护士通过工作站核实医生下达的医嘱，无疑问后确认即可产生各种执行积累单及当日医嘱变更单、医嘱明细表等；确认领取当日、明日药后，病区药房、总药房自动产生请领总表及单个病人明细表；药费自动划价后与收费处联网入账；住院费及部分治疗项目按医嘱自动收费。该系统由医生录入医嘱，充分体现出医嘱的严肃性及法律效应性。

（3）住院病人药物管理系统

本系统在病区电脑终端设有借药及退药功能，在病人转科、出院、死亡及医嘱更改时可及时退药，并根据病人用药情况设有退药控制程序，避免人为因素造成误退药、滥退药现象。

（4）住院病人费用管理系统

医嘱及其执行既是临床诊疗的依据，也是医疗收费的依据。该系统根据录入的医嘱、诊疗、手术情况，在病人住院的整个过程中可以随时统计病人、病区费用的管理信息，如病人的费用使用情况，科室在某一时间段的入院、出院情况，各项收入比例，有利于调整费用的结构，达到科学管理。

（5）手术病人信息管理系统

该系统利用信息集成共享和广谱设备集成共享作为两大支撑平台。它覆盖了病人入院、术前、术中和术后的手术过程，直至病人出院。通过与床边监护设备的集成、数据自动采集，对手术麻醉全过程进行动态跟踪，达到麻醉信息电子化，使手术病人管理模式更具科学性，并能与全院信息系统进行医疗信息数据共享。

计算机人员和护理人员应共同努力，不断开发新的护理信息处理系统软件，使护士的护理信息处理工作更方便，更科学，更完善。

2. 护理管理信息系统

该系统包括护理人力资源管理系统、护理质量管理系统及护理成本管理系统等。

（1）护理人力资源管理系统

护理人力资源管理系统主要应用于护理人力资源配置、护士培训与考核、护士岗位管理及护士科研管理等方面。例如通过该系统，护理部、护士长可实时了解护士的上岗情况，根据不同护理单元的实际工作量进行电脑设置，实现全院护士网上排班，及时进行人员调配与补充，统筹安排护士的轮值与休假。同时可通过统计护理工作量、工作质量、岗位风险程度、病人满意度及教学科研情况等综合指标进行护士的绩效考核，实现护理人力资源的科学管理。

（2）护理质量管理系统

护理质量管理系统主要包括护理单元质量管理、护理风险动态评估、护理不良事件管理、护理文书书写质量监控、护理接近失误管理、病人满意度调查等部分。各医院结合实际情况为护理质量的关键要素制定出护理质量考核与评价标准，建立数据库，护理部、护士长、质控组长等将检查结果及时、准确地录入计算机，由计算机完成对这些信息的存储、分析和评价。由于信息反馈快，管理者可及时得知各护理单元的护理质量状况，从而很快发现和纠正问题，突出了环节质量控制，将终末质量管理变为环节质量控制，减少护理差错事故的发生率，有效改进护理工作质量。此外，应用该系统可量化考评信息，减少人为主观性，使考评结果更具客观性。

（3）护理成本核算系统

随着医院成本化意识的不断增强，越来越多的管理者认识到护理是基本的成本中心。如何降低护理成本，实现护理资源的优化配置，成为管理者关注的课题。护理成本核算系统是将过去手工统计工作量的方法改为利用计算机输入数据。例如使用 HIS 系统测定和录入病人生命体征，不仅节省人力成本的费用，降低劳动强度，还可大大提高统计工作的质量和速度，消除人为因素，减少管理成本。

（二）护理信息系统的应用

1. 护理电子病历

护理电子病历是将计算机信息技术应用于临床护理记录，并以此建立的以提高效率、改进质量为目的的信息系统，是电子病历的重要组成部分，是能够协助护士对病人进行病情观察和实施护理措施的原始记载。护理电子病历包括体温单、生命体征记录单、出入量记录单、入院评估单、日常评估、护理评估、护理措施、护理记录、护理健康宣教表、病区护理交班记录等项目，能够根据相应记录生成各类图表。可与 HIS、各监护仪器无缝链接，使用掌上电脑、无线移动推车、蓝牙技术等进行信息的自动读取和传输。

护理电子病历属于护理文书，具有举证作用，故严格权限与安全控制尤其重要。除采用用户名和密码登录外，护士只能修改自己的记录；护士长、护理组长可以修改所管辖护士的护理记录；护理电子病历软件对电子病历的书写时限、书写质量进行事前提醒、事中监督、事后评价的全过程实时监控，为护理病历质量控制提供方便、快捷、安全、有效的管理途径。

2. 条码与射频识别技术

条形码是一种可供电子仪器自动识别的标准符号，是由一组黑白相间、粗细不同的条、空符号按一定编码规则排列组成的标记。它能够表示一定的信息。条形码技术已深入医院的各部门中，主要用于物资管理、临床化验室、放射科、病案管理、财务管理等方面。护理信息系统主要集中在配液系统（输液贴）、消毒物品跟踪管理系统（消毒物品条码）、病区内医用耗材管理系统（耗材条码）。无线射频识别技术是一种非接触式自动识别技术。在医院的应用主要集中在医院血液管理、供应室 RFID 管理、母婴 RFID 管理、医院移动资产管理、病床消毒 RFID 管理和医疗垃圾 RFID 管理等方面。

3. 移动护士工作站

移动护士工作站是以医院信息系统为支撑平台，采用无线网络、移动计算、条码及自动识别等技术，充分利用 HIS 的数据资源，将临床护理信息系统从固定的护士工作站延伸至病人床旁。移动护士工作站具有护理计划综合浏览、综合病人腕带标识、病人体征床旁采集、医嘱执行管理、检验标本采集校对及给药管理等功能。常用的移动设备包括移动电脑（笔记本电脑、平板电脑或移动推车电脑等），终端掌控电脑和智能手机。借助这些设备，护理工作人员可以访问病人的检查、检验报告，采集与上传护理数据，查看与执行医嘱，将过去基于纸质和电脑的病历通过移动端查询和传递。移动护士工作站改变了护士的工作模式，在确保病人能够得到及时恰当处理的同时，有效降低了医疗事故率，对于提升病人医疗安全，推动医院信息数字化建设起到了重要的作用。

4. 重症监护护理管理系统

该系统采用计算机通信技术，利用计算机自动采集方式实现对监护仪、呼吸机、输液泵等设备输出数据的自动采集，并根据采集结果，综合病人其他数据，自动生成重症监护单、护理记录和治疗措施等各种医疗文书。该系统主要是为医院重症监护病房（ICU/CCU）的临床护士设计，覆盖了重症监护相关的各个临床工作环节，能够将 ICU/CCU 的日常工作标准化、流程化和自动化，极大地降低了医护人员的工作负担，提高了整个工作流程的效率。

5. 智能护理呼叫系统

智能护理呼叫系统是病人请求医护人员进行紧急处理或咨询的工具，可将病人的请求快速传送给值班医生或护士，并在监控中心计算机上留下准确完整的记录。其基本功能是通过一种简便的途径使病人与医护人员迅速达成沟通。该系统已实现与其他物联网设备进行数据交换，也实现了感知和数据传输，如坠床、输液泵数据采集与传输、心电监护设备数据采集与传输等。此外还可收集病人对医院服务的评价，为医院服务改进提供辅助数据。

6. 预约挂号及辅诊系统

该系统具有为初诊病人进行分诊和专科预约、接受手机 APP 和微信平台的预约挂号、对候诊病人进行常见检查检验的辅助指导等功能。借助该系统可提高病人就诊效率，缩短就医等待时间，同时有利于降低护理人力资源配置。

（三）护理信息系统的发展趋势

1. 推动护理信息标准化进程

随着大数据时代的到来，在所有医疗场所采用标准的护理信息表达方式、标准的护理病历格式是当前护理电子病历和护理决策支持系统开发中亟待解决的问题，也是护理信息共享的保障。护理信息标准化包括护理术语标准化、护理工作流程标准化、护理数据标准化等。其中术语标准化是学科发展的基础，它对标准化工作的开展具有至关重要的作用。护理术语标准化的过程就是指尽可能将护士对病人的描述和临床观察用标准表达方式表示。国际护理学会发展的国际护理实践分类系统是目前表达全面、应用范围广、适用性强、研究最多的一种国际通用的护理实践术语系统。国内尚缺乏与国际接轨的统一的标准化临床护理语言来反映临床护理实践，限制了与其他国家或地区的护理交流，影响了我国护理信息与护理专业的发展。因此，加紧对 ICNP（国际护理实务分类系统）的相关研究，建立适合我国国情的标准化护理信息系统已迫在眉睫。

2. 拓宽远程护理发展空间

"互联网+"医疗健康服务模式加快了远程医疗的发展。作为远程医疗的重要组成部分，远程护理是指护士通过可穿戴设备或移动工具，随时监控慢性病、普通术后、心血管疾病、精神病等病人的指标，借助电话、电子邮件、视频等电子通信方式对病人进行护理保健并指导护理实践。信息通信技术的迅猛发展，使远程护理的应用除慢病管理外，还将在个体化健康管理、老年人群智能照护等方面发挥积极作用，必将拓宽护理工作领域，让病人获得更加方便、快捷的医疗服务。

3. 推进循证护理实践

深入发展循证护理实践，强调护理活动应以客观的科学研究结果作为决策依据，寻找最佳证据，是循证护理实践的重要步骤之一，但大量繁重的临床工作使护士缺少时间和精力去广泛检索和阅读大量文献。信息网络技术的迅猛发展以及物联网的广泛应用，使得护理工作流程中产生的大量数据被护理信息系统收集和存储，方便护士及时获取最佳证据。大数据时代的到来以及不间断采集医疗数据的可穿戴设备出现，令样本数据的稀缺等问题逐渐消失；伴随大数据出现的云计算能提高证据分析与处理的效率；自动整理大数据的数据融合技术以及自动提取证据并建立决策模型的深度学习技术，大大提高了证据提取及护理方案决策分析的效率。这些都为循证护理的快速发展提供了坚实的数据基础，为循证护理实践的深入开展创造了有利条件。

4. 促进决策支持

目前在护理领域已广泛应用临床决策支持系统协助护士制订护理计划、辅助护士进行护理诊断及评价护理决策质量。护理信息系统还能将数据转化为知识，辅助护士进行科学决策，从而有效减少决策失误、控制医疗费用不合理增长、合理配置医疗资源及提高医疗服务质量。例如护士通过系统菜单选择压伤位置、深度、性质及颜色等，系统即会根据预设标准进行评估，准确进行压伤分期，提高压伤分期评估的准确性。此外，在辅助护士制订护理计划、判断护理措施合理性并给予警示等方面，CDSS 发挥出了积极作用。A2 智能、数据挖掘及知识管理等技术的成熟，使护理信息系统逐步走向智能化和集成化。新型的护理信息系统将为临床护理提供更多决策支持，解决更多护理实践问题，真正提高临床护理实践质量。

5. 实现临床护理路径信息化

临床路径作为新的医疗服务工作模式，已在全国各地医院迅速推广实施。但目前国内许多医院的临床路径管理还处于手工化、纸质化阶段。利用信息化手段，将临床路径管理贯通入医院实际工作流程中，实现临床信息共享、医护患之间的互通及治疗护理流程的电子化支持，是医院信息管理发展的必然趋势。临床护理路径作为临床路径在护理中的应用，不仅能减少护理工作差错、保障病人安全，同时能节约医疗资源，降低就医成本，提高护理质量。随着护理信息系统建设的深入，将临床路径管理嵌入电子病历系统，与临床护理工作相结合，临床护理路径信息化终会实现。

第二节　移动护理信息系统构建

在计算机移动计算技术高速发展的大背景下，国内部分医院开始采用基于移动网络、移动设备和分布式软件开发的医院信息系统来提高医院的工作效率和服务质量。为了更进一步提高工作效率，让护理人员随时随地进行生命体征数据的录入、医嘱报告的查询，移动护理信息系统应运而生，并得到医院的重视和发展。

移动护理信息系统可以将二维条码标识技术应用于患者腕带，通过 PDA 附加的条码识别设备扫描腕带信息，准确地完成出入院、临床治疗、检查、手术、急救等不同情况下的患者身份识别。20 世纪 90 年代初期，手持数据终端 PDA（掌上电脑）被广泛应用于社会各领域。随后 Palm 平台被医疗领域接受，护理领域也开始建立 Palm 平台。2000 年 9 月 1 日，第一个护理专用 Palm 操作系统软件问世，同时第一个专门讨论 PDA 在护理领域被应用的网站也成立了。从此以后，PDA 在护理领域应用的文章、书籍也陆续发表和出版。

移动护士工作站在临床中的应用符合当前信息化时代的要求，是信息化时代的必然结果，其大大提高了医院的护理管理水平以及增强了临床护理工作的工作效率，保证了临床护理工作的安全性以及稳定性，有效防止了医疗卫生风险的发生。

一、移动护士工作站特点

移动护士工作站是以医院信息系统 HIS 为支撑平台，以无线局域网为网络平台的床旁工作手持终端执行系统。使用 PDA，将医院各种信息管理系统通过无线网络与 PDA 连接，实现护理人员在病床边实时输入、查询、修改患者的基本信息、医嘱信息、生命体征等功能。可快速检索患者的护理、营养、检查、化验等临床检查报告信息。其特点如下：

（一）实现护士主体工作从护士站向病床延伸

移动护士工作站以 HIS 为支撑平台，以 PDA 为硬件平台，充分利用 HIS 的数据资源，护士凭 PDA 把护理工作移动到患者床边，实现了 HIS 向病房的扩展和延伸。

（二）实现患者信息共享

HIS 数据资源详细记载了以住院号编码的条形码腕带为标识的患者的详细信息，通过数据库共享使医生、护士都能通过查阅数据信息准确无误地了解患者的翔实资料。

（三）推动科学信息化建设

护士通过 PDA，可实现患者信息交换。可在系统中搭建常规护理处置方案数据库，针对患者个体特征信息自动筛选最优处置方案，系统为护理人员选取优化的护理方案提供了可能。系统可在规定的时间提醒护士对具体的患者执行相应的医嘱。

同时，PDA 具有小巧、便于携带、操作性和实用性强等特点。

二、移动护士工作站功能

（一）信息核对

借助无线网络覆盖，采用条形码识别、核对患者的身份、药品和检验标本等，确保信息与医嘱相符，包括在正确的时间对正确的患者执行正确的治疗。

（二）医嘱处理

与医院信息系统对接，自动、实时提取医嘱，可区分长期医嘱、临时医嘱、已执行医嘱及未执行医嘱；新开医嘱设有提醒功能，长期特殊医嘱也可提醒，保证定时、及时执行。医嘱获取后，执行者通过移动设备的扫描即可自动生成执行时间和执行者姓名，完成医嘱的执行。

（三）生命体征和各种项目的采集

可床旁录入患者体温、脉搏、呼吸、血压等生命体征，根据实际需要调整录入的次数；可查阅历史记录，并按照设计自动绘制图形和曲线。常规录入体重、大便次数、尿量等，也可根据需要补充项目。能够自动累加出入量，自动记录24 小时结果。

（四）护理过程的记录

护士可在病房内随时以手写方式记录对患者执行的护理措施、病情观察情况及其他特殊情况，包括入院评估、住院评估、各种风险评估、健康教育、出院指导等。

（五）护理行政管理

根据事先的设计可进行电子排版，录入、分析和处理护理质量检查信息，还可获取大量信息，实现精细化管理，如对护理工作量的统计，包括上下班考勤、护理的患者数量、完成的各项操作数量等。

（六）其他功能

如建立护理工具库，设置护士工作中常用的计算公式、参考值、健康教育字典、护理计划字典等，方便护士随时查用。

三、患者信息采集

在入院时，门诊办理住院的护士为每位患者打印一条二维条形码腕带，用来进行身份识别。该条形码含有患者的基本信息，包括：姓名、年龄、住院 ID 号、入住科室等。住院期间每位患者条形码号唯一，执行医嘱、识别身份时需扫描该条形码进行核对。

四、体温、脉搏、呼吸测量要求

新入院患者每天测量体温、脉搏、呼吸 2 次（8AM，4PM），连续 3 天，无异常者改为每日 4PM 测体温、脉搏、呼吸 1 次；体温达到 37.5℃及以上者，每日测体温、脉搏、呼吸 3 次（8AM、4PM、8PM）；大手术患者、体温达到 38.5℃及以上者，每 4 小时测体温、脉搏、呼吸 1 次，至体温恢复正常 3 天后改为每日 1 次。

第三节 移动护理信息系统功能模块技能应用

一、护理文书管理

护理文书管理包括三部分：体征管理、记录管理、医嘱管理。

（一）体征管理

该模块主要记录患者生命体征等数据，包括：全科体征测量、体温单、生命体征观察单。

1. 全科体征测量

依据《医疗护理技术操作常规》中体温、呼吸、脉搏的测量的规定，设置体征测量规律，测量 6 个时间段的体温，实现提示功能。如以绿色代表某一时间段患者需要测量体温的体征，灰色代表不需测量体温的体征，同时灰色区域设置为不可点击，避免出错。大便次数亦可在此处录入。

该部分录入数据可自动链接至体温单与生命体征观察单，同项数据无须重复录入。

2. 体温单

依据《医疗护理技术操作常规》设计体温单，护士持 PDA 到病房测量体温等体征数据后，直接录入 PDA 全科体征界面，PC 端可自动生成体温单。其中，住院天数、术后日期可根据入院日期、手术日期自动生成。为同时满足各专科记录要求，体温单引流液量填写处设计为可选项，可以根据需求选择不同的引流液名称，既有共性部分，又可体现专科特点，灵活机动，方便操作。

3. 生命体征观察单

依据《医疗护理技术操作常规》设计生命体征观察单，护士持 PDA 到病房测量各项体征数据后，直接录入 PDA 全科体征界面，PC 端生命体征观察单相应数据即可同步生成。再根据监测需要填写其余项目。

（二）记录管理

该模块主要是各类评估单、记录单的填写录入。具体包括：入院评估单、围手术期护理记录单、表格式护理记录单、护理计划单、护理巡视单、血糖登记单及专科记录单等。根据《医疗护理技术操作常规》、护理规范等制定项目录入软件系统，护士通过 PDA 或在 PC 端录入数据后可自动生成表单。其优势在于：①入院评估单、围手术期护理评估单中首次入院生命体征及术前生命体征，可从体温单中自动获取，无须重复录入，减轻护士工作量，同时避免人为原因导致的不同表单相同时间填写的生命体征值不一致。②通过护理计划字典，录入各专科疾病常见护理问题、相应护理措施及护理评价等内容。应用时，选择合适的护理问题，相应的护理措施、护理评价等会自动显示，再根据实际情况稍做修改，无须重新录入。③护理巡视单通过 PDA 扫描自动生成，无须手工录入。数据实时生成，更具真实性及法律性。同时，减轻护士工作量，节省纸张资源。

（三）医嘱管理

医嘱包括：各类医嘱执行单、输液观察单、膳食单。同时在系统中可实现临时医嘱校正、PDA 扫描数据查询等功能。传统的医嘱执行方式，需要护士先打印执行单，然后对照执行单依次执行，人工进行各环节核对；应用移动护士工作站，护士可以通过系统直接查看需要执行的医嘱项目，通过 PDA 扫描进行医嘱核对。即时医嘱执行保证了系统中医疗信息的准确性。

以输液医嘱举例：系统会自动将患者信息与相匹配的输液医嘱项目生成同一二维条形码。摆药前，打印出集合患者信息、医嘱信息，并带有条形码的标签，将其贴在输液外包装袋上。配液护士通过 PDA 条形码扫描的方式，进行快速核对。护士进行医嘱执行时，先扫描患者腕带条形码，系统中会显示患者的基本信息。接下来扫描输液贴条形码，扫描同时系统完成了患者与医嘱执行项目的核对，只有患者与医嘱项目完全匹配时系统才会显示出正确的资料。该项操作使护士执行医嘱变得更加简单、高效、准确，整个执行过程在系统全程监控下进行，减少了人为原因造成的错误，规范了护士的操作。

二、护理风险评估

护理风险评估主要包括自理能力评估、压伤评估、跌倒 / 坠床评估、导管滑脱评估、疼痛评估等。依据国际量表设计各类评估单，医院或科室可根据专科特点补充量表内容，使其更符合实际工作，方便操作。其优势在于：①各表单首次填写数据后，依据填写要求（评估对象及评估时间）在工作站主界面设置提示功能。在实际工作中，护士根据工作站每日提示的床号，直接进入评估界面录入数据，无须逐个核对查找。②各类评估设有风险等级统计，高危人群一目了然，工作重点明确，降低了各类缺陷的发生率。

三、检验标本采集与危急值直报

（一）检验标本采集

移动护士工作站设有检验标本采集模块，其主要功能是记录护士采集检验标本的相关数据。原有护士工作站或检验系统并不能准确记录采集血液、尿液等标本的时间和操作人，且在采集标本时需要人工录入患者信息，并核对医嘱执行单上的条形码。这种人工录入、核对易导致患者与采集标本不匹配，最终导致检验结果的错误，影响医生的诊断。

应用移动护士工作站，护士从系统中取得要进行采集标本的医嘱，根据标本的不同从系统中打印出对应的条形码，条形码包含了标本编码、患者信息和医嘱信息，护士将条形码贴于试管上，完成准备工作。采集标本时，护士持PDA先扫描患者腕带条形码确认患者身份，后扫描试管条形码，扫描的同时系统完成了患者与采集信息的核对，核对无误即可完成标本采集操作。护士完成采集标本的同时，系统已记录护士采集标本的准确时间和操作人，同时将标本的信息传递到检验科室。

护士在采集标本时直接扫描条形码来核对医嘱信息的操作，避免了人工核对的错误；系统及时记录标本采集的信息，实时传送给检验科室，使得护士的操作不再是一个点上的工作。这样能充分发挥信息系统的及时性、联动性，同时为多个科室配合工作、统一调配提供了可能。

（二）危急值直报

危急值是指某项或某类检验异常结果。当这种检验异常结果出现时，表明患者可能正处于有生命危险的边缘状态，临床医生需要及时得到检验信息，迅速给予患者有效的干预措施或治疗，有可能挽救患者的生命，否则就可能出现严重后果，失去最佳抢救机会。

当出现危急值时，在确认仪器设备正常的情况下，立即复查，复查结果与第一次吻合无误后，立即电话通知临床，并在《检验危急值结果登记本》上详细记录，记录上检验日期、患者姓名、病案号、科室床号、检验项目、检验结果、复查结果、临床联系人、联系电话、联系时间、报告人、备注等项目。同时，移动护士工作站会弹出提示窗口，直到点击查看后才会消失。此项功能可以弥补因没及时接到电话而延误治疗的缺陷。

四、护理组织计划

护理组织计划主要包括护理工作计划、工作总结、质量讲评，以及护理授课记录、查房记录、会议记录等。

原有护士站的工作模式是护理管理者会把工作中的各类资料存放在于电脑硬盘中，但护理工作琐碎、细致，各类记录、资料繁多，时间一长，电脑中的资料越来越多，用时查找起来十分麻烦；当电脑系统进行升级、杀毒等维护时，部分文件甚至会丢失。应用移动护理信息系统，可以将各类资料分类记录于该部分的相应模块中，通过时间、项目名称等条目筛选，方便查找。应用信息化管理方式，能使资料分类清楚，查找方便，又可长久保存，还能提高工作效率。

五、护理质量控制

护理质量控制包括质量检查录入部分、数据汇总分析两部分。质量检查录入分科室及护理部两级，同时科室内又分护士长及质量管理小组两级。整个护理质控部分体现为三级管理模式。

护理信息系统可以将各级各类检查中存在的问题及扣分情况按月按比例自动换算并汇总生成统计单，并将各项缺陷及各科室得分自动计算排序。根据汇总情况，重点缺陷及缺陷较多科室一目了然，这使质量整改工作更具有针对性和实效性。

六、不良事件直报

不良事件直报包括各类不良事件呈报及数据分析汇总。

科室如发生护理不良事件，当事护士在系统的护理不良事件呈报表中录入事件经过、整改措施；护士长审核、提出处理意见；护理部可自动提取到通过审核的报表，质量管理委员会讨论分析后，对报表进行确认，填写整改意见；科室可通过系统看见护理部意见，进行科室内整改。此上报、审核、反馈流程均通过信息系统完成，不需纸质文件，不需人力运送，既实现了不良事件处理的实效性，同时又节省了人力、物力，把更多的时间还给护士，把更多的护士还给临床。

该系统可以按时间自动分析汇总各类护理不良事件例数，大大提高了不良事件资料的准确性，并为护理质量持续改进指明了方向、提供了依据。

七、护理工作量统计

护理工作量统计包括数据生成（录入）和数据查询及报表生成两部分。数据生成主要是利用指标生成算法对护理工作量指标项目进行标准化的分析和计算，并将结果保存到数据库中；数据查询及报表生成又分为临床护理单元和护理部两个模块，其中临床护理单元模块主要是实现对本科室护理工作量的初步处理和统计查询，护理部模块主要是实现对全院护理工作量的统计查询和报表自动生成。

（一）数据生成

首先，要确立护理工作量指标项目内容。

其次，对各个护理工作量指标项目实行标准化，将其编成不同的指标生成计算法，并在指定的统计区间内（通常为0：00—24：00），利用指标生成算法，自动提取、分析计算全院护理单元各个护理工作量统计项目的数值。

最后，将统计数值保存到后台数据库，方便查询。

（二）数据查询及报表生成

1. 临床护理单元模块

临床护理单元模块分为两部分：一是通过PDA扫描项目统计数据，二是手工录入项目统计数据。与护理工作相关的医嘱（指标）项目，大部分可以通过PDA扫描医嘱条形码获得数据，并自动计算；但还有部分统计项目没有条形码，无法扫描获取数据（如吸痰次数、翻身次数、洗头擦浴等），仍需手工录入后统计。

2. 护理部模块

护理部模块的主要功能：一是统计查询全院各临床护理单元护理工作量各个统计项目的数值，二是根据护理工作量的基础数据生成各种统计报表。

护理工作量统计对护理人员个人工作量具有自动汇总、保存功能，既减轻了临床护士的工作量，也使得护理工作量的统计数据更加客观、准确，实现了全院各类护理工作量指标的规范化和标准化。

八、移动护理信息系统满意度调查系统

患者满意度是衡量医疗工作质量的一项重要指标，对加强医院内部管理和提高医疗质量起到了积极的促进作用。医院借助满意度调查平台，及时了解患者的实际需求，从患者的意见中查找影响和制约医院发展的瓶颈，从患者需求中挖掘医院发展的潜力，通过整改沟通促进医患关系和谐发展。

目前，国内大部分医院均定期开展患者满意度调查工作，传统的调查模式为工作人员提前将满意度调查表用纸张印刷好，如调查科室多、样本大时，印刷纸张耗费多则数千张，当调查表格样式不同时，还需耗费大量的人力、物力和时间进行分类、整理、计算、统计、分析。同时，由于手工计算、时间紧等因素，传统的患者满意度调查模式存在统计结果错误、数据不便保存、无法实时查询等缺陷。鉴于此，为有效解决传统满意度调查中出现的各类问题，相关人员研发出 PDA 患者满意度问卷调查系统并应用于临床。

（一）PDA 患者满意度问卷调查系统的研发与应用

1. 系统硬件

系统硬件由两部分组成，即 PDA 和管理终端。PDA 用于患者满意度问卷调查时床边的实时登录、数据录入及文字记录等。管理终端设置在护理部，具有满意度问卷调查数据的汇总、统计、分析、排序、结果查询，统计表格和图表的生成和输出功能。

2. 系统软件

将不同类别、不同专科的满意度调查表格设置在 PDA 管理系统中，集安全登录、实时操作、数据同步上传，实时统计分析、实时查询、权限设置等诸多功能于一体。

3. 临床应用

（1）权限设置

为保证调查结果的真实性和公正性，要对 PDA 患者满意度问卷调查系统进行缜密的权限设置。调查工作人员为护理部质量控制组成员和临床部分主管护师。通过设置权限，负责调查的工作人员只可查看调查情况，但无法自行修改调查结果，并可实时记录开展调查的具体时间和科室。

（2）操作流程

调查前工作人员手持 PDA 到临床科室调查——输入专设账户登录系统，选择调查科室即出现对应的"调查表格和界面"。工作人员应向患者做好调查前的解释工作，使其给予支持和配合。

调查中患者手持 PDA，查看问卷条目→用操作笔或手指轻点击答案→系统自动记录结果并进入下一问题。PDA 还自带手写功能，患者可在意见栏书写自己的意见和建议。

调查后患者操作完毕，确认无误→工作人员输入本人用户名及密码→系统验证成功（保存具体调查时间和操作人员姓名）→自动跳转至"新建"界面进行另一患者的调查工作。

（3）分析统计

当工作人员指导患者进行床边满意度数据录入后，通过 HIS 网络，管理终端便可即时生成调查数据，无须将 PDA 与管理终端连接导出数据。同时，采集数据的时间和工作人员姓名等相关信息均同步储存至数据库。护理管理人员可随时通过管理终端了解住院患者的满意度情况，包括数据的汇总、统计、分析、查询、储存、分类、排序，生成图表，对比分析表格等。所有满意度调查的原始问卷、检查结果和分析图表均可通过管理终端进行打印和保存。

（二）PDA 患者满意度问卷调查系统应用的临床意义

1. 提高了管理工作效率

应用 PDA 进行满意度问卷调查，实现信息采集与数据同步化生成，其自动汇总、分析、统计，表格、图表生成等功能使管理人员从繁重的文字录入、数据输入、计算、统计和储存工作中解脱出来，减少了管理者的间接管理时间，增加了直接管理时间，使他们有更多的时间来指导与解决临床实际问题；同时，有效避免了传统的手工录入数据费时费力、计算失误、准确率低等弊端。管理者可实时掌握全院不同病区、不同时间段内患者的满意度情况，进行全面分析与评价，工作更加方便、快捷、高效，提高了管理工作的效率和质量。

2. 有效降低了管理成本

PDA 满意度问卷调查系统的应用，有效降低了管理的人力、物力和时间成本。小巧、便捷、操作简单的 PDA 不仅改变了工作人员须携带大量问卷表到调查现场的状况，同时还实现了数据的同步、实时上传。数据信息化存储节约了大量用于存放保管调查表的空间，充分实现了无纸化办公，有效降低了管理成本。

3. 保证了调查工作的即时性、真实性和公正性

PDA 小巧、便于携带，调查者亲自选择调查对象，切实实现了一对一调查，被调查对象只需用 PDA 手写笔轻轻点中答案即可，当场保存结果，保存数据后不能再做修改，保证了调查数据的及时、真实和结果的公正、透明，充分体现了调查过程的科学性。通过系统完善的权限设置可以对调查工作人员进行分级管理和操作权限控制，以保证检查结果更具真实性和公平性。

4. 使结果分析更具科学性

PDA 满意度问卷调查系统的多层次、多方位的数据统计与查询功能，实现了调查数据在不同科室、病区、专科之间以及不同调查条目的自动排名和对比分析，便于护理管理者全面了解各科室患者满意度的情况，同时可以具体了解每一项调查条目的满意率，针对发现的问题进行跟踪调查和持续改进，为不断

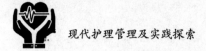

提升护理质量提供第一手资料。信息化的自动统计、分析功能也有效保障了数据的准确性，使调查结果更具有科学性和客观性。

5. 促进管理创新

PDA 满意度问卷调查系统的应用提升了医院管理水平。信息化、自动化、移动化、高效化的管理模式和方法是提升管理水平的重要途径和手段。PDA 满意度问卷调查系统优化了工作流程，实现了实时、环节控制，使管理更加流畅、严谨、规范，护理管理者可及时、有效、全面、动态地了解全院患者满意度情况，实现了从传统经验管理向科学管理的转变，从定量管理到定性管理的转变，推动了医院管理科学化、规范化、信息化的进程，提升了管理水平。

第六章　内科护理

本章重点对内科护理及相关问题进行探讨，具体可分为内科护理学概念与实践发展、常见内科疾病的护理这两部分内容。

第一节　内科护理学概念与实践发展

一、内科护理学的内容

（一）基本内容

在临床分科中，相对于外科（手术科）而言，内科主要是用非手术方法治疗病人，亦即内科的诊疗手段一般不具有创伤性，或仅有轻微创伤。药物是内科的代表性治疗手段，其他还有氧疗、输血、营养支持，采用医疗设备进行脏器支持、替代治疗，采用导管或内镜施行介入诊断及治疗等。内科护理学教材的知识体系的整体性强，涉及的临床领域宽广，内容几乎涵盖了所有的"非手术科"。虽然随着科技发展和学科分化，临床分科越来越细，但根据培养通科护理人才的需要，目前的内科护理学仍涵盖了呼吸、循环、消化、泌尿、血液、内分泌与代谢性疾病、风湿性疾病等各系统疾病病人的护理，以及传染病、神经系统疾病病人的护理。

（二）内科护理学的专业特色

内科护理学以整体护理的理念为指导，在编写体例上以护理程序为框架，反映了护理学的专业特色，以期有利于培养学生科学的临床护理思维和工作方法。

1. 整体护理观

整体护理观是与生物—心理—社会医学模式相适应的护理理念或概念模式。为了从学校教育开始，使学生逐步形成整体护理观，护理学专业教材建设中贯穿着这一理念，课程体系、教材结构和内容都力求反映整体护理的思想。例如，在课程设置中增加人文社会科学的内容，以提高学生的人文素养，为以整体观认识和理解人、环境、健康、护理及其相互之间的关系提供必需的知识基础。在内科护理学等临床护理学教材编写中，从护理评估、护理措施到健康指导，都强调关注病人在生理、心理、社会等各方面对健康问题的反应和对护理的需求。

2. 护理程序

护理学专业作为健康相关专业之一，应该教会学生科学的工作方法。护理程序就是一种体现整体护理观的临床思维和工作方法，也是各学科、各专业通用的科学方法和解决问题方法在护理学专业实践中的应用。

临床护理实践要求护士全面细致地观察和监测病人的病情并能及时识别病情变化；实施护理措施和执行医嘱的治疗措施后能观察和评价其效果；能全面评估和综合考虑病人生理、心理、社会等各层面的需求，并积极地采取适当的干预措施。这些既要求护士具有扎实的理论知识和过硬的实践技能，也要求护士在工作中有更积极、更主动的思维过程。

应用护理程序去思考病人的问题，做出评估、判断和决策，然后计划、实施并记录护理活动，进而总结、评价护理工作的效果。这一过程有利于促使护士不断地提高业务能力，积极、主动地开展护理工作；有利于增强护士的专业意识，界定护理学专业自主的、独特的工作内容，以及其工作范畴与医疗团队中其他专业人员工作的联系和区别；有利于促进护士之间的沟通，向病人提供连续的整体护理，提高护理质量和病人满意度。

随着经验的积累，护士在应用护理程序中，应能够做到无须有意识地逐个步骤地刻板依照，也能自然而然地根据病人的具体情况加以应用。例如面对急性大出血的病人，护士必须在迅速评估病情的同时，采取急救护理措施和执行医嘱的抢救措施，并评价处理的效果，亦即几乎是在同一时间完成护理程序的全部步骤，以挽救病人的生命。如果护理对象是非急症的病人，护士则需对病人进行全面深入的评估，与其共同制定目标和护理计划，以书面记录的形式使其他护士也知晓和执行，并在实施过程中根据病人情况的进展变化，对护理措施做出修改和更新。如果护士能形成这种思维习惯，即使护理记录不以护理程序的格式书写或不以完整的护理程序的格式书写，也应该不会妨碍它在临床护理中的应用。

简而言之，对护理程序的熟练应用，意味着使之融入护理工作之中，成为护士工作过程中无法分割的组成成分；意味着使这种概念框架内化为护士的思维习惯，再外化为工作的方法。目前，在护理学专业实践中，应用护理程序已成为各国护理界的共识。

3. 护理诊断

护理诊断是护理程序中的重要一环，它既是评估得出的结论，又是护理干预的指向（护理干预所要解决的问题）。应用护理诊断的实际意义，在于对护理评估的结论给予一个命名，用以指导有针对性地制定护理措施。由于北美护理诊断协会（NANDA）对护理诊断名称（对问题的命名）有比较严谨的定义和诊断依据，因此本书主要使用了 NANDA 的护理诊断。本书使用的数十个 NANDA 护理诊断多为疾病上相关的护理诊断，这是与本书内容相适应的。临床工作中可根据病人的具体情况增加个体化的护理诊断。

4.循证护理

循证护理是循证医学在近 30 年蓬勃发展下建立的一个分支，是指护士在计划护理活动过程中，慎重、准确、明智地将研究证据与临床经验以及病人愿望相结合，获取最佳证据作为临床护理决策的依据的过程。循证护理可贯穿于护理程序实践中的各环节，强调证据的建立和运用。依据证据级别形成的临床实践指南，有助于指导医护人员在临床实践过程中采用高质量的证据为病人提供个体化的照护。循证护理的理念也促进了临床护理科研的开展，丰富了内科护理学的知识。例如各种专科护理技术的创新及应用、慢性病管理与康复护理研究、病人的健康自我管理行为研究、出院病人延续性护理研究，这些均有助于提高临床专科护理技术水平和护理质量，并促进临床护理模式的转变。

二、内科护理专业实践的发展

随着人类文明和科学技术的进步，社会经济发展和人民生活水平逐步提高，人类的疾病病因和疾病谱发生了很大变化。有研究表明，现代人类的疾病多与行为和生活方式有关，与生活环境和社会环境以及衰老、遗传等生物学因素有关，有的还与卫生服务的缺陷有关。近年来，由于人们生活方式、饮食习惯的改变，环境污染，吸烟，以及人口老龄化、流动性等因素，心脑血管疾病、恶性肿瘤、糖尿病、慢性阻塞性肺疾病、哮喘、脂肪性肝病等疾病的发病率有逐年增高的趋势，且许多疾病的发病人群有年轻化倾向；帕金森病等老年病日益增多；病毒性肝炎、性病、感染性腹泻，以及一些原已基本得到控制的传染病，如肺结核、登革热、血吸虫病等，其感染率和发病率也呈上升趋势。以上病因和疾病谱的变化说明了心理、行为、社会、环境等因素对人类健康的影响，暴露了生物医学模式的局限性，从而促使生物—心理—社会医学模式取而代之。新的医学模式强调医学目标的整体性，认为在关注生物学因素的同时，还要重视心理和社会因素在人类健康和疾病中的重要作用。与此相应的是，以整体的人的健康为中心的现代护理观也取代了原有的以疾病护理为中心的护理观。近年来，一些新发传染病，如艾滋病、传染性非典型肺炎、人感染高致病性禽流感、埃博拉病毒、寨卡病毒感染等，引起了人们对突发性公共卫生事件的重视，整个社会增强了在群体层面预防与控制疾病的意识。以上这些认识和观念上的转变，使临床护理学包括内科护理学研究的内容已不再局限于医院内病人的护理。护理实践的视野正在从人的疾病向患病的人到所有的人，从个体向群体，从医院向社区扩展。护理实践以促进健康、预防疾病、协助康复、减轻痛苦为目的，着眼于人的生命的全过程，着眼于整体的人的生理、心理、社会、文化、精神、环境需求。护理工作的场所从医院扩展到社区和家庭，是内科护理的一个重要发展趋势。当今的临床护理实践不仅指医疗机构内的临床护理，还应包括在社区对个体和群体的护理。在欧美等地区的发达国家中，已有近半数的专业护士在从事初级卫生保健，以及慢性病病人、老年人、残疾人等重点人群的家庭护理和社区护理工作。

产生这一发展趋势的主要原因：一方面是随着社会发展、疾病谱的变化和人口老龄化，人们对卫生服务的需求日趋增长；另一方面是医疗费用增长过快，使国家、社会和群众经济负担过重。价 - 效医学（cost-effective medicine），即用最少的钱最有效地治疗疾病，已成为医疗改革的重要内容。从节省卫生资源和方便服务对象出发，许多健康问题并不一定需要住院治疗或长期在大医院治疗。随着卫生保健和医疗体制的改革，医疗保险制度的逐步成熟和完善，缩短病人住院时间以节省费用是必然趋势，这就需要大量的家庭护理、社区护理作为病人出院后的后续服务，保证病人虽离开医院但不影响治疗和康复的进程，保证治疗护理的连续性和协调性，减少病人再次住院的概率。内科疾病患者中慢性病患者居多，病人出院后的治疗和护理的连续性显得更为重要。

第二节　常见内科疾病的护理

一、呼吸系统疾病病人常见症状（体征）的护理

（一）咳嗽与咳痰

咳嗽是因咳嗽感受器受到刺激后引起的突然剧烈的呼气运动，是一种反射性防御动作，具有清除呼吸道分泌物和气道内异物的作用。但长期而频繁的咳嗽则对人体不利，如咳嗽可促使呼吸道内感染扩散，剧烈的咳嗽可导致呼吸道出血，甚至诱发自发性气胸等。咳嗽分为干性咳嗽和湿性咳嗽两类：前者为无痰或痰量甚少的咳嗽，见于咽炎及急性支气管炎、早期肺癌等疾病；后者伴有咳痰，常见于慢性支气管炎及支气管扩张症。

咳痰是借助支气管黏膜上皮的纤毛运动、支气管平滑肌的收缩及咳嗽反射，将呼吸道分泌物经口腔排出体外的动作。

引起咳嗽和咳痰的病因很多，常见致病因素包括：①感染因素，如上呼吸道感染、支气管炎、支气管扩张症、肺炎、肺结核等；②理化因素，如肺癌生长压迫支气管，误吸，各种刺激性气体、粉尘的刺激；③过敏因素，过敏体质者吸入致敏物，如过敏性鼻炎、支气管哮喘等；④其他，如胃食管反流病导致咳嗽、服用 β 受体阻断药或血管紧张素转化酶抑制药后咳嗽、习惯性及心理性咳嗽等。

1. 护理评估

（1）病史

①病因：询问有无呼吸道感染、刺激性气体或粉尘吸入、服用血管紧张素转化酶抑制药等。

②咳嗽：询问咳嗽发生与持续的时间、规律、性质、程度、音色、伴随症

状，咳嗽与体位、气候变化的关系，有无咳嗽无效或不能咳嗽。突然出现的干性或刺激性咳嗽多是急性上、下呼吸道感染初期的表现或与异物吸入、过敏有关；较重的干咳常见于咳嗽变异型哮喘、咽炎、气管异物、胸膜炎、支气管肿瘤、服用血管紧张素转化酶抑制药和胃食管反流等；慢性肺间质病变，尤其是各种原因所致的肺间质纤维化常表现为持续性干咳；犬吠样咳嗽见于会厌、喉部疾患或异物吸入；金属音调咳嗽见于纵隔肿瘤、主动脉瘤或支气管肺癌压迫气管；嘶哑性咳嗽多见于喉炎、喉结核、喉癌和喉返神经麻痹等。

咳嗽伴发热提示存在感染，伴胸痛常表示病变已累及胸膜，伴呼吸困难显示有肺通气和（或）换气功能的障碍。

咳嗽的发生与时间、体位也有一定的关系。咳嗽变异型哮喘常在夜间咳嗽，慢性支气管炎、支气管扩张症病人往往在清晨起床或夜间刚躺下时咳嗽加剧并咳出较多的痰液。

③咳痰：询问痰液的颜色、性质、量、气味和有无肉眼可见的异物等。慢性咳嗽伴咳痰常见于慢性支气管炎、支气管扩张症、肺脓肿和空洞型肺结核等。痰液颜色改变常有重要意义：黄绿色脓痰常为感染的表现；肺结核、肺癌、肺梗死出血时，因痰中含血液或血红蛋白而呈红色或红棕色；铁锈色痰可见于肺炎球菌肺炎；红褐色或巧克力色痰考虑阿米巴肺脓肿；粉红色泡沫痰提示急性肺水肿；砖红色胶冻样痰或带血液者常见于克雷白杆菌肺炎。痰有恶臭味是厌氧菌感染的特征。痰量少时每天仅数毫升，量多时可达数百毫升，一般将 24 小时痰量超过 100ml 定为大量痰。痰液黏稠难以咳出时要警惕病人是否有体液不足的问题，痰量原来较多而突然减少，伴发热，可能由支气管引流不畅所致。

④心理、社会反应：评估病人有无焦虑或抑郁等不良情绪反应，评估此类症状是否对病人日常生活和睡眠造成影响。

（2）身体评估

身体评估重点检查以下内容：①生命体征及意识状态，尤其是体温、呼吸形态；②营养状态及体位，有无消瘦及营养不良，是否存在强迫体位，如端坐呼吸；③皮肤、黏膜，有无脱水、多汗及发绀；④胸部，检查两肺呼吸运动的一致性，是否有肺泡呼吸音改变及异常呼吸音，有无干、湿啰音等。

（3）实验室及其他检查

痰液检查，看有无致病菌；血气分析结果关注有无 $PaCO_2$（动脉血二氧化碳分压）下降和 $PaCO_2$ 升高；胸片、纤维支气管镜检查、肺功能测定有无异常。

2. 护理措施及依据

（1）病情观察

密切观察咳嗽、咳痰情况，详细记录痰液的颜色、量和性质。

（2）环境与休息

为病人提供安静、舒适的病室环境，保持室内空气清新、洁净，注意通风。

维持室温（18℃～20℃）和湿度（50%～60%），以充分发挥呼吸道的自然防御功能。使病人保持舒适体位，采取坐位或半坐位有助于改善呼吸和咳嗽排痰。

（3）饮食

慢性咳嗽使能量消耗增加，应给予足够热量的饮食。适当增加蛋白质和维生素，尤其是维生素 C 及维生素 E 的摄入；避免油腻、辛辣刺激的食物。如病人无心肾功能障碍，应给予充足的水分，使每天饮水量为 1.5～2L，有利于呼吸道黏膜的湿润，使痰液稀释容易排出。

（4）促进有效排痰

包括深呼吸和有效咳嗽、气道湿化、胸部叩击、体位引流和机械吸痰等一组胸部物理治疗措施。

深呼吸和有效咳嗽：深呼吸是指胸腹式呼吸联合进行，以排出肺内残气及其代谢产物、增加有效通气的一种呼吸方式。有效咳嗽是在咳嗽时通过加大呼气压力，增强呼气流速以提高咳嗽的效率，适用于神志清醒、一般状况良好、能够配合的病人。

深呼吸和有效咳嗽的注意事项包括以下几个方面：①首先应指导病人掌握深呼吸和有效咳嗽的正确方法：病人尽可能采用坐位，先进行深而慢的腹式呼吸 5～6 次，然后深吸气至膈肌完全下降，屏气 3～5 秒，继而缩唇，缓慢地经口将肺内气体呼出，再深吸一口气屏气 3～5 秒，身体前倾，从胸腔进行 2～3 次短促有力的咳嗽，咳嗽时同时收缩腹肌，或用手按压上腹部，帮助痰液咳出。也可让病人取俯卧屈膝位，借助膈肌、腹肌收缩，增加腹压，咳出痰液。②经常变换体位有利于痰液咳出。③减轻咳嗽时的疼痛：对胸痛不敢咳嗽的病人，应采取相应措施防止因咳嗽加重疼痛，如胸部有伤口可用双手或枕头轻压伤口两侧，使伤口两侧的皮肤及软组织向伤口处皱起，可避免咳嗽时胸廓扩展牵拉伤口而引起疼痛。疼痛剧烈时可遵医嘱给予止痛药，30 分钟后进行有效咳嗽。

气道湿化：适用于痰液黏稠不易咳出者。气道湿化包括湿化治疗和雾化治疗两种方法。湿化治疗法是通过湿化器装置，将水或溶液蒸发成水蒸气或小液滴，以提高吸入气体的湿度，达到湿润气道黏膜、稀释痰液的目的。雾化治疗又称气溶液吸入疗法，是应用特制的气溶液装置将水分和药物形成气溶胶状液体微滴或固体颗粒，使之被吸入并沉积于患者呼吸道和肺内，达到治疗疾病、改善症状目的的方法。雾化吸入同时也具有一定的湿化稀释气道分泌物的作用。

气道湿化的注意事项包括以下几个方面：①防止窒息：干结的分泌物湿化后膨胀易阻塞支气管，治疗后要帮助病人（尤其是体弱、无力咳嗽者）翻身、拍背，以及时排出痰液。②避免湿化过度：过度湿化可引起黏膜水肿和气道狭窄，使气道阻力增加，甚至诱发支气管痉挛，也可引起水中毒、肺水肿（对心肾功能不全病人应注意）。湿化时间不宜过长，一般以 10～20 分钟为宜。③控制湿化温度：一般将湿化温度控制在 35℃～37℃。在加热湿化过程中既要避免温度过高灼伤呼吸道和损害气道黏膜纤毛运动，也要避免温度过低诱发哮喘及寒战反应。④防止感染：按规定消毒吸入装置和病房环境，严格执行无菌操作，加强口腔护理，避免呼吸道交叉感染。⑤避免降低吸入氧浓度。超声雾化吸入因喷雾压力和气流湿度增高，可造成吸入空气量减少，使血氧饱和度降低，病人感觉胸闷、气促加重，因此，在给予病人超声雾化吸入时可提高吸氧浓度或改用氧气驱动的喷射式雾化吸入。

胸部叩击：一种借助叩击所产生的振动和重力作用，使滞留在气道内的分泌物松动，并移行到中心气道，最后通过咳嗽排出体外的方法。该方法适用于久病体弱、长期卧床、排痰无力者，禁用于未经引流的气胸、肋骨骨折、有病理性骨折史、咯血、低血压及肺水肿等病人。方法：病人侧卧位或在他人协助下取坐位，叩击者两手手指弯曲并拢，使掌侧呈杯状，以手腕力量，从肺底自下而上、迅速而有节律地叩击胸壁，每一肺叶叩击 1 ~ 3 分钟，叩击时发出一种空而深的拍击音则表明叩击手法正确。

胸部叩击的注意事项包括以下几个方面：①评估：叩击前听诊肺部有无呼吸音异常及干、湿啰音，明确痰液潴留部位。②叩击前准备：用单层薄布覆盖叩击部位，以防止直接叩击引起皮肤发红，但覆盖物不宜过厚，以免降低叩击效果。③叩击要点：叩击时避开乳房、心脏、骨突部位（如脊椎、肩胛骨、胸骨）及衣服拉链、纽扣等；叩击力量应适中，以病人不感到疼痛为宜；每次叩击时间以 3 ~ 5 分钟为宜，应安排在餐后 2 小时至餐前 30 分钟完成，以避免治疗中引发呕吐；叩击时应密切注意病人的反应。④操作后：嘱病人休息并协助做好口腔护理，去除痰液气味；询问病人的感受，观察痰液情况，复查生命体征、肺部呼吸音及啰音变化。

体位引流：体位引流是利用重力作用使肺、支气管内分泌物排出体外的胸部物理疗法之一，又称重力引流。该治疗措施适用于肺脓肿、支气管扩张症等有大量痰液排出不畅的病人，禁用于有明显呼吸困难和发绀、近 1 ~ 2 周内曾有大咯血史、严重心血管疾病或年老体弱不能耐受的病人。

机械吸痰：适用于痰液黏稠无力咳出、意识不清或建立人工气道者。可经病人的口、鼻腔、气管插管或气管切开处进行负压吸痰。

机械吸痰的注意事项包括以下几个方面：①每次吸引时间少于 15 秒，两次抽吸间隔时间应大于 3 分钟；②吸痰动作要迅速、轻柔，将不适感降至最低；③在吸痰前后适当提高吸入氧浓度，避免吸痰引起低氧血症；④严格执行无菌操作，避免呼吸道交叉感染。

（5）用药护理

遵医嘱给予抗生素、止咳及祛痰药物，用药期间注意观察药物的疗效及不良反应。向湿性咳嗽及排痰困难病人解释并说明某些强镇咳药会抑制咳嗽反射，加重痰液的积聚，切勿自行服用。

（二）肺部感染性疾病

肺炎指终末气道、肺泡和肺间质的炎症，可由多种病因引起，如感染、理化因素、免疫损伤等。肺炎是呼吸系统的常见病，尽管新的强效抗生素和有效的疫苗不断投入临床应用，但其发病率和病死率仍很高，其原因可能在于人口老龄化、病原体的变迁、医院获得性肺炎发病率增高、病原学诊断困难和不合理应用抗生素引起细菌耐药性增高。

1. 护理评估

（1）病史

患病及治疗经过：询问与本病发生相关的因素，如有无着凉、淋雨、劳累等诱因；有无上呼吸道感染史；有无慢性阻塞性肺疾病、糖尿病等慢性基础疾病；是否吸烟及吸烟量；是否长期使用激素、免疫抑制剂等。

目前病情与一般状况：确定病人现存的主要症状，有无寒战、高热、咳嗽、咳痰、胸痛等；患病后日常活动与休息、饮食、排便是否规律。

（2）身体评估

一般状态：有无生命体征异常，如呼吸频率加快和节律异常、血压下降、体温升高或下降等；判断病人意识是否清楚，有无烦躁、嗜睡、惊厥和表情淡漠等意识障碍；观察病人有无急性病容和鼻翼扇动等表现。

皮肤、淋巴结：有无面颊绯红、口唇发绀、皮肤黏膜出血、浅表淋巴结肿大。

胸部：病人呼吸时有无三凹征；叩诊有无浊音；听诊可否闻及肺泡呼吸音减弱或消失，异常支气管呼吸音，胸膜摩擦音和干、湿啰音等。

（3）实验室及其他检查

血常规：有无白细胞计数升高、中性粒细胞增高及核左移、淋巴细胞升高。

胸部 X 线检查：有无肺纹理增粗、炎性浸润影等。

痰培养：有无细菌生长，药敏试验结果如何。

动脉血气分析：是否有 $PaCO_2$ 减低和（或）$PaCO_2$ 升高。

2. 护理措施及依据

（1）体温过高

病情观察：监测并记录生命体征，重点观察儿童、老年人、久病体弱者的病情变化。

休息与环境：高热病人应卧床休息，以减少氧耗量，缓解头痛、肌肉酸痛等症状。病室应尽可能保持安静并维持适宜的温度及湿度。

饮食：提供热量、蛋白质和维生素足够的流质或半流质食物，以补充高热引起的营养物质消耗。鼓励病人多饮水，以保证足够的摄入量并有利于稀释痰液。

高热护理：可采用温水擦浴、冰袋、冰帽等物理降温措施，以逐渐降温为宜，防止虚脱。病人出大汗时，及时协助擦拭和更换衣服，避免受凉。必要时遵医嘱使用退热药或静脉补液，补充因发热而丢失较多的水分和电解质，加快毒素排泄和热量散发。心脏病患者和（或）老年人应注意补液速度，避免过快导致急性肺水肿。

口腔护理：做好口腔护理，鼓励病人经常漱口，口唇疱疹者局部涂抗病毒软膏，防止继发感染。

用药护理：遵医嘱使用抗生素，观察疗效和不良反应。应用头孢唑林钠（先锋Ⅴ）可出现发热、皮疹、胃肠道不适等不良反应；喹诺酮类药物（氧氟沙星、环丙沙星）偶见皮疹、恶心等不良反应；氨基糖苷类抗生素有肾、耳毒性，老年人或肾功能减退者应特别注意有无耳鸣、头晕、唇舌发麻等不良反应。病人一旦出现严重不良反应，应及时与医生沟通，并做相应处理。

（2）潜在并发症：感染性休克

病情监测。①生命体征：有无心率加快、脉搏细速、血压下降、脉压变小、体温不升或高热、呼吸困难等，必要时进行心电监护。②精神和意识状态：有无精神萎靡、表情淡漠、烦躁不安、神志模糊等。③皮肤、黏膜：有无发绀、肢端湿冷。④出入量：有无尿量减少，疑有休克应测每小时尿量。⑤辅助检查：有无动脉血气分析等指标的改变。

感染性休克抢救配合。发现异常情况，立即通知医生，并备好物品，积极配合抢救。①体位：病人取仰卧中凹位，头胸部抬高约20°，下肢抬高约30°以利于呼吸和静脉血回流。②吸氧：给予中、高流量吸氧，维持$PaCO_2>60mmhg$，改善缺氧状况。

补充血容量。快速建立两条静脉通道，遵医嘱补液，以维持有效血容量，降低血液黏滞度，防止弥散性血管内凝血。随时监测病人生命体征、意识状态的变化，必要时留置导尿以监测每小时尿量。补液速度的调整应考虑病人的年龄和基础疾病，尤其是病人的心功能状况，可以中心静脉压作为调整补液速度的指标。中心静脉压 <5cmH2O 时可适当加快输液速度；中心静脉压达到或超过 10cmH2O 时，输液速度则不宜过快，以免诱发急性心力衰竭。下列证据提示血容量已补足：口唇红润、肢端温暖、收缩压 >90mmhg、尿量 >30ml/h。在血容量已基本补足的情况下，尿量仍 <20ml/h，尿比重 <1.018，应及时报告医生，警惕急性肾损伤的发生。

用药护理。①遵医嘱输入多巴胺、间羟胺等血管活性药物。根据血压调整滴速，维持收缩压在 90 ~ 100mmhg 为宜，以保证重要器官的血液供应，改善微循环。输注过程中注意防止药液溢出血管外引起局部组织坏死。②有明显酸中毒时可应用 5% 碳酸氢钠静滴，因其配伍禁忌较多，宜单独输入。③联合使用广谱抗菌药物控制感染时，应注意药物疗效和不良反应。

二、循环系统疾病病人常见症状（体征）的护理

（一）心源性呼吸困难

心源性呼吸困难指各种心血管疾病引起的呼吸困难。最常见的病因是左心衰竭引起的肺淤血，亦见于右心衰竭、心包积液、心脏压塞时。

心源性呼吸困难常表现为以下几种特征：①劳力性呼吸困难：在体力活动时发生或加重，休息后缓解或消失，常为左心衰竭最早出现的症状。其发病原因是运动使回心血量增加，加重了肺淤血。开始多发生在较重体力活动时，休息后缓解，随着病情进展，轻微体力活动时即可出现。引起呼吸困难的体力活动类型包括上楼、步行、穿衣、洗漱、吃饭、讲话等。②夜间阵发性呼吸困难：这是心源性呼吸困难的特征之一。即病人在夜间入睡后因突然胸闷、气急而憋醒，被迫坐起，呼吸深快。轻者数分钟至数十分钟后症状逐渐缓解，重者可伴有咳嗽、咳白色泡沫痰、气喘、发绀、肺部哮鸣音，称为"心源性哮喘"。其发生机制包括：平卧位时回心血量增加，肺淤血加重；横膈高位，肺活量减少；夜间迷走神经张力增高，小支气管收缩等。③端坐呼吸：这是严重肺淤血的表现，即静息状态下病人仍觉呼吸困难，不能平卧。依病情轻重依次可表现为被迫采取高枕卧位、半坐卧位、端坐位，甚至需双下肢下垂。

1. 护理评估

（1）病史

评估呼吸困难发生的缓急、时间、特点、严重程度，能否平卧，夜间有无憋醒，何种方法可使呼吸困难减轻，是否有咳嗽、咳痰、乏力等伴随症状，痰液的性状和量。对日常生活和活动耐力的影响，大小便是否正常，病人是否有精神紧张、焦虑不安甚至悲观绝望等状况。

（2）身体评估

评估内容包括呼吸频率、节律、深度，脉搏，血压，意识状况，体位，面容与表情，皮肤黏膜有无发绀；双肺是否可闻及湿啰音或哮鸣音，啰音的分布是否可随体位而改变；心脏有无扩大，心率、心律、心音的改变，有无奔马律。

（3）实验室及其他检查

评估血氧饱和度和血气分析结果，判断病人缺氧程度及酸碱平衡状况。X线胸片有助于判断肺淤血、肺水肿或肺部感染的严重程度，有无胸腔积液或心包积液。

2. 护理措施及依据

（1）气体交换障碍

休息与体位：病人有明显呼吸困难时应卧床休息，以减轻心脏负荷，利于心功能恢复。劳力性呼吸困难者，应减少活动量，以不引起症状为度。对夜

间阵发性呼吸困难者，应给予高枕卧位或半卧位，加强夜间巡视。对端坐呼吸者，可使用床上小桌，让病人扶桌休息，必要时双腿下垂。注意病人体位的舒适与安全，可用枕或软垫支托肩、臂、骶、膝部，以避免受压，必要时加用床栏防止坠床。应保持病室安静、整洁，利于病人休息，适当开窗通风，每次15～30分钟，但注意不要让风直接对着病人。病人应衣着宽松，盖被轻软，以减轻憋闷感。

氧疗：对于有低氧血症者，纠正缺氧对保护心脏功能、减少缺氧性器官功能损害有重要的意义。氧疗方法包括鼻导管吸氧、面罩吸氧、无创正压通气吸氧等。

控制液体入量：病人24小时内液体入量控制在1500ml内为宜。

心理护理：呼吸困难病人常因影响日常生活及睡眠而心情烦躁、痛苦、焦虑。护理人员应与家属一起安慰鼓励病人，帮助病人树立战胜疾病的信心，稳定病人情绪，以降低交感神经兴奋性，有利于减轻呼吸困难。

病情监测：密切观察呼吸困难有无改善，发绀是否减轻，听诊肺部湿啰音是否减少，监测血氧饱和度、血气分析结果是否正常等。若病情加重或血氧饱和度降低到94%以下，立即报告医生。

（2）活动无耐力

评估活动耐力：评估病人心功能状态，判断活动受限程度。了解病人过去和现在的活动形态，确定既往活动的类型、强度、持续时间和耐受力，判断病人恢复以往活动形态的潜力。

制订活动计划：与病人及家属一起确定活动量和持续时间，循序渐进增加活动量。病人可遵循卧床休息—床边活动—病室内活动—病室外活动—上下楼梯的活动步骤。根据病人身体状况和活动时的反应，确定活动的强度、持续时间和频度。当病人活动耐力有所增加时适当给予鼓励，增强病人信心。

监测活动过程中反应：若病人活动中出现明显心前区不适、呼吸困难、头晕眼花、面色苍白、极度疲乏时，应停止活动，就地休息。若休息后症状仍不缓解应报告医生，协助处理。

协助和指导病人生活自理：病人卧床期间加强生活护理，包括饮食护理、皮肤与口腔护理等。进行床上主动或被动的肢体活动，以保持肌张力，预防下肢静脉血栓形成。在活动耐力可及的范围内，鼓励病人尽可能生活自理。教育家属对病人生活自理给予理解和支持，避免病人养成过分依赖的习惯。护士还应为病人的自理活动提供方便和指导：抬高床头，使病人容易坐起；利用床上小桌，让病人可以坐在床上就餐；指导病人使用病房中的辅助设备如床栏杆、椅背、扶手等，以节省体力和保证安全；将经常使用的物品放在病人容易取放的位置；教给病人保存体力、减少氧耗的技巧，如以均衡的速度进行自理活动或其他活动，在较长活动中穿插休息，有些自理活动如刷牙、洗脸等可坐着进行。

出院指导：出院前根据病人病情及居家生活条件如居住的楼层、卫生设备条件以及家庭支持能力等进行活动指导；指导病人在职业、家庭、社会关系等方面进行必要的角色调整。

（二）心律失常病人的护理

1. 活动无耐力与心律失常导致心悸或心排血量减少有关

（1）体位与休息

嘱病人当心律失常发作导致胸闷、心悸、头晕等不适时采取高枕卧位、半卧位或其他舒适体位，尽量避免左侧卧位，因左侧卧位时病人常能感觉到心脏的搏动而使不适感加重。做好心理护理，保持情绪稳定，必要时遵医嘱给予镇静药，保证病人充分的休息与睡眠。

（2）给氧

伴呼吸困难、发绀等缺氧表现时，给予氧气吸入，根据缺氧程度调整氧流量。

（3）制订活动计划

评估病人心律失常的类型及临床表现，与病人及家属共同制订活动计划。对无器质性心脏病的良性心律失常病人，鼓励其正常工作和生活，建立健康的生活方式，保持心情舒畅，避免过度劳累。窦性停搏、第二度Ⅱ型或第三度房室传导阻滞、持续性室速等严重心律失常病人或快速心室率引起血压下降者，应卧床休息，以减少心肌耗氧量。卧床期间加强生活护理。

（4）用药护理

严格遵医嘱按时按量给予抗心律失常药物，静注时速度宜慢（腺苷除外），一般 5 ~ 15 分钟内注完，静滴药物时尽量用输液泵调节速度。胺碘酮静脉用药易引起静脉炎，应选择大血管，配制药物浓度不要过高，严密观察穿刺局部情况，谨防药物外渗。观察病人意识和生命体征，必要时监测心电图，注意用药前、用药过程中及用药后的心率、心律、PR 间期、QT 间期等的变化，以判断疗效和有无不良反应。常用抗心律失常药物的不良反应举例如表 6-1 所示。

表 6-1　常用抗心律失常药物的不良反应

药物	不良反应
奎尼丁	心脏方面：窦性停搏、房室传导阻滞、QT 间期延长与尖端扭转型室速、晕厥、低血压 其他：畏食、恶心、呕吐、腹痛、腹泻；视听觉障碍、意识模糊；皮疹、发热、血小板减少、溶血性贫血
普鲁卡因胺	心脏方面：中毒浓度抑制心肌收缩力，低血压、传导阻滞、QT 间期延长与多形性室速 其他：胃肠道反应较奎尼丁少见，中枢神经系统反应较利多卡因多见；发热、粒细胞减少症；药物性狼疮

续　表

药物	不良反应
利多卡因	心脏方面：少数引起窦房结抑制、室内传导阻滞 其他：眩晕、感觉异常、意识模糊、谵妄、昏迷
普罗帕酮	心脏方面：窦房结抑制、房室传导阻滞、加重心力衰竭 其他：眩晕、口内金属味、视力模糊；胃肠道不适；加重支气管痉挛
β受体阻断药	心脏方面：低血压、心动过缓、心力衰竭 其他：乏力；加重哮喘与慢性阻塞性肺疾病；间歇性跛行、雷诺现象、精神抑郁；糖尿病病人可能引起低血糖
胺碘酮	心脏方面：心动过缓，致心律失常很少发生，偶有尖端扭转型室速 其他：最严重的心外毒性为肺纤维化；转氨酶升高，偶致肝硬化；甲状腺功能亢进或减退；光过敏、角膜色素沉着；胃肠道反应
维拉帕米	心脏方面：已应用受体阻断药或有血流动力学障碍者易引起低血压、心动过缓、房室传导阻滞、心搏停顿 其他：偶有肝毒性；使地高辛血药浓度增高
腺苷	心脏方面：可有短暂窦性停搏、室性期前收缩或非持续性室性心动过速 其他：面部潮红、呼吸困难、胸部压迫感，通常持续短于1分钟

2. 潜在并发症：猝死

（1）评估危险因素

评估引起心律失常的原因，如有无冠心病、心力衰竭、心肌病、心肌炎、药物中毒等，有无电解质紊乱（如低钾血症）和低氧血症、酸碱平衡失调等。遵医嘱配合治疗，协助纠正诱因。

（2）心电监护

对严重心律失常者，应持续心电监护，严密监测心率、心律、心电图、生命体征、血氧饱和度变化。发现频发（每分钟在5次以上）、多源性、成对的或呈RonT现象的室性期前收缩，室速，预激伴发房颤，窦性停搏，第二度Ⅱ型或第三度房室传导阻滞等，立即报告医生。安放监护电极前注意清洁皮肤，用乙醇棉球去除油脂，电极放置部位应避开胸骨右缘及心前区，以免影响做心电图和紧急电复律；1~2天更换电极片1次或电极片松动时随时更换，去除电极片后及时清洁皮肤。部分病人易致过敏，应观察有无皮肤发红、瘙痒、水疱甚至破溃等。

（3）配合抢救

对于高危病人，应留置静脉导管，备好抗心律失常药物及其他抢救药品、除颤器、临时起搏器等，一旦发生猝死立即配合抢救。

3. 有受伤的危险与心律失常引起的头晕、晕厥有关

（1）评估危险因素

向病人及知情者询问病人晕厥发作前有无诱因及先兆症状，了解晕厥发作时的体位、晕厥持续时间、伴随症状等。必要时进行心电监护，动态观察心律失常的类型。

（2）休息与活动

心律失常频繁发作，伴有头晕、晕厥或曾有跌倒病史者应卧床休息，协助生活护理。嘱咐病人避免单独外出，防止意外发生。

（3）避免诱因

嘱咐病人避免剧烈活动、情绪激动或紧张、快速改变体位等，一旦有头晕、黑蒙等先兆时立即平卧，以免跌伤。

（4）遵医嘱给予治疗

如心率显著缓慢的病人可予阿托品、异丙肾上腺素等药物或配合人工心脏起搏治疗；对其他心律失常病人可遵医嘱给予抗心律失常药物。

三、消化系统疾病病人常见症状体征的护理

（一）恶心与呕吐

两者可单独发生，但多数病人先有恶心，继而呕吐。引起恶心与呕吐的病因有很多，其中消化系统的常见病因有3种：①胃炎、消化性溃疡并发幽门梗阻、胃癌；②肝、胆囊、胆管、胰、腹膜的急性炎症；③胃肠功能紊乱引起的心理性呕吐。呕吐出现的时间、频度、呕吐物的量与性状因病种而异。上消化道出血时呕吐物呈咖啡色甚至鲜红色；消化性溃疡并发幽门梗阻时呕吐常在餐后发生，呕吐量大，呕吐物含酸性发酵宿食；低位肠梗阻时呕吐物带粪臭味；急性胰腺炎可出现频繁剧烈的呕吐，吐出胃内容物甚至胆汁。呕吐频繁且量大者可引起水电解质紊乱、代谢性碱中毒；长期呕吐伴畏食者可致营养不良；昏迷病人呕吐时易发生误吸，引起肺部感染、窒息等。

1. 护理评估

（1）病史

恶心与呕吐发生的时间、频率、原因或诱因，与进食的关系；呕吐的特点及呕吐物的性质、量；呕吐伴随的症状，如是否伴有腹痛、腹泻、发热、头痛、眩晕等。病人的精神状态，有无疲乏无力，有无焦虑、抑郁，呕吐是否与精神因素有关。

（2）身体评估

①全身情况：生命体征、神志、营养状况，有无失水表现。②腹部检查。

（3）实验室及其他检查

必要时作呕吐物毒物分析或细菌培养等检查，呕吐量大者注意有无水电解质紊乱、酸碱平衡失调。

2. 护理措施及依据

（1）有体液不足的危险

失水征象监测。①生命体征：定时测量和记录生命体征直至稳定。血容量不足时可出现心率加快、呼吸急促、血压降低，特别是直立性低血压。持续性

呕吐致大量胃液丢失而发生代谢性碱中毒时，病人呼吸变浅、慢。②准确测量和记录每天的出入量、尿比重、体重。③观察病人有无失水征象，依失水程度不同，病人可出现软弱无力、口渴、皮肤黏膜干燥和弹性减低，尿量减少、尿比重增高，并可有烦躁、神志不清以至昏迷等表现。④动态观察实验室检查结果，例如血清电解质、酸碱平衡状态。

呕吐的观察与处理。观察病人呕吐的特点，记录呕吐的次数，呕吐物的性质和量、颜色、气味。按医嘱应用止吐药及其他治疗，促使病人逐步恢复正常饮食和体力。

积极补充水分和电解质。给予口服补液时，应少量多次饮用，以免引起恶心呕吐。如口服补液未能达到所需补液量时，需静脉输液以恢复机体的液体平衡状态。剧烈呕吐不能进食或严重水电解质失衡时，则主要通过静脉输液给予纠正。

（2）活动无耐力

生活护理：协助病人进行日常活动。病人呕吐时应帮助其坐起或侧卧，头偏向一侧，以免误吸。吐毕给予漱口水，更换污染衣物及被褥，开窗通风以去除异味。

安全的护理：告知病人突然起身可能出现头晕、心悸等不适。指导病人坐起时动作缓慢，以免发生直立性低血压。

（3）焦虑

心理疏导：耐心解答病人及家属提出的问题，消除其紧张情绪，特别是对于呕吐与精神因素有关的病人，紧张、焦虑还会影响食欲和消化能力，而对于治疗有信心及情绪稳定则有利于缓解症状。必要时使用镇静药。

应用放松技术：常用深呼吸法（用鼻吸气，然后张口慢慢呼气，反复进行），以及交谈、听音乐、阅读等方法转移病人的注意力，减少呕吐的发生。

（二）腹泻

正常人的排便习惯多为每天1次，有的人每天2到3次或每2～3天1次，只要粪便的性状正常，均属正常范围。腹泻指排便次数多于平日习惯的频率，粪质稀薄。腹泻多由于肠道疾病引起，其他原因有药物、全身性疾病、过敏和心理因素等。发生机制为肠蠕动亢进、肠分泌增多或吸收障碍。小肠病变引起的腹泻粪便呈糊状或水样，可含有未完全消化的食物成分，大量水泻易导致脱水和电解质丢失，部分慢性腹泻病人可发生营养不良。大肠病变引起的腹泻粪便可含脓、血、黏液，病变累及直肠时可出现里急后重。

1. 护理评估

（1）病史

腹泻发生的时间、起病原因或诱因、病程长短；粪便的性状、气味和颜色，排便次数和量；有无腹痛及疼痛的部位，有无里急后重、恶心、呕吐、发热等伴随症状；有无口渴、疲乏无力等提示失水的表现；有无精神紧张、焦虑不安等心理因素。

（2）身体评估

①急性严重腹泻时，注意观察病人的神志、尿量、皮肤弹性等。慢性腹泻时应注意病人的营养状况，有无消瘦、贫血的体征。②腹部检查。③肛周皮肤：有无因排便频繁及粪便刺激，引起肛周皮肤糜烂。

（3）实验室及其他检查

采集新鲜粪便标本做显微镜检查，必要时做细菌学检查。急性腹泻者注意监测血清电解质、酸碱平衡状况。

2. 护理措施及依据

（1）腹泻

病情观察：包括排便情况、伴随症状等。

饮食护理：饮食以少渣、易消化食物为主，避免生冷、多纤维、味道浓烈的刺激性食物。急性腹泻应根据病情和医嘱，给予禁食、流质、半流质或软食。

活动与休息：急性起病、全身症状明显的病人应卧床休息，注意腹部保暖。可用热水袋热敷腹部，以减弱肠道运动，减少排便次数，这有利于腹痛等症状的减轻。

用药护理：腹泻的治疗以病因治疗为主。应用止泻药时注意观察病人排便情况，腹泻得到控制应及时停药。应用解痉止痛药如阿托品时，注意药物不良反应如口干、视力模糊、心动过速等。

肛周皮肤护理：排便频繁时，因粪便的刺激，可使肛周皮肤损伤，引起糜烂及感染。排便后应用温水清洗肛周，保持清洁干燥，涂无菌凡士林或抗生素软膏以保护肛周皮肤，促进损伤处愈合。

心理护理：慢性腹泻治疗效果不明显时，病人往往对预后感到担忧，结肠镜等检查有一定痛苦，某些腹泻如肠易激综合征与精神因素有关，故应注意病人心理状况的评估和护理，鼓励病人配合检查和治疗，稳定病人情绪。

（2）有体液不足的危险

动态观察液体平衡状态：急性严重腹泻时丢失大量水分和电解质，可引起脱水及电解质紊乱，严重时导致休克。故应严密监测病人生命体征、神志、尿量的变化；有无口渴、口唇干燥、皮肤弹性下降、尿量减少、神志淡漠等脱水表现；有无肌肉无力、腹胀、肠鸣音减弱、心律失常等低钾血症的表现；监测血生化指标的变化。

补充水分和电解质：及时遵医嘱给予液体、电解质、营养物质，以满足病人的生理需要量，补充额外丢失量，恢复和维持血容量。一般可经口服补液，严重腹泻，伴恶心与呕吐、禁食或全身症状显著者经静脉补充水分和电解质。注意输液速度的调节。老年病人尤其应及时补液并注意输液速度，因老年人易因腹泻发生脱水，也易因输液速度过快引起循环衰竭。

（三）消化性溃疡

消化性溃疡指胃肠道黏膜被自身消化而形成的溃疡，可发生于食管、胃、十二指肠、胃空肠吻合口附近以及含有胃黏膜的 Meckel 憩室。胃溃疡和十二指肠溃疡最为常见。溃疡的黏膜层缺损超过黏膜肌层，不同于糜烂。

本病是全球性常见病，可发生于任何年龄。全世界约有 10% 的人口患过此病。临床上十二指肠溃疡较胃溃疡多见，两者之比约为 3：1。十二指肠溃疡好发于青壮年，胃溃疡多见于中老年，后者发病高峰较前者约迟 10 年。男性患病较女性多。秋冬和冬春之交是本病的好发季节。

1. 护理评估

（1）病史

患病及治疗经过。询问发病的有关诱因和病因，如发病是否与天气变化、饮食不当或情绪激动等有关；有无暴饮暴食、喜食酸辣等刺激性食物的习惯；是否嗜烟酒；有无经常服用 NSAID（非甾体抗炎药）药物史；家族中有无溃疡病者等。询问病人的病程经过，例如首次疼痛发作的时间，疼痛与进食的关系，是餐后还是空腹出现，有无规律，部位及性质如何，应用何种方法能缓解疼痛。曾做过何种检查和治疗，结果如何。

目前病情与一般情况。询问此次发病与既往有无不同，是否伴有恶心、呕吐、嗳气、反酸等其他消化道症状，有无呕血、黑便、频繁呕吐等症状。日常休息与活动如何等。

心理、精神、社会状况。本病病程长，有周期性发作和节律性疼痛的特点，如不重视预防和正规治疗，病情可反复发作并产生并发症，从而影响病人的工作和生活，使病人产生焦虑、急躁情绪。应注意评估病人及家属对疾病的认识程度，评估病人有无焦虑或恐惧等心理，了解病人家庭经济状况和社会支持情况如何，病人所能得到的社区保健资源和服务如何。

（2）身体评估

全身状况：有无痛苦表情，有无消瘦、贫血貌，生命体征是否正常。

腹部体征：上腹部有无固定压痛点，有无胃蠕动波，全腹有无压痛、反跳痛，有无腹肌紧张，有无肠鸣音减弱或消失等。

（3）实验室及其他检查

血常规：有无红细胞计数、血红蛋白减少。

粪便隐血试验：是否为阳性。

幽门螺杆菌检测：是否为阳性。

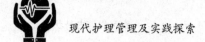

胃液分析：BAO（基础胃酸分泌量）和MAO（最大胃酸分泌量）是增高、减少还是正常。

X线钡餐造影：有无典型的溃疡龛影及其部位。

胃镜及黏膜活检：溃疡的部位、大小及性质如何，有无活动性出血。

2.护理措施及依据

（1）疼痛：腹痛

帮助病人认识和去除病因：向病人解释疼痛的原因和机制，指导其减少或去除加重和诱发疼痛的因素：①对服用NSAID者，若病情允许应停药；若必须用药，可遵医嘱换用对胃黏膜损伤少的NSAID，如塞来昔布或罗非昔布。②避免暴饮暴食和进食刺激性饮食，以免加重对胃黏膜的损伤。③对嗜烟酒者，劝其戒除，但应注意突然戒断烟酒可引起焦虑、烦躁，反过来也会刺激胃酸分泌，故应与病人共同制订切实可行的戒烟酒计划，并督促其执行。

指导缓解疼痛：注意观察及详细了解病人疼痛的规律和特点，并按其疼痛特点指导缓解疼痛的方法。如十二指肠溃疡表现为空腹痛或夜间痛，指导病人在疼痛前或疼痛时进食碱性食物（如苏打饼干等），或服用制酸剂。也可采用局部热敷或针灸止痛。

休息与活动：溃疡活动期且症状较重者，嘱其卧床休息几天至1～2周，可使疼痛等症状缓解。病情较轻者则应鼓励其适当活动，以分散注意力。

用药护理：根据医嘱给予药物治疗，并注意观察药效及不良反应。

质子泵抑制剂：奥美拉唑可引起头晕，特别是用药初期，应嘱病人用药期间避免开车或做其他必须高度集中注意力的工作。此外，奥美拉唑有延缓地西泮及苯妥英钠代谢和排泄的作用，联合应用时需慎重。兰索拉唑的主要不良反应包括皮疹、瘙痒、头痛、口苦、肝功能异常等，轻度不良反应不影响继续用药，较为严重时应及时停药。泮托拉唑的不良反应较少，偶可引起头痛和腹泻。

H2受体拮抗药：药物应在餐中或餐后即刻服用，也可把1天的剂量在睡前服用。若需同时服用抗酸药，则两药应间隔1小时以上。若静脉给药应注意控制速度，速度过快可引起低血压和心律失常。西咪替丁对雄激素受体有亲和力，可导致男性乳腺发育、阳痿以及性功能紊乱，且其主要通过肾脏排泄，用药期间应监测肾功能。此外，少数病人还可出现一过性肝损害和粒细胞缺乏，亦可出现头痛、头晕、疲倦、腹泻及皮疹等反应，如出现上述反应需及时协助医生进行处理。因药物可随母乳排出，哺乳期应停止用药。

弱碱性抗酸剂：如氢氧化铝凝胶等，应在饭后1小时和睡前服用。服用片剂时应嚼服，乳剂给药前应充分摇匀。抗酸药应避免与奶制品同时服用，因两者相互作用可形成络合物。酸性的食物及饮料不宜与抗酸药同服。氢氧化铝凝胶能阻碍磷的吸收，引起磷缺乏症，表现为食欲不振、软弱无力等症状，甚至可导致骨质疏松。长期大量服用还可引起严重便秘、代谢性碱中毒与钠潴留，甚至造成肾损害。若服用镁制剂则易引起腹泻。

（2）营养失调：低于机体需要量

进餐方式：指导病人有规律地定时进食，以维持正常消化活动的节律。在溃疡活动期，以少食多餐为宜，每天进餐 4 ~ 5 次，避免餐间零食和睡前进食，使胃酸分泌有规律。一旦症状得到控制，应尽快恢复正常的饮食规律。饮食不宜过饱，以免胃窦部过度扩张而增加促胃液素的分泌。进餐时注意细嚼慢咽，避免急食，咀嚼可增加唾液分泌，后者具有稀释和中和胃酸的作用。

食物选择：选择营养丰富、易消化的食物。除并发出血或症状较重外，一般无须规定特殊食谱。症状较重的病人以面食为主，因面食柔软易消化，且其含碱能有效中和胃酸，不习惯于面食则以软米饭或米粥替代。由于蛋白质类食物具有中和胃酸作用，可适量摄取脱脂牛奶，宜安排在两餐之间饮用，但牛奶中的钙质吸收有刺激胃酸分泌的作用，故不宜多饮。脂肪到达十二指肠时虽能刺激小肠分泌抑促胃液素，抑制胃酸分泌，但同时又可引起胃排空减慢，胃窦扩张，致胃酸分泌增多，故脂肪摄取应适量。应避免食用机械性和化学性刺激性强的食物。机械性刺激强的食物指生、冷、硬、粗纤维多的蔬菜和水果，如洋葱、韭菜、芹菜等。化学性刺激强的食物有浓肉汤、咖啡、浓茶和辣椒、酸醋等调味品等。

营养监测：监督病人采取合理的饮食方式和结构，定期测量体重、监测血清蛋白和血红蛋白等营养指标。

四、泌尿系统疾病病人常见症状（体征）的护理

（一）肾源性水肿

水肿是肾小球疾病最常见的临床表现。肾小球疾病引起的水肿按发生机制可分为两类。

一是肾炎性水肿，主要指肾小球滤过率下降，而肾小管重吸收功能相对正常造成"球-管失衡"和肾小球滤过分数（肾小球滤过率/肾血浆流量）下降，导致水钠潴留而产生水肿。肾炎性水肿组织间隙蛋白含量高，水肿多从眼睑、颜面部开始，指压凹陷不明显。由于水钠潴留，血容量扩张，血压常可升高。而高血压、毛细血管通透性增加等因素又导致水肿持续和加重。

二是肾病性水肿，主要指长期大量蛋白尿造成血浆蛋白减少，血浆胶体渗透压降低，液体从血管内进入组织间隙，产生水肿。此外，继发性有效血容量减少可激活肾素-血管紧张素-醛固酮系统，使抗利尿激素分泌增多，可进一步增加水钠潴留，加重水肿。肾病性水肿一般较严重，多从下肢部位开始，常为全身性、体位性和凹陷性，可无高血压的表现。

1. 护理评估

（1）病史

询问水肿发生的初始部位、时间、诱因及原因；水肿的特点、程度、进展情况、是否出现全身性水肿；有无尿量减少、头晕、乏力、呼吸困难、心跳加快、腹胀等伴随症状；水肿的治疗经过，尤其用药情况，应详细了解所用药物的种类、剂量、用法、疗程及其效果等；每天饮食水、钠盐摄入量；输液量、尿量及透析量；有无精神紧张、焦虑、抑郁等不良情绪。

（2）身体评估

评估病人的精神状况、生命体征、尿量及体重的改变；检查水肿的范围、程度、特点以及皮肤的完整性；注意有无肺部啰音、胸腔积液；有无腹部膨隆和移动性浊音。

（3）实验室及其他检查

了解尿常规、尿蛋白定性和定量检查、血清电解质、肾功能指标、尿浓缩稀释试验等有无异常。其中肾功能指标包括肾小球滤过率、血尿素氮、血肌酐。了解病人有无做过静脉尿路造影、B超、尿路平片、肾活组织检查等，其结果如何。

2. 护理措施及依据

（1）体液过多

休息。严重水肿的病人应卧床休息，以增加肾血流量和尿量，缓解水钠潴留。下肢明显水肿者，卧床休息时可抬高下肢，以增加静脉回流，减轻水肿。水肿减轻后，病人可起床活动，但应避免劳累。

饮食护理。①钠盐：限制钠的摄入，予以少盐饮食，每天以 2 ~ 3g 为宜。②液体：液体入量视水肿程度及尿量而定。若每天尿量达 1000ml 以上，一般不需严格限水，但不可过多饮水。若每天尿量小于 500ml 或有严重水肿者需限制水的摄入，重者应量出为入，每天液体入量不应超过前一天 24 小时尿量加上不显性失水量（约 500ml）。液体入量包括饮食、饮水、服药、输液等以各种形式或途径进入体内的水分。③蛋白质：低蛋白血症所致水肿者，若血尿素氮正常，可给予 0.8 ~ 1.0g/（kg·d）的优质蛋白质，优质蛋白质指富含必需氨基酸的动物蛋白如牛奶、鸡蛋、鱼肉等，但不宜给予高蛋白饮食，因为高蛋白饮食可致尿蛋白增多而加重病情。有氮质血症的水肿病人，则应限制蛋白质的摄入，一般给予 0.6 ~ 0.8g/（kg·d）的优质蛋白。慢性肾衰竭病人需根据肾小球滤过率来调节蛋白质摄入量。④热量：补充足够的热量以免引起负氮平衡，尤其是低蛋白饮食的病人，每天摄入的热量不应低于 126kJ/（kg·d），即 30kcal/（kg·d）。⑤其他：注意补充各种维生素。

病情观察。记录 24 小时出入液量，密切监测尿量变化；定期测量病人体重；观察身体各部位水肿的消长情况；观察有无胸腔积液、腹水和心包积液；监测病人的生命体征，尤其是血压；观察有无急性左心衰竭和高血压脑病的表现；密切监测实验室检查结果包括尿常规、肾小球滤过率、血尿素氮、血肌酐、血浆蛋白、血清电解质等。

用药护理。遵医嘱使用利尿药，观察药物的疗效及不良反应。长期使用利尿药时，应监测血清电解质和酸碱平衡情况，观察有无低钾血症、低钠血症、低氯性碱中毒。低钾血症可表现为肌无力、腹胀、恶心、呕吐以及心律失常。低钠血症可出现无力、恶心、肌痛性痉挛、嗜睡和意识淡漠。低氯性碱中毒表现为呼吸浅慢，手足抽搐、肌痉挛，烦躁和谵妄。利尿过快过猛可导致有效血容量不足，出现恶心、直立性低血压、口干、心悸等症状。此外，呋塞米等强效利尿药具有耳毒性，可引起耳鸣、眩晕以及听力丧失，应避免与链霉素等具有相同不良反应的氨基糖苷类抗生素同时使用。

健康指导。①告知病人出现水肿的原因，水肿与钠、水潴留的关系；②教会病人根据病情合理安排每天食物的含盐量和饮水量；③指导病人避免进食腌制食品、罐头食品、啤酒、汽水、味精、面包、豆腐干等含钠丰富的食物，并指导其使用醋和柠檬等增进食欲；④教会病人通过正确测量每天出入液量、体重等评估水肿的变化；⑤向病人详细介绍有关药物的名称、用法、剂量、作用和不良反应，并告诉病人不可擅自加量、减量和停药，尤其是糖皮质激素和环磷酰胺等免疫抑制剂。

（2）有皮肤完整性受损的危险

皮肤护理：水肿较重的病人应注意衣着柔软、宽松。长期卧床者，应嘱其经常变换体位，防止发生压伤；年老体弱者，可协助其翻身或用软垫支撑受压部位。水肿病人皮肤菲薄，易发生破损，故需协助病人做好全身皮肤的清洁，清洗时勿过分用力，避免损伤。

皮肤观察：观察皮肤有无红肿、破损和化脓等情况发生。

（二）尿路刺激征

尿路刺激征指膀胱颈和膀胱三角区受炎症或机械刺激而引起的尿频、尿急、尿痛，可伴有排尿不尽感及下腹坠痛。尿频指尿意频繁而每次尿量不多，尿急指一有尿意即尿急难忍的感觉，尿痛指排尿时伴有会阴或下腹部疼痛。

1. 护理评估

（1）病史

询问病人排尿情况，包括每天排尿的次数、尿量，有无尿急、尿痛及其严重程度；询问尿频、尿急、尿痛的起始时间；询问尿痛的部位，有无发热、腰痛等伴随症状；有无导尿、尿路器械检查、劳累等明显诱因，有无泌尿系统畸形、前列腺增生、妇科炎症等相关疾病病史；询问患病以来的治疗经过，药物使用情况，包括曾用药物的名称、剂量、用法、疗程及其疗效，有无发生不良反应；评估病人有无紧张、焦虑等不良心理反应。

（2）身体评估

评估病人的精神、营养状况，体温有无升高。肾区有无压痛、叩击痛，输尿管点有无压痛，尿道口有无红肿等。

（3）实验室及其他检查

通过尿液检查了解有无白细胞尿（脓尿）、血尿和菌尿，24小时尿量有无异常，有无夜尿增多和尿比重降低。通过影像学检查了解肾脏大小、外形有无异常，尿路有无畸形或梗阻。

2. 护理措施及依据

（1）休息

急性发作期应注意卧床休息，宜取屈曲位，尽量勿站立。保持心情愉快，因为过分紧张可加重尿频。指导病人从事一些感兴趣的活动，如听轻音乐、欣赏小说、看电视或聊天等，以分散病人注意力，减轻焦虑，缓解尿路刺激征。

（2）增加水分的摄入

如无禁忌症，应尽量多饮水、勤排尿，以达到不断冲洗尿路、减少细菌在尿路停留的目的。尿路感染者每天摄水量不应低于2000ml，保证每天尿量在1500ml以上，且每2～3小时排尿1次。

（3）保持皮肤黏膜的清洁

加强个人卫生，增加会阴清洗次数，减少肠道细菌侵入尿路而引起感染的机会。女性月经期间尤需注意会阴部的清洁。

（4）缓解疼痛

指导病人进行膀胱区热敷或按摩，以缓解局部肌肉痉挛，减轻疼痛。

（5）用药护理

遵医嘱给予抗菌药物和口服碳酸氢钠，注意观察药物的疗效及不良反应。碳酸氢钠可碱化尿液，减轻尿路刺激征。

五、血液系统疾病病人常见症状（体征）的护理

（一）出血或出血倾向

出血或出血倾向，是血液病和（或）累及血液系统疾病最常见的体征之一。其主要与机体血小板数目减少及其功能异常、毛细血管脆性或通透性增加、血浆中凝血因子缺乏以及循环血液中抗凝血物质增加有关。病人多表现为自发性出血或轻度受伤后出血不止。出血部位可遍及全身，以皮肤、牙龈及鼻腔出血最为多见。此外，还可发生关节腔、肌肉和眼底出血。内脏出血多为重症，可

表现为消化道出血（呕血、便血）、泌尿道出血（血尿）及女性生殖道出血（月经过多）等，严重者可发生颅内出血而导致死亡。常见于：①血液系统疾病：如特发性血小板减少性紫癜、急性白血病、再生障碍性贫血、过敏性紫癜与血友病等；②非血液系统疾病或某些急性传染病：如重症肝病、尿毒症、流行性脑膜炎、钩端螺旋体病、登革热及肾综合征出血热等；③其他：毒蛇咬伤、水蛭咬伤、抗凝血药或溶栓药过量等。其中血管脆性增加及血小板异常所致的出血多表现为皮肤黏膜瘀点、紫癜和（或）瘀斑，如过敏性紫癜、特发性血小板减少性紫癜；凝血因子缺乏引起的出血常以关节腔出血或软组织血肿为特征，如血友病。

1. 护理评估

（1）病史

注意询问病人出血的主要表现形式，发生的急缓、主要部位与范围；有无明确的原因或诱因；有无内脏出血及其严重程度；女性病人的月经情况，有无经量过多或淋漓不尽；有无诱发颅内出血的危险因素（情绪激动、睡眠欠佳、高热、便秘及高血压等）及颅内出血的早期表现（如突发头痛）；出血的主要伴随症状与体征；个人或家族中有无相关病史或类似病史；出血后病人的心理反应等。

（2）身体评估

重点评估有无与出血相关的体征及特点。包括有无皮肤黏膜瘀点、紫癜或瘀斑，其数目、大小及分布情况；有无鼻腔黏膜与牙龈出血；有无伤口渗血；关节有无肿胀、压痛、畸形及其功能障碍等。对于同时或突发主诉有头痛的病人，要注意检查瞳孔的形状、大小、对光反射是否存在，有无脑膜刺激征及其生命体征与意识状态的变化。

（3）实验室及其他检查

检查有无血小板计数减少、凝血时间延长、束臂试验阳性、凝血因子缺乏等异常变化。

2. 护理措施及依据

（1）有受伤的危险：出血

病情观察。注意观察病人出血的发生部位、主要表现形式、发展或消退情况；及时发现新的出血、重症出血及其先兆，并应结合病人的基础疾病及相关实验室或其他辅助检查结果，做出正确的临床判断，以利于及时护理与抢救配合。如急性早幼粒细胞性白血病（M3）是出血倾向最明显的一种白血病，当血小板计数低于 20×10^9/L，可发生严重的自发性出血，特别是内脏出血，甚至是致命性的颅内出血。此外，高热、失眠、情绪波动等均可增加病人出血甚至颅内出血的风险。

一般护理。为了避免增加出血的危险或加重出血，应做好病人的休息与饮食指导，使病人保持大小便通畅。若出血仅局限于皮肤黏膜，无须太多限制；若血小板计数 $<50 \times 10^9/L$，应减少活动，增加卧床休息时间；严重出血或血小板计数 $<20 \times 10^9/L$ 者，必须绝对卧床休息，协助做好各种生活护理。鼓励病人进食高蛋白、高维生素、适量纤维、易消化的软食或半流质饮食，禁食过硬、粗糙的食物。便秘者可酌情使用开塞露或缓泻药，以免排便时过于用力、腹压骤增而诱发内脏出血，尤其颅内出血。

皮肤出血的预防与护理。重点在于避免人为的损伤而导致或加重出血。保持床单平整，衣着轻软、宽松；避免肢体的碰撞或外伤。沐浴或清洗时，避免水温过高和过于用力擦洗皮肤；勤剪指甲，以免抓伤皮肤。高热病人禁用酒精（温水）擦浴降温。各项护理操作动作轻柔；尽可能减少注射次数；静脉穿刺时，应避免用力拍打及揉搓局部，结扎压脉带不宜过紧和时间过长；注射或穿刺部位拔针后需适当延长按压时间，必要时局部加压包扎。此外，注射或穿刺部位应交替使用，以防局部血肿形成。

鼻出血的预防与护理。①防止鼻黏膜干燥而出血：保持室内相对湿度在 50%～60% 左右，秋冬季节可局部使用液状石蜡或抗生素眼膏。②避免人为诱发出血：指导病人勿用力擤鼻，以防止鼻腔内压力增大而导致毛细血管破裂出血或渗血；避免用手抠鼻痂和外力撞击鼻部。③少量出血时，可用棉球或吸收性明胶海绵填塞，无效者可用 0.1% 肾上腺素棉球或凝血酶棉球填塞，并局部冷敷。出血严重时，尤其是后鼻腔出血，可用凡士林油纱条行后鼻腔填塞术，术后定时用无菌液状石蜡滴入，以保持黏膜湿润，3 天后可轻轻取出油纱条，若仍出血，需更换油纱条再予以重复填塞。由于行后鼻腔填塞术后，病人常被迫张口呼吸，应加强口腔护理，保持口腔湿润，增加病人舒适感，并可避免局部感染。

口腔、牙龈出血的预防与护理。为防止牙龈和口腔黏膜损伤而导致或加重局部出血，应指导病人用软毛牙刷刷牙，忌用牙签剔牙；尽量避免食用煎炸、带刺或含尖硬骨头的食物、带硬壳的坚果类食品以及质硬的水果（如甘蔗）等；进食时要细嚼慢咽，避免口腔黏膜的损伤。牙龈渗血时，可用凝血酶或 0.1% 肾上腺素棉球、吸收性明胶海绵片贴敷牙龈或局部压迫止血，并及时用生理盐水或 1% 过氧化氢清除口腔内陈旧血块，以免引起口臭而影响病人的食欲和情绪及可能继发的细菌感染。

眼底及颅内出血的预防与护理。保证充足睡眠，避免情绪激动、剧烈咳嗽和屏气用力等；伴高热病人需及时而有效地降温；伴有高血压者需监测血压。若突发视野缺损或视力下降，常提示眼底出血。应尽量让病人卧床休息，减少活动，避免揉擦眼睛，以免加重出血。若病人突然出现头痛、视力模糊、呼吸急促、喷射性呕吐，甚至昏迷，双侧瞳孔变形不等大、对光反射迟钝，则提示有颅内出血。颅内出血是血液病病人死亡的主要原因之一。一旦发生，应及时与医生联系，并积极配合抢救：①立即去枕平卧，头偏向一侧；②随时吸出呕吐物，保持呼吸道通畅；③吸氧；④迅速建立 2 条静脉通道，按医嘱快速静滴或静注 20% 甘露醇、50% 葡萄糖液、地塞米松、呋塞米等，以降低颅内压，必要时进行输血或成分输血；⑤留置尿管；F. 观察并记录病人的生命体征、意识状态以及瞳孔、尿量的变化，做好重病交接班。

成分输血或输注血浆制品的护理。出血明显者，遵医嘱输注浓缩血小板悬液、新鲜血浆或抗血友病球蛋白浓缩剂等。输注前必须认真核对；血小板取回后，应尽快输入；新鲜血浆最好于采集后 6 小时内输完；抗血友病球蛋白浓缩剂用生理盐水稀释时，应沿瓶壁缓缓注入生理盐水，勿剧烈冲击或振荡，以免泡沫形成而影响注射。输注过程要注意观察病人有无输血反应，如溶血反应、过敏反应等。

（2）恐惧

心理支持：加强沟通，耐心解释与疏导。要善于观察，耐心倾听，加强与病人及其家属的沟通，及时了解病人及其家属的需求与忧虑，并能给予必要的解释与疏导。如扼要解释出血的原因、如何减轻或避免加重出血、目前治疗与护理的主要措施及其配合要求等，特别要强调紧张与恐惧不利于控制病情。还可通过介绍治疗效果较好的成功例子，增强病人战胜疾病的信心，减轻恐惧感。

增加安全感：在关心和同情病人的同时，注意营造良好的住院环境；建立良好、互信的护患关系，促进病友与家属间的相互支持与帮助；尽可能避免不良刺激的影响。当病人出血突然加重时，护士应保持镇静，迅速通知医生并配合做好止血等救治工作，及时清除血迹，以免对病人产生不良刺激。

（二）发热

发热是血液病病人的常见症状之一，具有持续时间长、热型不一、一般抗生素治疗效果不理想的特点。常见于再生障碍性贫血、白血病和淋巴瘤等。感染好发于呼吸道、泌尿道、口腔黏膜及肛周皮肤，可导致败血症而危及病人生命。其主要原因是由于白细胞减少和（或）功能缺陷、免疫抑制剂的应用以及贫血或营养不良等，导致机体抵抗力下降，从而继发各种感染。此外，肿瘤细胞所产生的内源性致热因子，如肿瘤坏死因子（TNF）、白细胞介素 -1（IL-1）和白细胞介素 -6（IL-6）也是引起血液恶性肿瘤病人持续发热的原因之一。

1. 护理评估

（1）病史

了解病人发热出现的急缓、热度及其热型特点。有无感染的诱因，如过度疲劳、受凉、与感染性疾病病人的接触史（如感冒等）、皮肤黏膜损伤、排便困难及引发的肛裂、各种治疗与护理针管的放置与停留（如导尿管、留置针或

PICC）等；有无常见感染灶相关的临床表现，如咽部不适或咽痛、牙痛、咳嗽（痰）及痰液的性质、胸痛、呼吸困难、尿路刺激征、腹痛、腹泻、肛周疼痛、局部皮肤红肿与疼痛、女性病人外阴瘙痒及异常分泌物等。

（2）身体评估

观察病人的生命体征，尤其是体温；皮肤有无红肿、破损或溃烂，局部有无脓性分泌物；口腔黏膜有无溃疡，牙龈有无出血、溢脓；咽和扁桃体有无充血、肿大及其脓性分泌物；肺部有无啰音；腹部及输尿管行程压痛点有无压痛，肾区有无叩痛；肛周皮肤有无红肿、触痛，局部有无波动感；女性病人注意观察外阴情况等。

（3）实验室及其他检查

血常规、尿常规及胸部 X 线检查有无异常；血培养加药物敏感试验的结果；不同感染部位分泌物、渗出物或排泄物的细菌涂片或培养加药敏试验的结果等。

2. 护理措施及依据

（1）休息

卧床休息，采取舒适的体位，减少机体的消耗，必要时可吸氧。维持室温在 20～24℃、湿度 55%～60%，并经常通风换气。病人宜穿透气、棉质衣服，若有寒战应给予有效保暖。

（2）补充营养及水分

鼓励病人进食高热量、高维生素、营养丰富的半流质饮食或软食，以补充机体基本需要和因发热所造成的额外消耗。指导病人摄取足够的水分以防止脱水，每天至少 2000ml，必要时可遵医嘱静脉补液，维持水和电解质平衡。若为重症贫血、并发慢性心力衰竭的病人，则需限制液体摄入量并严格控制补液速度，以免诱发急性左心衰。

（3）降温

高热病人可先给予物理降温，如冰敷前额及大血管经过的部位（颈部、腋窝和腹股沟）；有出血倾向者禁用酒精或温水拭浴，以防局部血管扩张而进一步加重出血。必要时，遵医嘱给予药物降温。降温过程中，要密切监测病人体温与脉搏的变化及出汗情况，及时更换衣物，保持皮肤清洁、干燥，防受凉，并观察病人降温后的反应，避免发生虚脱。

（4）病情观察与诊治

配合定期监测体温并记录；同时还应注意观察感染灶的症状、体征及其变化情况；协助医生做好各种检验标本的采集及送检工作；遵医嘱正确配制和输注抗生素等药物，并注意其疗效与不良反应的观察和预防。

（三）贫血

贫血是指单位容积外周血液中血红蛋白浓度（Hb）、红细胞计数（RBC）

和红细胞比容（HCT）低于相同年龄、性别和地区正常值低限的一种常见的临床症状。贫血不是一种独立的疾病，各系统疾病均可引起程度不同的贫血。在贫血的诊断及其严重程度的判断中，由于某些病理因素可引起红细胞的形态和体积异常，导致其数目的减少与血红蛋白浓度下降不成比例，因此以血红蛋白浓度降低作为贫血的诊断及其严重程度判断的依据更为可靠。但血容量的变化，特别是血浆容量的变化如脱水、妊娠中后期血容量的增加等都会影响血红蛋白浓度，临床判断中应予以注意。

1. 护理评估

（1）病史

患病及治疗经过：询问与本病相关的病因、诱因或促成因素，如年龄特征；有无饮食结构不合理导致的各种造血原料摄入不足；有无特殊药物使用史或理化物质接触史；有无吸收不良或丢失过多（特别是铁、叶酸与维生素 B_{12} 等）的原因等。主要症状与体征，包括贫血的一般表现及其伴随症状与体征，如头晕、头痛、脸色苍白，心悸、气促、呼吸困难，有无神经精神症状、出血与感染的表现、尿量与尿液颜色的改变等。有关检查结果（尤其是血象及骨髓检查）、治疗用药及其疗效等，以帮助对贫血的发生时间、进展速度、严重程度与原因进行判断。

既往病史、家族史和个人史：了解病人的既往病史、家族史和个人史有助于贫血原因的判断。

目前状况：了解患病后病人的体重、食欲、睡眠、排便习惯等的变化及其营养支持、生活自理能力与活动耐力状况等。

心理与社会支持：了解病人及其家属的心理反应、对贫血的认识与理解程度以及治疗与护理上的配合等。

（2）身体评估

重点评估与贫血严重程度相关的体征，如皮肤黏膜的苍白程度、心率与心律的变化、有无杂音及心力衰竭的表现等；还应注意有无各类型贫血的特殊体征和原发病的体征，如缺铁性贫血的反甲、巨幼红细胞性贫血的末梢神经炎、溶血性贫血的黄疸、再生障碍性贫血的出血与感染，恶性血液病的肝、脾、淋巴结肿大等。

（3）实验室及其他检查

外周血象：红细胞和血红蛋白下降的程度，是否伴有白细胞、网织红细胞、血小板数目的改变，有无幼稚细胞及其比例。

尿液分析：有无蛋白尿以及尿胆原和尿胆素升高。

粪便检查：有无隐血试验阳性；有无寄生虫卵。

肝肾功能：有无肝功能异常，有无血清胆红素、血清肌酐水平升高等。

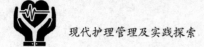

骨髓检查：骨髓增生状况及相关细胞学或化学检查的结果。

其他检查：胃肠钡餐、钡剂灌肠、纤维胃镜和肠镜检查是否提示胃肠道慢性疾病和肿瘤；妇科 B 超检查有无子宫肌瘤等。重症病人必要时还需进行心电图及超声心动图等相关检查。

2. 护理措施及依据

（1）活动无耐力

休息与运动：指导病人合理休息与活动，减少机体的耗氧量。应根据贫血的程度、发生发展的速度及原发疾病等，与病人一起制订休息与活动计划，逐步提高病人的活动耐力水平。轻度贫血者，无须太多限制，但要注意休息，避免过度疲劳。中度贫血者，增加卧床休息时间，若病情允许，应鼓励病人生活自理，活动量应以不加重症状为度；并指导病人于活动中进行自我监控，若活动中自测脉搏 ≥ 100 次 / 分或出现明显心悸、气促时，应停止活动；必要时，在病人活动时给予协助，防止跌倒。重度贫血者多伴有贫血性心脏病，缺氧症状明显，应给予舒适体位（如半坐卧位）卧床休息，以达到减少回心血量、增加肺泡通气量的目的，从而缓解病人的呼吸困难或缺氧症状。待病情好转后可逐渐增加活动量。

给氧：严重贫血病人应予常规氧气吸入，以改善组织缺氧。

（2）营养失调，低于机体需要量

饮食护理：一般给予高蛋白、高维生素、易消化食物，多食富含所缺营养素的食品。

输血或成分输血的护理：遵医嘱输血或浓缩红细胞以减轻贫血和缓解机体的缺氧症状。输注前必须认真做好查对工作；输血时应注意控制输注速度，严重贫血者输入速度应低于 1ml/（kg·h），以防止心脏负荷过重而诱发心力衰竭，同时应密切观察病人的病情变化，及时发现和处理输血反应。

预防感染：重症病人，尤其是伴有白细胞减少者，应注意预防感染。

第七章　外科护理

本章重点讨论外科护理，具体包括外科护理学概念与发展实践、常见外科疾病的护理这两部分。

第一节　外科护理学概念与实践发展

一、外科护理学概念

外科护理学是阐述和研究如何对外科病人进行整体护理的一门临床护理学科。它包含了医学基础理论、外科学基础理论、专科护理学基础理论和技术，以及护理心理学、护理伦理学和社会学等人文科学知识。

外科护理学是护理学的重要分支，它以外科疾病病人为研究对象。常见外科疾病包括：创伤；感染；肿瘤；畸形；内分泌功能失调（如甲状腺和甲状旁腺功能亢进等）；寄生虫病（如肝棘球蚴病和胆道蛔虫症等）；其他（器官梗阻如肠梗阻、尿路梗阻等，血液循环障碍如下肢静脉曲张、门静脉高压症等，结石形成如胆石症、尿路结石，以及不同原因引起的大出血等）。外科护理学在现代医学模式和护理观的指导下，以人的健康为中心，根据病人的身心健康需求和社会家庭文化需求提供整体护理，以达到去除疾病、预防残障、促进康复的目的。

二、外科护理学的发展

我国医学史上外科开始很早，公元前14世纪商代的甲骨文中就有"疥""疮"等记载，在周代（公元前1046—公元前256），外科已成为独立学科，外科医生称为"疡医"。秦汉时期医学名著《黄帝内经》已有"痈疽篇"的外科专章。汉末，杰出的医学家华佗（145—208）擅长外科技术，使用麻沸汤为病人进行死骨剔除术、剖腹术等。南齐人龚庆宣于499年重编的《刘涓子鬼遗方》是中国现存最早的外科学专著。1856年，华亭高梅溪辑"改良《外科图说》"，记载了上海清代的中医手术及器械一书，显示了我国的外科学具有悠久的历史和丰富的实践经验。但仅限于浅表疮、疡和外伤的诊治，几乎未提到"护理"一词。

现代外科学奠基于19世纪40年代，先后解决了手术疼痛、伤口感染和止血、输血等阻碍外科学发展的问题，使外科学进入了新的发展阶段。同期，克里米亚战争爆发，现代护理学创始人弗洛伦斯·南丁格尔在前线医院看护伤病员的过程中，成功应用清洁、消毒、换药、包扎伤口、改善休养环境等护理手段，注重伤病员的心理调节、营养补充，使伤病员的病死率从 42% 降至 2.2%，充分证实了护理工作在外科疾病病人治疗过程中的独立地位和意义，并由此创建了护理学，并延伸出外科护理学。

我国外科护理学的发展与外科学的发展相辅相成，密不可分。1958 年首例大面积烧伤病人的抢救成功，1963 年世界首例断肢再植在上海获得成功等，既是我国外科学的发展结果，也是我国外科护理学发展的结果。

现代科学技术迅猛发展，生命科学新技术不断引入，计算机广泛应用，医学分子生物学和基因研究不断深入，各种新材料、新技术、新理论、新方法不断涌现，为外科学的发展提供了新的条件，救治了许多以前无法治疗或治愈的病人，也有效减少了手术给病人带来的创伤和疼痛。手术机器人和机器人护士的运用，提高了手术的操控性、精确性和稳定性，节省了人力资源，降低了感染风险。当前，外科护理学正在朝更专业、更深层次、更细致的方向发展，也对外科护理工作提出了更高的要求和新的挑战。外科护理工作者应充分认识到现代护理的发展趋势，勇于承担起时代赋予的历史重任，加强国际交流与合作，学习先进的技术和理论，发展成功的专科护理模式，为外科护理学的发展做出应有的贡献。

三、学习外科护理学的方法和要求

（一）树立崇高的职业理想

学习外科护理学的目的是掌握外科疾病病人术前、术中和术后护理的基本知识、基本理论和基本技能，以便在今后的护理工作中为外科病人提供全方位的护理服务。要想学习好外科护理学，首先要热爱护理学专业，认同并热爱护理事业，自觉树立起全心全意为全人类健康服务的职业理想，这是学习好外科护理学的前提和保障。

（二）熟悉外科护士的工作任务

外科护士主要在病房和手术室，对外科病人进行术前、术中和术后的护理。外科护士的工作任务是围绕术前、术中和术后三个阶段向外科病人提供全方位的护理服务，具体包括：①向外科病人提供有关疾病的预防、治疗、护理和康复的咨询与指导；②协助外科病人接受各种诊断性检查、各项手术和非手术治疗；③评估和满足外科病人的基本需要；④协助外科病人预防并发症、康复锻炼和预防残障。⑤促进外科护理理论和实践的发展。熟悉外科护士的工作任务有利于明确学习的目标和方向，从而促进外科护理学的学习。

（三）坚持以现代护理观为指导

现代护理学理论包括人、环境、健康、护理 4 个基本要素。人是生理、心理和社会、精神、文化等多方面因素构成的整体。世界卫生组织（WHO）将健康定义为，健康不仅是没有身体上的疾病和缺陷，还要有完整的心理状态和良好的社会适应能力。1977年美国的恩格尔提出了生物、心理、社会医学模式，丰富了护理的内涵，拓宽了护士的职能，护士不仅要帮助和护理病人，还需要为病人提供健康教育和指导服务。1980年美国护士学会指出：护理是诊断和处理人类对现存的或潜在的健康问题的反映，护理的宗旨是帮助病人适应和改造内外环境的压力，达到最佳健康状态。因此，护士的角色是照顾者、管理者、支持者、教育者和保护者。

新的医学模式和护理模式要求护士要以人的健康为中心，它是整体护理的核心。整体护理要求外科护士要在现代护理观的指导下，以护理程序为手段，针对外科病人术前、术中、术后的不同身心需要和社会文化需要提供最佳护理服务。手术前外科护士要通过观察和交流了解外科病人对疾病、手术治疗、治疗和护理配合等相关知识的认知程度，病人存在怎样的顾虑，有什么需求，通过术前护理，使病人以最佳身心状态配合手术和治疗。术中外科护士主要配合医师为病人实施手术。手术后外科护士主要通过病情观察、疼痛护理、伤口护理、营养支持、并发症预防和心理护理等护理手段促进病人的康复。因此，在学习外科护理学的过程中，应坚持以现代护理观为指导，学习掌握外科病人术前及术中和术后的基本理论、基本知识和基本技能。

（四）坚持理论与实践相结合

外科护理学是一门实践性很强的应用性学科。因此，学习外科护理学必须遵循理论与实践相结合的原则，既要掌握好外科护理学的理论知识，也要掌握好外科护理学的操作技能。在学习外科护理学的过程中，要做到多学习、多思考、多观察和多动手，掌握好外科护理学的理论知识和操作技能。在理论学习和实践过程中，能针对不同的外科疾病、不同的外科病人可能发生的病情进行仔细观察；能透过细微之处看到本质，发现问题后能独立思考、当机立断，及时反应并做简单处理；掌握沟通与交流技巧，学会观察了解病人的心理问题，并能利用理论知识结合病人病情做好心理护理，引导病人正视现实，提高信心，积极配合治疗与护理。总之，理论是实践的基础，实践是促进理论学习的有效途径，两者相辅相成，在学习过程中，应坚持理论和实践相结合。

第二节　常见外科疾病的护理

一、创伤病人的护理

创伤是指机械性致伤因素作用于人体造成的组织结构完整性破坏或功能障碍，是一种十分常见的损伤。

（一）护理评估

1. 病史

病人一般情况的评估：年龄、性别、婚姻、文化、职业、饮食、睡眠等。详细询问受伤史，了解致伤原因、部位、时间，受伤当时和伤后的情况，受伤后曾接受过何种急救和治疗。了解病人既往健康状况，有无药物过敏史等。致伤原因不同造成的损伤类型也不同。

2. 身体状况

（1）症状

疼痛：其程度与创伤部位、性质、范围、炎症反应强弱及个人的耐受力有关。伤处活动时疼痛加剧，制动后减轻。2～3日后疼痛逐渐缓解，如持续存在，甚至加重，表示可能并发感染。严重创伤并发休克时病人常不诉疼痛，内脏损伤所致的疼痛常定位不确切。为避免漏诊或误诊，创伤引发的体腔内疼痛，在确诊前慎用麻醉止痛剂。

局部肿胀：因受伤局部出血和创伤性炎症反应所致。局部出现瘀斑、肿胀或血肿；组织疏松和血管丰富的部位，肿胀尤为明显。严重肿胀可致局部组织或远端肢体血供障碍，出现远端苍白、皮温降低等反应。

功能障碍：因局部组织结构破坏、疼痛或炎症反应所致，如脱位、骨折的肢体不能正常运动。局部炎症、神经损伤、肌肉损伤、严重的软组织损伤等均可引起功能障碍，如咽喉创伤后水肿可造成窒息。神经或运动系统创伤所致的功能障碍，对诊断有定位价值。

伤口和出血：这是开放性创伤特有的征象。创伤原因不同，其伤口特点不同；创伤程度不同，其伤口出血量不同。伤口按清洁度可分为3类。①清洁伤口，通常指无菌手术切口，也包括经清创术处理的无明显污染的创伤伤口。②污染伤口，指有细菌污染，但未构成感染的伤口。适用于清创术。一般认为伤后8小时以内的伤口即属于污染伤口。③感染伤口：伤口有脓液、渗出液及坏死组织等，周围皮肤常出现红、肿、痛、热。

伤口并发症：根据程度不同可分为3类。①伤口出血：指发生在手术中或意外伤害性伤口48小时内的继发性出血，也可发生在修复期任何时段。若伤口邻近主要血管区，更易发生出血。②伤口感染：各种伤口均有发生感染的可能。化脓性感染是最为常见的并发症，主要症状是持续性的炎症反应，如体温升高、心率增快、白细胞增高；伤口出现红、肿、热、痛，已减轻的疼痛反而加重，有脓性分泌物出现等。③伤口裂开：指伤口未愈合，皮肤以下各层或全层完全分离。

（2）体征

体温增高：创伤出血或组织坏死分解产物吸收以及外科术后均可发生吸收热。由创伤性炎症引起的发热，体温一般在38℃左右。如发生脑损伤或继发感染，病人将出现高热。

全身炎症反应综合征：创伤后释放的炎症介质及疼痛、精神紧张、血容量减少等均可引起脉搏和心率增快，收缩压或脉压下降，呼吸急促或困难，面色苍白或指端发绀等变化。

其他：因失血、失液，病人可有口渴、尿少、疲倦、失眠等反应，妇女会出现月经异常。

并发症：创伤后大量失血、失液、强烈的神经刺激和并发严重感染等均可引起全身性并发症。常见的有化脓性感染和创伤性休克。开放性损伤和闭合性损伤均可并发各种感染。伤后还可能发生破伤风、气性坏疽等特异性感染；严重创伤、失血、并发严重感染等，可引起有效循环血量锐减、微循环障碍而发生休克。重度创伤并发感染、休克后，可发生急性肾衰竭、凝血功能障碍、成人呼吸窘迫综合征等多系统器官衰竭。

（3）辅助检查

实验室检查：血常规和血细胞比容可判断失血或感染情况；血尿提示泌尿系统损伤；血电解质和血气分析可了解水、电解质、酸碱平衡失调状况及有无呼吸功能障碍。

诊断性穿刺和导管检查：各种穿刺技术有较可靠的诊断价值，如胸腹腔穿刺可用以判断内脏受损破裂情况；放置导尿管或膀胱灌洗可诊断尿道、膀胱损伤；留置导尿管可观察每小时尿量，以作补充液体、观察休克变化的参考；监测中心静脉压可辅助判断血容量和心功能。

影像学检查：X线检查可证实骨折、脱位、血气胸、气腹及伤处异物等；超声检查可诊断胸腔、腹腔内的积血及肝脾破裂等；CT检查可辅助诊断颅脑损伤和某些腹部实质性器官、腹膜后损伤等；MRI检查有助于诊断颅脑、脊柱、脊髓、骨盆等处的损伤。

其他：对严重创伤病人，还可根据需要采用多种功能监护仪器和其他实验室检查方法，监测心、肺、脑、肾等重要器官的功能，以利于观察病情变化，及时采取治疗措施。血管造影可确定血管损伤或外伤性动脉瘤、动静脉瘘。

（4）心理、社会状况

了解病人及家属的心理承受程度以及突发创伤打击所带来的心理变化。病人及家属由于担心损伤给生命带来威胁和是否因损伤带来的残疾等问题，容易产生紧张、焦虑和恐惧心理，护士应评估病人焦虑和恐惧的原因和程度，了解病人及其家属对疾病的认知程度以及对治疗的信心等问题；了解病人对治疗的承受能力，评估病人预后适应工作能力和生活自理能力。

（5）处理原则

全身治疗：应用支持疗法积极抗休克、保护器官功能、加强营养支持、预防继发性感染和破伤风等，包括维护呼吸和循环功能、镇静镇痛、防治感染等处理。

局部治疗：①闭合性损伤：如无内脏合并伤，多不需特殊处理，可自行恢复；如骨折或脱位，及时复位，并妥善固定，逐步进行功能锻炼；如发生颅内血肿、内脏破裂等重要脏器损伤时，要紧急进行手术治疗。②开放性损伤：及早清创缝合，如伤口已有明显感染现象，则积极控制感染，加强换药，促其尽早二期愈合。

（二）护理措施

1.急救护理

妥善的现场急救是挽救病人生命的重要保证，并与病人的预后状况密切相关。在紧急情况下，优先处理危及病人生命的紧急问题。健全阶梯式救治系统，做到轻伤就地治疗，中度伤收治住院治疗，重伤经急救后及时送往大医院或创伤中心进行专科处理。救治工作原则：保存生命第一；恢复功能第二；顾全解剖完整性第三。

（1）抢救生命

优先处理危及生命的紧急情况，如心跳呼吸骤停、窒息、活动性大出血、张力性或开放性气胸、休克、腹腔内脏脱出等，迅速将病人抢救至安全处，避免继续或再次受伤，行紧急现场救护。

（2）判断伤情

经紧急处理后，迅速进行全面、简略且有重点的检查，注意有无其他创伤情况，并做出相应处理。

（3）呼吸支持

维持呼吸道通畅，立即清理口鼻腔异物、使用通气道、给氧吸入等。

（4）迅速有效止血及包扎

根据条件，以无菌敷料或清洁布料包扎伤口。用压迫法、肢体加压包扎、止血带或器械迅速控制伤口大出血。肢体使用止血带止血时，要注意正确的缚扎部位、方法和持续时间，一般每隔 40～60 分钟放松 1 次止血带，每次 2～3 分钟，避免肢体因长期缺血导致坏死。

（5）维持有效循环血

积极抗休克，主要是止痛、有效止血和补充血容量。立即开放 2～3 条静脉输液通道（根据条件，选择使用静脉留置针或使用中心静脉导管置管），给予输液、输血或血浆代用品及血管活性药物等，尽快恢复有效循环血量并维持循环的稳定。

（6）严密包扎、封闭体腔伤口

颅脑、胸部、腹部伤应用无菌敷料或清洁布料包扎，填塞封闭开放的胸壁伤口，用敷料或器具保护由腹腔脱出的内脏。

（7）妥善固定骨折、脱位

可用夹板或代用品，也可用躯体或健肢以中立位固定伤肢，注意远端血运。已污染的开放性骨折，可予受伤部位包扎固定。达到减轻疼痛、防止再损伤、方便搬运的目的。

（8）安全转运

病人经急救处理，待伤情稳定、出血控制、呼吸好转、骨折固定、伤口包扎后，专人迅速护送病人到医院。搬动前对四肢骨折应妥善固定，防止再次损伤和发生医源性损害；疑有胸腰椎骨折，应3人以平托法将病人轻放、平卧于硬板床上，防止脊髓损伤；有颈椎损伤者，采用4人平托法，1人固定头，其余3人平托法；胸部损伤重者，宜取伤侧向下的低斜坡卧位，以利健侧呼吸；运转途中保持病人适当体位，尽量避免颠簸，病人头部朝后（与运行方向相反），避免脑缺血突然死亡。保证静脉通道的有效输液，根据医嘱给予止痛、镇静，给氧吸入，注意保暖，预防休克；严密监测生命体征，协助医师进行创伤评估。

（9）密切观察病情变化

①密切监测意识、呼吸、血压、脉搏、中心静脉压和尿量等，做好记录。②闭合性损伤的病人重点观察生命体征、血压变化的情况；开放性损伤的病人重点观察伤口有无出血、渗出及感染的征象。③胸部损伤的病人重点注意呼吸情况，警惕有无发生血气胸等；腹部损伤的病人，警惕有无腹腔脏器破裂或内出血情况。④肢体损伤的病人，注意观察伤肢的末梢循环、皮肤颜色和温度等变化。

2. 软组织闭合性创伤的护理

（1）病情观察

对伤情较重者要注意观察局部症状、体征的发展；密切观察生命体征的变化，注意有无深部组织器官损伤；对挤压伤病人应观察尿量、尿色、尿比重，注意是否发生急性肾衰竭。伤情较重者卧床休息，其体位应利于呼吸和促进伤处静脉回流。

（2）局部制动

抬高患肢15º ~ 30º以减轻肿胀和疼痛。伤处先行复位，再选用夹板、绷带等固定方法制动，以缓解疼痛，利于修复。

（3）配合局部治疗

小范围软组织创伤后早期进行局部冷敷，以减少渗血和肿胀。12小时后可热敷和理疗，促进吸收和炎症消退。血肿较大者，应在无菌操作环境下穿刺抽吸，并加压包扎，预防感染。

（4）促进功能恢复

病情稳定后，配合应用理疗、按摩和功能锻炼，促进伤肢功能尽快恢复。

3. 软组织开放性创伤的护理

（1）术前准备

做好备皮、药物过敏试验、配血、输液、协助完成 X 线摄片等辅助检查等。有活动性出血者，在抗休克同时积极准备手术止血。

（2）配合医师进行清创手术

告知病人清创的目的，协助病人取合适体位，必要时按医嘱给予止痛剂，补充血容量，准备清创物品，协助医师对污染伤口进行清洁处理，防止感染，以使伤口一期愈合。

（3）术后护理

密切观察病情：严密注视伤情变化，警惕活动性出血等情况的发生。观察伤口情况，如出现感染征象时，应配合治疗进行早期处理。注意伤肢末梢循环情况，如发现肢端苍白或发绀、皮温降低、动脉搏动减弱等病情变化，报告医生及时处理。

加强支持疗法：根据脱水性质与程度，遵医嘱给予输液、输血，防治水、电解质紊乱，纠正贫血。加强营养，促进创伤的愈合。

预防感染：依据病情尽早选用合适的抗生素，达到预防用药的目的。受伤后或清创后应及时加用破伤风抗毒素，预防破伤风。术后按时换药，保持伤口清洁干燥，预防切口感染。

功能锻炼：病情稳定后，鼓励并协助病人进行早期活动，指导病人进行肢体功能锻炼，促进功能恢复和预防并发症。

4. 深部组织或器官损伤的护理

疑有颅脑、胸部、腹部和骨关节等任何部位的损伤，除了处理局部，还要兼顾其对全身的影响，加强对心、肺、肾、脑等重要器官功能的监测，采取相应的措施防治休克和多器官功能不全，最大限度地降低病人的死亡率。

5. 心理护理

安慰病人，稳定情绪。创伤常常为突发事件，对病人的机体及心理都会造成一定的伤害，尤其是影响到外观及功能，病人会出现焦虑和恐惧心理。医护人员应为病人提供生活照顾和社会支持，安慰病人，进行必要的心理疏导，减轻其紧张、焦虑和恐惧等不良心理，使病人能积极配合治疗，树立治疗信心。

二、肋骨骨折病人的护理

肋骨骨折是指肋骨的完整性和连续性中断，是最常见的胸部损伤。可分为单根和多根肋骨骨折，同一根肋骨可出现一处或多处骨折。第 1 ~ 3 肋骨粗短，且有锁骨、肩胛骨及胸肌保护，不易发生骨折。第 4 ~ 7 肋骨长而薄，最易折断。第 8 ~ 10 肋前端肋软骨形成肋弓与胸骨相连，第 11 ~ 12 肋前端游离，弹性较大，均不易发生骨折。

（一）护理评估

1.病史

了解病人受伤经过与时间、受伤部位、伤后病情变化，有无昏迷、恶心、呕吐等。

2.身体状况

（1）症状

局部疼痛，深呼吸、咳嗽或体位改变时加剧；胸痛使呼吸变浅、咳嗽无力，呼吸道分泌物增多、潴留，易致肺不张和肺部感染。骨折断端向内移位可刺破胸膜、肋间血管和肺组织，出现气胸、血胸、皮下气肿或咯血等。根据肋骨骨折损伤程度不同，可出现不同程度的呼吸困难、发绀或休克等。

（2）体征

受伤胸壁肿胀，可有畸形，局部压痛，挤压胸部疼痛加重，有时可触及骨折断端和产生骨摩擦音；多根多处肋骨骨折时，伤处可见胸壁反常呼吸运动；部分病人出现皮下气肿。

3.辅助检查

（1）实验室检查

血常规可显示血红蛋白和血细胞比容下降。

（2）影像学检查

胸部 X 线检查可显示肋骨骨折线、断端错位及血气胸等，但不能显示前胸肋软骨骨折，胸部 CT 检查容易观察到，肋骨三维重建 CT 检查可以更好地显示肋骨、肋软骨骨折情况。

4.心理、社会状况

评估病人有无焦虑，程度如何；了解病人及其家属对本次损伤相关知识的了解程度、心理承受能力、对预后的认知，以及对治疗所需费用的承受能力。

5.处理原则

（1）闭合性肋骨骨折

固定胸廓：用多头胸带或弹性胸带固定胸廓，目的是限制骨折断端的活动，减轻疼痛，此方法适用于闭合性单根单处肋骨骨折的病人，也适用于胸背部、胸侧壁多根多处肋骨骨折但胸壁软化范围小、反常呼吸运动不严重者。多根多处肋骨骨折且胸壁软化范围大、反常呼吸运动明显者胸壁固定的方法有两种。①包扎固定法：用厚敷料盖于软化区，用绷带或胸带包扎固定，以减轻或消除胸壁的反常呼吸运动，促进患侧肺复张。②内固定法：呼吸功能障碍者需气管插管机械通气，正压通气对浮动胸壁有"内固定"作用。长期胸壁浮动且不能

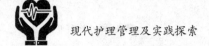

脱离呼吸机者可施行手术固定肋骨，近年来也有经电视胸腔镜直视下导入钢丝的方法固定连枷胸。

镇痛：一般肋骨骨折可采用口服或肌内注射镇痛剂的方法镇痛；多根多处肋骨骨折则需要持久有效的镇痛，包括硬膜外镇痛、静脉镇痛、肋间神经阻滞和胸膜腔内镇痛。

建立人工气道：对咳嗽无力、不能有效排痰或呼吸衰竭者，行气管插管或气管切开，以利于吸痰、给氧和施行呼吸机辅助呼吸。

预防感染：合理应用抗生素。

（2）开放性肋骨骨折

除上述相关处理外，还需彻底清创。若胸膜已穿破，需行胸腔闭式引流。

（二）护理措施

1. 维持有效气体交换

保持呼吸道通畅，及时清理口腔和呼吸道内的呕吐物、分泌物、血液及痰液等。协助和鼓励病人有效咳嗽、排痰，痰液黏稠不易咳出者，应用祛痰药物、超声雾化吸入，以稀释痰液利于排出。对不能有效排痰者予以吸痰、气管插管、气管切开或辅助呼吸。

吸氧：呼吸困难及发绀者，及时给予吸氧。

体位：病情稳定者可取半卧位，以使膈肌下降，有利于呼吸。

用胸带固定胸廓的病人，注意调整胸带的松紧。

2. 减轻疼痛

妥善固定胸部。

遵医嘱给予镇痛药物。

病人咳嗽、咳痰时，协助或指导病人及家属用双手按压患侧胸壁，以减轻疼痛。

3. 病情观察

密切观察脉搏、呼吸、血压及神志的变化，观察胸腹部活动度情况，及时发现有无呼吸困难或反常呼吸，发现异常及时通知医师并协助处理。

4. 防治感染

监测体温变化，若体温超过38.5℃，及时通知医师并配合处理。

及时更换创面敷料，保持敷料清洁、干燥和引流通畅。

对开放性损伤者，遵医嘱肌注破伤风及合理使用抗生素。

5. 心理护理

肋骨骨折的病人易紧张、焦虑，损伤严重时常表现出极度窘迫感，此时要尽量使病人保持镇静，积极配合治疗。①使病人尽快地熟悉和适应环境，尽可能地满足其合理需求，建立基本的信任。②安慰和鼓励病人，有计划地告知病人的病情，增强病人的信心。③耐心倾听病人的主诉，认真解答提出的问题，对不良的心理加以疏导。④家庭和社会支持：家属的配合与监督能更好地促进病人的配合，从而达到最佳治疗效果；要充分利用社会支持系统，为病人提供帮助。

6. 健康指导

①向病人说明深呼吸、有效咳嗽的意义，鼓励病人在胸痛的情况下积极配合治疗。②需要做胸腔穿刺、胸腔闭式引流者，操作前向病人或家属说明治疗的目的，以取得配合。③告知病人肋骨骨折愈合后，损伤恢复期间胸部仍有轻微疼痛，活动不适时疼痛可能会加重，但不影响患侧肩关节锻炼及活动。④肋骨骨折后 3 个月应复查胸部 X 线片，了解骨折愈合情况。

三、急性阑尾炎病人的护理

急性阑尾炎是外科常见病，是最多见的急腹症之一，多发生于青壮年，男性发病率高于女性。

（一）护理评估

1. 病史

了解病人既往病史，尤其注意有无急性阑尾炎发作史，了解有无与急性阑尾炎鉴别的其他脏器病变如胃十二指肠溃疡穿孔、右侧输尿管结石、胆石症、急性胰腺炎及妇产科疾病等急性腹痛。了解病人发病前是否有剧烈活动、不洁饮食等诱因。

2. 身体状况

（1）症状

腹痛：腹痛常始于上腹，逐渐移向脐部，数小时（6～8 小时）后转移并局限于右下腹。约 70%～80% 的病人具有这种典型的转移性右下腹痛的特点。部分病人发病开始即出现右下腹痛。腹痛的性质和程度依阑尾炎的不同类型而有差异：单纯性阑尾炎表现为轻度隐痛；化脓性阑尾炎呈阵发性胀痛和剧痛；坏疽性阑尾炎则表现为持续性剧烈腹痛；穿孔性阑尾炎因阑尾腔内压力骤减，腹痛可暂时减轻，但出现腹膜炎后，腹痛又会持续加剧。不同位置的阑尾炎，其腹痛部位也有区别。

胃肠道症状：发病早期可有厌食，恶心、呕吐。有的病人可发生腹泻。病情发展致弥漫性腹膜炎时可引起麻痹性肠梗阻。

全身表现：病变早期病人常乏力，炎症重时出现中毒症状，表现为心率加快，发热，达 38℃左右。阑尾穿孔时体温可达 39～40℃。若发生门静脉炎可出现寒战、高热和轻度黄疸。

（2）体征

右下腹压痛：这是急性阑尾炎最常见的重要体征。压痛点常位于脐与右髂前上棘连线中外 1/3 交界处，即麦氏点，也可随阑尾位置的变异而有改变，但压痛点始终在一个固定位置上。

腹膜刺激征：包括压痛、反跳痛、腹肌紧张，是壁腹膜受炎症刺激出现的防御性反应，提示阑尾炎症加重，出现化脓、坏疽或穿孔等病理改变。

右下腹包块：如体检发现右下腹饱满，扪及一压痛性包块，边界不清、固定，应考虑有阑尾周围脓肿。

（3）其他

结肠充气试验、腰大肌试验、闭孔内肌试验及肛门直肠指检等可作为辅助诊断依据。

①结肠充气试验：病人仰卧位，用右手压迫左下腹，再用左手挤压近侧结肠，结肠内气体可传至盲肠和阑尾，引起右下腹疼痛者为阳性。②腰大肌试验：病人左侧卧位，使右大腿后伸，引起右下腹疼痛者为阳性。说明阑尾位置靠后，位于腰大肌前方。③闭孔内肌试验：病人仰卧位，使右髋和右大腿屈曲然后被动向内旋转，引起右下腹疼痛者为阳性，提示阑尾靠近闭孔内肌。④直肠指检：盆腔位阑尾炎时，直肠右前方可有压痛。当阑尾穿孔时，直肠前壁压痛广泛；当形成阑尾周围脓肿时，可触及痛性肿块。

3. 几种特殊类型阑尾炎

（1）小儿急性阑尾炎

小儿阑尾壁薄，管腔细，一旦梗阻，易发生血运障碍，引起坏疽和穿孔；小儿大网膜发育不全，不能起到保护作用，穿孔后炎症不容易局限，容易形成弥漫性腹膜炎。临床特点：①病情发展快且较重，表现为全腹疼痛，早期即出现高热、呕吐等症状；②右下腹体征不明显，不典型，但有局部压痛和肌紧张；③极易穿孔继发腹膜炎。

（2）老年人急性阑尾炎

老年人对疼痛感觉迟钝，大网膜萎缩。临床特点：①腹痛不强烈，体征不典型，体温和血白细胞升高不明显，即临床表现轻而病理改变重，容易延误诊断和治疗；②由于老年人动脉硬化，阑尾动脉也会发生改变，易导致阑尾缺血坏死；③老年人常伴有心血管疾病等各种器质性疾病，病情复杂。

（3）妊娠期急性阑尾炎

临床特点：①在妊娠过程中，子宫逐渐增大，盲肠和阑尾的位置也随着向右上腹移位，阑尾炎的压痛部位也随着上移；②妊娠后期子宫增大，阻碍大网膜趋近发炎的阑尾，所以阑尾穿孔后感染不易局限，常引起弥漫性腹膜炎；③炎症发展易致流产或早产，威胁胎儿和孕妇的安全。

（4）慢性阑尾炎

多由急性阑尾炎迁延形成。主要病理改变为阑尾壁不同程度的纤维化和慢性炎症细胞浸润。临床特点：①既往有急性阑尾炎发作史；②经常有右下腹疼痛和局限性固定压痛；③X线钡灌肠检查，可见阑尾不充盈或充盈不全。

4. 辅助检查

（1）实验室检查

大多数急性阑尾炎病人有血白细胞计数和中性粒细胞比例的增高。白细胞计数可高达（10～20）×109/L，发生核左移。尿检查一般无阳性发现，可作为输尿管结石的鉴别依据。

（2）影像学检查

腹部X线平片可见盲肠扩张和液气平面。B超检查有时可发现肿大的阑尾或脓肿。CT检查可获得与B超检查相似的效果，可靠性更高，尤其有助于阑尾周围脓肿的诊断。但这些特殊检查只在诊断不明确时才选用。

5. 心理、社会状况

本病发病急，腹痛明显，需急诊手术治疗，病人常感突然而焦虑、不安。应了解病人的心理状态、病人和家属对疾病及治疗的认知和心理承受能力，了解其家庭的经济承受能力。

6. 处理原则

（1）手术治疗

绝大多数急性阑尾炎一经确诊，应早期施行阑尾切除术。如阑尾穿孔已被包裹，阑尾周围脓肿形成，病情较稳定者，应用抗生素治疗或联合中药治疗，促进脓肿吸收消退，也可在超声引导下穿刺抽脓或置管引流。如脓肿扩大，无局限趋势，定位后行手术切开引流，如阑尾暴露方便，也应切除阑尾，否则待3个月后再做阑尾切除术。

（2）非手术治疗

部分急性单纯性阑尾炎，可经非手术治疗而获痊愈。措施包括禁食、补液、有效抗生素治疗。若病情有发展趋势，应改为手术治疗。

（二）护理措施

1. 术前护理

（1）病情观察

加强巡视，观察病人精神状态，定时测量体温、脉搏、血压和呼吸；观察病人的腹剖症状和体征，尤其注意腹痛的变化。病人体温一般38℃左右，高热则提示阑尾穿孔；若病人腹痛加剧出现腹膜刺激征，应及时通知医生。

（2）对症处理

观察期间病人禁食；按医嘱静脉输液、保持水电解质平衡，应用抗生素控

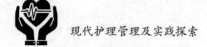

制感染。为减轻疼痛病人可取半卧位，使腹肌松弛，减轻腹壁张力。禁服泻药及灌肠，以免肠蠕动加快，增加肠内压力导致阑尾穿孔或炎症扩散。诊断未明确之前禁用止痛剂，如吗啡等，以免掩盖病情。

（3）术前准备

急诊手术者应紧急做好嘱病人禁食、备皮、药物过敏试验、输液等准备。

（4）心理护理

在与病人和家属建立良好沟通的基础上，做好解释安慰工作，稳定病人的情绪，减轻其焦虑的程度；向病人和家属介绍有关急性阑尾炎的知识，讲解手术的必要性和重要性，提高他们的认识，消除不必要的紧张和担忧，使之积极配合治疗和护理。

2. 术后护理

（1）一般护理

体位与活动：病人回病房后，应根据不同麻醉情况，选择适当卧位。6小时后，血压、脉搏平稳者，改为半卧位，利于呼吸和引流。鼓励病人术后早期活动，促进肠蠕动恢复，防止肠粘连。老年病人术后注意保暖，经常拍背帮助排痰，预防坠积性肺炎。

饮食护理：病人手术当日禁食，经静脉补液。待肠蠕动恢复后，逐步恢复经口饮食。通常情况下，若进食后无不适，第3～4日可进易消化的普食。少数病情重的坏疽、穿孔性阑尾炎病人，术后饮食恢复较缓慢。

病情观察：密切监测生命体征及病情变化，遵医嘱定时测量体温、脉搏、血压及呼吸，并准确记录；加强巡视，倾听病人的主诉，观察病人腹部体征的变化，尤其注意观察有无粘连性肠梗阻、腹腔感染或脓肿等术后并发症的表现。发现异常及时通知医生，并积极配合治疗。

（2）切口和引流管的护理

保持切口敷料清洁、干燥，及时更换被渗血、渗液污染的敷料；观察切口愈合情况，及时发现出血及切口感染的征象。对于放置腹腔引流的病人，应妥善固定引流管，防止扭曲、受压，保持通畅；经常从近端至远端方向挤压引流管，防止血块或脓液造成引流管的堵塞；观察并记录引流液的量、颜色、性状等。当引流液量逐渐减少、颜色逐渐变淡至浆液性，病人体温及血象正常时，可考虑拔管。

（3）用药护理

遵医嘱应用有效抗生素，控制感染，防止并发症发生。

（4）并发症的预防和护理

①切口感染：这是阑尾术后最常见的并发症。多见于化脓或穿孔性急性阑尾炎，表现为术后2～3日体温升高，切口胀痛或跳痛，局部红肿、压痛等，可先行试抽出脓液，或于波动处拆除缝线，排出脓液，放置引流，定期换药。

手术中加强切口保护、彻底止血，消灭无效腔等措施可预防切口感染。②粘连性肠梗阻：较常见的并发症，病情重者须手术治疗。术后病人早期离床活动可适当预防此并发症。

（5）心理护理

术后给予病人和家属心理上的支持，解释术后恢复过程，术后疼痛、各种治疗的意义，以及积极配合治疗和护理对康复的意义。

四、常见四肢骨折病人的护理

（一）护理评估

1. 病史

了解病人的年龄、外伤经过，既往有无骨骼疾病史，如肿瘤、炎症等。明确外力作用的时间、方式、性质和程度。了解病人受伤时的体位和环境，伤后立即发生的功能障碍及其发展情况，急救处理的经过等。

2. 身体状况

（1）锁骨骨折

骨折局部疼痛、肿胀、瘀斑，肩关节活动时疼痛加重。头向患侧偏斜、异常活动、患侧肩下垂。检查时可扪及骨折端有局限性压痛及骨擦音。在诊断治疗时，注意有无臂丛神经及锁骨下血管损伤。

（2）肱骨髁上骨折

这是指肱骨髁上约 2cm 以内的骨折。多见于 10 岁以下儿童。根据受伤机制可分为伸直型和屈曲型两种，以伸直型多见。髁上骨折容易合并正中神经、肱动脉损伤和骨筋膜室综合征。肘关节肿胀明显，疼痛、功能障碍，有时可出现皮下淤血和张力性水疱。外观呈枪托样双曲畸形，肘后凸起，患肢处于半屈曲位，可有骨擦音及反常活动，肘后三角关系正常，如果合并有正中神经、尺神经、桡神经损伤则出现前臂相应的神经支配区的感觉减弱或消失以及相应的功能障碍。当合并正中神经损伤时，表现为"猿手"（大鱼际萎缩，骨间肌萎缩，拇指不能对掌，桡侧三个手指不能屈曲，手的外形类似猿的手，故称猿手）；尺神经损伤时，表现为"爪形手"（尺侧两指呈屈曲畸形，桡侧三指可伸直，在手指伸直时，其外形类似鸟的爪子，故称爪形手）。

（3）桡骨远端骨折

这是指距桡骨远端关节面 3cm 以内的骨折。以 Colles 骨折（即桡骨远端伸直型骨折，又称克雷氏骨折，是指跌倒后，手掌先着地，骨折的远端向背侧及桡侧移位）最多见，常发生在中老年人身上。伤后局部疼痛、肿胀，可出现典型的畸形姿势，即侧面看呈"银叉"畸形，正面看呈"枪刺刀"畸形。局部压痛明显，腕关节活动障碍。

（4）股骨颈骨折

这是指股骨头与基底部之间的骨折。多发生于老年人，尤以老年女性较多，股骨颈血供较差，骨折不愈合率高。受伤后髋部出现疼痛，不能站立或行走，患肢有短缩、内收或外展、外旋畸形。大粗隆上移，患髋有压痛，足跟部或大粗隆部叩打时髋部疼痛。股三角处有压痛。股骨颈骨折在 X 线片上，按骨折线位置可分为 3 种：头下型、经颈型、基底型。头下型和经颈型骨折，易造成股骨头缺血性坏死。按 Pauwels 角（远端骨折线与两髂嵴连线所夹的角）大小分为两种：①内收型骨折，Pauwels 角大于 50º；②外展型骨折，Pauwels 角小于 30º。前者骨折不稳定，后者稳定。股骨颈骨折的治疗手段主要是手术治疗。

（5）股骨干骨折

这是指股骨小转子以下、股骨髁以上部位的骨折。骨折端因暴力作用的方向、肌群的收缩、下肢本身重力的牵拉和不适当的搬运，可能发生各种不同的移位。①股骨干上 1/3 骨折时，骨折近端屈曲、外展及外旋移位，骨折远端则向后上、内移位。②股骨干中 1/3 骨折时，骨折部分出现向外成角畸形。③股骨干下 1/3 骨折时，骨折近端内收向前移位，骨折远端多向后倾斜，形成短缩畸形，有压迫或损伤腘动脉、腘静脉、胫神经或腓总神经的危险。受伤后出现大腿疼痛、肿胀、皮下瘀斑，局部出现成角、短缩、旋转等畸形。患肢活动受限。检查时，局部有压痛，有异常活动、骨擦音。骨折出血多者可伴有休克。若有血管损伤，可出现患侧足背动脉搏动减弱或消失，甚至肢体坏死。若有神经损伤，可出现足趾感觉减弱或消失。坐骨神经损伤表现为足下垂、足趾伸屈无力和足部感觉障碍等典型症状。X 线片可确定骨折部位及移位情况。

（6）胫腓骨干骨折

这是指胫骨平台以下到踝以上的部分发生的骨折，多见于青壮年和儿童，是最常见的四肢骨折之一。胫骨内侧紧贴皮下，直接外伤常引起开放性骨折，并易合并感染。胫骨中下 1/3 交界处骨折因供血不足，常发生骨折延迟愈合或不愈合。病人局部疼痛、肿胀、反常活动、畸形和活动受限，开放性骨折可出现骨折端外露，伴有腓总神经、胫神经损伤时，出现足下垂或仰足的表现。伴有胫前及胫后动脉损伤时，则足背动脉和胫后动脉搏动消失，趾端苍白、冰凉。如果继发有骨筋膜室综合征，远端肢体会出现疼痛、肿胀、麻木、肢体苍白、感觉消失。

3. 辅助检查

骨折部位 X 线检查可以显示骨折和移位情况，血、尿、便常规及 B 超检查可了解相关内脏损伤和失血情况。

4. 心理、社会状况

病人的心理状态取决于损伤的范围和并发症的发生，了解病人及其家属对骨折的心理反应、认知情况和对骨折复位后治疗情况及康复知识的了解程度。了解病人的家庭经济情况和社会支持系统。

5. 处理原则

（1）锁骨骨折

①三角巾悬吊：对无移位的锁骨骨折可采用三角巾悬吊 3 周；②手法复位：对有移位的锁骨骨折，使病人维持双肩后伸的体位，然后采用"∞"字绷带包扎固定；③手术治疗：有手术指征或不能耐受长时间固定者，可考虑切开复位固定。

（2）肱骨髁上骨折

①手法复位：肘部肿胀轻、桡动脉搏动正常者可行手法复位石膏托固定。②持续骨牵引：肘部肿胀严重，已有张力性水疱者，受伤时间较长，末梢血供良好者可行尺骨鹰嘴牵引。肿胀消退后再行手法复位石膏托固定。③手术治疗：手法复位失败或伴有血管、神经损伤者可行切开复位交叉克氏针内固定手术。

（3）桡骨下段伸直型骨折

①手法复位外固定：手法复位在牵引下进行，复位后背侧面用石膏托或特制小夹板固定腕关节于旋前、屈腕、尺偏位，2 周后更换石膏，固定在功能位。固定期间，进行肌肉舒缩运动，拆除石膏后，进行功能锻炼；②切开复位内固定：有手术指征者应切开复位，用松质骨螺钉或钢针固定。

（4）股骨颈骨折

①持续皮牵引：适用于无明显移位的外展嵌插骨折。一般持续皮肤牵引 6～8 周，保持患肢中立位。牵引期间注意股四头肌、踝关节的功能锻炼，3 个月后考虑扶拐下地行走，但患肢不负重，6 个月后弃拐行走；②手法复位内固定：对于内收型骨折和有移位的骨折应尽早给予复位，经皮多枚骨圆针或加压螺纹钉内固定术；③人工股骨头置换术：适用于 60 岁以上的老人，股骨头下骨折有明显移位或旋转者。

（5）股骨干骨折

对于开放性骨折病人应及早清创缝合及进行内固定手术或外固定。①牵引外固定：3 岁以内的儿童，用垂直悬吊皮牵引；成人可采用胫骨结节或股骨髁上骨牵引，牵引一般持续 8～10 周。②切开复位内固定：对于非手术治疗失败或骨折合并有神经、血管损伤，伴有多发性损伤，不宜卧床过久的老年人等可采用切开复位内固定，常用加压钢板内固定、带锁髓内钉内固定。

（6）胫腓骨干骨折

①手法复位外固定：横断形或短斜形骨折可以进行手法复位，用长腿石膏托或小夹板外固定。②牵引：斜形、螺旋形或轻度粉碎性骨折可行跟骨结节牵引，待纤维愈合后，去掉牵引，用长腿石膏托或小夹板继续外固定。③切开复位内固定：手法复位失败应切开复位，后用螺丝钉或加压钢板、绞锁髓内钉进行内固定。对于开放性或粉碎性严重的骨折可采用骨外固定术。

（二）护理措施

1. 一般护理

（1）加强营养

给予高蛋白、高热量、高钙、高铁、高维生素饮食，以供给足够营养。对制动病人适当增加膳食纤维的摄入，多饮水，防止便秘及肾结石的发生。避免进食牛奶、糖等易产气的食物。

（2）建立规律的生活习惯

定时进餐，并根据病人的口味适当调整饮食，尽可能在病人喜欢的基础上调整营养结构，保证营养的供给。

（3）精心照顾

给予病人生活上的照顾，满足病人基本的生活需要，协助其进行日常活动。保持室内环境卫生、清洁，以增加病人的舒适感。

2. 病情观察

较重的病人要进行生命体征、神志的观察，做好观察记录，及时执行医嘱，给予补液、输血、补充血容量等。必要时监测中心静脉压及记录 24 小时体液出入量；危重病人应及早送入 ICU 监护。对于意识、呼吸障碍者，必要时施行气管切开，给予吸氧吸入或人工呼吸。伴发休克时，按休克病人护理。

3. 疼痛护理

除创伤、骨折、手术切口引起的疼痛外，骨折固定不确切、神经血管损伤、伤口感染、组织受压缺血都会引起疼痛。护理措施：①受伤 24 小时内局部冷敷，使血管收缩，减少血液和淋巴液渗出，减轻水肿及疼痛；② 24 小时后局部热敷，可减轻肌肉的痉挛及关节、骨骼的疼痛，促进渗出液回吸收；③受伤肢体应固定，并将患肢抬高，以减轻肿胀引起的疼痛；④疼痛原因明确时，可根据医嘱使用止痛药；⑤执行护理操作时动作要轻柔、准确，避免粗暴剧烈，如移动病人时，先取得病人配合，在移动过程中，对损伤部位重点扶托保护，缓慢移至舒适体位，争取一次性完成，以免引起和加重病人疼痛。

4. 维持循环功能，减轻肢体水肿

局部创伤或挤压伤、静脉回流不畅、骨折内出血、固定过紧、血管损伤修复较迟或用止血带时间过长，都会导致组织灌流不足、肢体肿胀。其处理措施如下：①根据病人具体情况选择合适的体位，适当抬高患肢，促进静脉回流。股骨颈骨折者，应保持肢体于外展中立位，防止因髋关节内收、外旋造成髋关节脱位。股骨干骨折者保持患肢外展、中立、抬高位；长期固定及关节内骨折，应保持患肢于功能位。②有出血者及时采取相应措施进行止血。对四肢骨折病人要密切观察肢端有无剧烈疼痛、麻木、皮温降低、苍白或青紫等现象。有无肢端甲床血液充盈时间延长、脉搏减弱或消失等动脉血供受阻征象，如有异常应及时通知医生积极对症处理。严禁局部按摩、热敷、理疗，以免加重组织缺血与损伤。

5. 预防感染

现场急救应注意保护伤口，避免二次污染及细菌进入深层组织。开放性骨折应争取时间，早期实施清创术，给予有效的引流，遵医嘱正确使用抗生素，加强全身营养支持。注意观察伤口情况，有无红、肿、热、痛及波动感，一旦发生感染，应及时报告并协助医师进行伤口处理。

6. 牵引病人的护理

（1）设置对抗牵引

将牵引的床端抬高 15 ~ 30cm，利用体重形成与牵引力方向相反的对抗牵引。

（2）维持有效牵引

①每天检查牵引装置及效果、包扎的松紧度、有无滑脱或松动；②应保持牵引锤悬空、滑车灵活；③嘱咐病人及家属不要擅自改变体位，不能随便增减牵引重量；④颅骨牵引者应每日将颅骨牵引弓的靠拢压紧螺母拧紧 0.5 ~ 1 圈，防止颅骨牵引弓松脱；⑤肢体牵引时，应每日测量两侧肢体的长度，避免发生过度牵引。

（3）维持有效血液循环

观察患肢肢端的血液循环，有无肿胀、麻木、皮温降低、色泽改变及运动障碍，如发现异常及时通知医生并做出相应的处理。

（4）皮肤的护理

做好局部皮肤护理，减少皮炎及压伤的发生。

（5）针孔的护理

针孔处可滴 70% 乙醇或 0.75% 碘伏消毒 1 ~ 2 次 / 日。在搬动病人或病人转换体位时，避免牵引针左右移动，如发现牵引针偏移，经严格消毒后再进行调整，或者报告医生，切不可随意推拉牵引针。针孔局部血痂不要随意清除，针孔处有分泌物时，用棉签拭去，严格消毒，以防痂下积脓。继发感染时，使用有效的抗生素，彻底引流，及时换药。严重者，拔去骨圆针，换位牵引。

（6）并发症的预防和护理

按骨折功能锻炼的原则进行功能锻炼，预防和减少关节僵硬、足下垂等并发症发生。

7. 石膏固定病人的护理

①石膏绷带包扎后，应待其自然硬化。为使石膏尽快干燥，以免变形，夏天可用电扇吹；冬天用灯烤，灯烤的距离和温度应适宜，以免烫伤。②在石膏

未干前，应进行床头交接班，尽量少搬动病人，不要用手指按压，以免石膏向内凸起，压迫局部组织。必须搬动时，应用手掌平托。③抬高患肢，使患处高于心脏水平20cm，以利淋巴和静脉回流，减轻肢体肿胀。④保持石膏整洁，勿使尿、便、饮料及食物等污染。如有污染可用毛巾蘸肥皂及清水擦洗干净，擦洗时水不可过多，以免石膏软化变形，严重污染时应及时更换。⑤观察石膏创面有无渗血，是否渗到石膏表面，必要时开窗或拆除检查。拆除石膏绷带后，用温水清洗患肢，并用凡士林涂擦皮肤。⑥加强功能锻炼。按照功能锻炼原则进行功能锻炼，以预防和减少并发症。

8. 小夹板固定病人的护理

①选择合适的小夹板。②捆扎带松紧适度，一般捆扎后以系带可上下移动1cm为度。③固定期间严密观察患肢末梢血运、感觉及运动情况，如有异常及时调整，以防发生骨筋膜室综合征。④抬高患肢，促进血液循环，减轻肿胀和疼痛。⑤如果为门诊病人，需告知家属及病人，若出现末梢肿胀、青紫、麻木、疼痛、活动障碍、脉搏减弱或消失，及时返院复诊。注意随着肿胀的加重或减轻，可能出现固定过紧或过松的情况，应及时返院调整，以达到有效固定的目的。⑥定期拍X线片，以便了解骨折有无移位，避免发生畸形愈合，影响外观和功能。⑦指导病人进行功能锻炼，减少并发症发生。

9. 并发症护理

（1）脂肪栓塞

①安排病人采取高坐位卧姿；②给予高浓度氧以去除局部的缺氧和脂肪颗粒的表面张力，使用呼吸机以减轻和抑制肺水肿的发生；③监测生命体征和动脉血气分析；④保持呼吸道通畅，维持体液平衡，遵医嘱使用抗脂栓的药物。

（2）血管、神经损伤及骨筋膜室综合征

对于石膏、夹板等外固定过紧引起患肢肿胀伴有血液循环障碍者，应及时松解，并观察有无血管、神经的损伤；严重肿胀者，要警惕骨筋膜室综合征的发生，及时通知医生做相应的处理。

（3）坠积性肺炎和压伤

对长期卧床的病人定时给予翻身拍背，按摩骨隆突处，必要时给予气圈或气垫床，并鼓励病人咳嗽、咳痰。

第八章 护理人员岗位培训实践

本章重点探讨护理人员岗位培训与实践，具体包括护理岗位管理与培训、护理岗位培训体系的构建、临床护理人员岗位层级培训实践这几方面。

第一节 护理岗位管理与培训

护理人员的专业素质与实践能力是临床护理质量和服务水平的根本保障，也是护理学科发展的重要标志。随着社会的进步和医学科学技术的发展，世界各国日益重视个体健康和生活质量的提高，培养满足社会健康服务需求的护理人才显得非常重要。由于我国护理基础教育和岗位培训工作起步较晚、发展滞后，护理人员的整体素质和专业实践能力与人民群众的健康服务需求的匹配程度，同世界发达国家相比，存在较大的差距。因此，需要尽快完善相关制度，加快发展护理教育和岗位培训工作，使护理人员的专业素质与实践能力达到岗位胜任力的要求。

一、岗位管理与岗位培训

（一）岗位管理

这是指以企业战略、环境因素、员工素质、企业规模、企业发展、技术因素六大因素为依据，通过岗位分析、设计、描述、培训、规划、考评、激励与约束等过程控制，实现因岗择人，在人与岗的互动中实现人与岗、人与人之间的最佳配合，以发挥企业中人力资源的作用，谋求劳动效率的提高。

（二）岗位培训

这是指根据岗位要求所开展的一种有组织、有计划的知识传递、技能传递、标准传递、信息传递、信念传递和管理训诫行为的组织培训活动，其目的是提高在岗员工的业务知识专业技能和服务态度。岗位培训从方式上通常分为入职前培训和在职培训。入职前培训分为一般性培训（组织文化、组织制度、行业法规等）和专业培训，在职培训分为专业岗位培训和管理岗位培训。

二、护理人员岗位管理与岗位培训

（一）护理人员岗位管理

2012 年 4 月，《卫生部关于实施医院护士岗位管理的指导意见》指出：我国现阶段开展医院护士岗位管理要通过建立和完善护理岗位设置、护士配置、绩效考核、职称晋升、岗位培训等方面的管理制度，来调动护士的积极性，激励护士服务临床一线，稳定临床一线护士队伍，促进护士职业生涯发展，持续提升护士专业化水平和护理管理科学化水平，为人民群众提供更加安全、优质、满意的护理服务；护理人员的岗位应按照"科学管理、按需设岗、保障患者安全和临床护理质量"的原则来进行合理设置；医院护理岗位设置分为护理管理岗位、临床护理岗位和其他护理岗位，其中，护理管理岗位和临床护理岗位的护士应当占全院护士总数的 95%以上。

（二）护理人员岗位培训

护理人员岗位培训是根据医院护理工作的岗位需求，为护理人员设计安排的培训活动，其目的是通过培训持续提高护理人员的综合素质，使护理人员能够更好地胜任自己的本职工作，并使护理组织内各部门之间、护理人员之间能够更有效地进行思想、观念、信息和情感的交流，以便形成组织内部和谐的人际关系和高效的团结协作，从而完成护理组织的整体目标和护理人员的个人发展目标。由此可见，护理人员岗位培训是护理人员岗位管理工作的前提和保障。

三、护理人员岗位胜任力

近年来，国内外学者结合医学教育人才培养目标，对护理人员胜任力展开了多方面的研究，目前形成了比较一致的基本概念与分类、内容与标准、培训基本框架。

（一）护理人员胜任力基本概念

美国护理学者本纳教授将"护理人员胜任力"定义为在各种变化的真实环境中护士为获得满意结果而完成任务的能力。我国研究者曲海英等认为，护理人员胜任力是指能够识别和区分优秀护理人员个人潜在的、深层次的特征。

1.护理人员胜任力的分类

根据护理人员工作职位和特定岗位的不同要求，护理人员胜任力可分为工作胜任力、岗位胜任力、职务胜任力。其中，岗位胜任力又分为核心胜任力、专科胜任力和管理胜任力。核心胜任力代表了护理专业最核心的特点与要求，在一定程度上体现了护理的专业精神和专业文化，是每一个护理从业人员都必须具备的基本的胜任能力。

2. 护理人员胜任力的内容

近年来，国内有关护理人员胜任力的内容，比较有影响力的研究成果包括：①曲海英、井西学等人研究指出，护理人员的胜任力特征包括5个部分：护理专业知识、护理专业技能、动机、人格特质、自我概念。其中，知识和技能属于基准胜任特征，又称为显性特征，是对胜任者基础素质的要求，是可以看见的、相对较为表层的个人特征，易于改变、充实和完善，但这2个要素并不能把表现优秀者与表现平平者区别开来；自我概念、人格特质和动机属于鉴别胜任特征，又称为隐性特征，是属于较为隐蔽的、深层的和中心的个人特征，一般较难测量和发掘，这3个要素是保障护理人员取得优异工作绩效，以及区分表现优异者和表现平平者的关键因素。②刘俊丽等人从心理学研究角度将护士胜任力特征结构及成分划分为3个维度16个成分：能力维度（创新能力、适应能力、临床判断力、敏锐观察力、人际协调能力、管理能力），性格维度（同理心、情绪稳定、主动、自信、责任心、德行重范），动力维度（成就导向、求知欲、职业角色意识、职业道德）。

（二）基于胜任力理论的护理人员岗位培训基本框架

国内研究者洪海兰等人针对我国国情，以胜任力理论框架为指导，以新护士工作任务为导向，构建了一套新护士岗前培训大纲，包括9大培训项目和31项培训内容，并确定了相应的培训目标和学时。该大纲基本涵盖了我国新护士需要具备的岗位胜任力，其科学性、实用性和可操作性得到了临床实践认可。徐少波针对"注册护士的核心能力框架"也进行了较为全面、系统的研究。李红等人在研究各级护理人员的工作岗位后形成了各级护理工作分析报告，用于指导护理人员岗位管理和岗位培训实践。刘立婕对临床护理专家的角色职能及培养模式的应用进行了研究。这些研究对各级医院开展护理人员岗位胜任力培训具有一定的指导意义。

四、护士职业生涯规划

护士职业生涯规划是指医院人力资源部和护理管理部门将护士个人发展目标和医院发展目标相结合，对影响和决定护士职业生涯的主客观因素进行分析、总结与测定，以确定护士的职业发展目标，选择与之相适应的岗位，制定相应的工作内容、教育和培训计划，并对每一步骤的时序、方向做出科学合理的安排，为护士在工作中不断提高职业素质提供机会的人力资源管理方法。科学合理的护士职业生涯规划和管理，有助于培养护士的组织归属感，并结成医院和护士之间紧密的利益共同体和双赢关系，以达成组织目标和个人目标的同步实现。

五、护理职业获益感

关于职业获益感，目前国内外尚无统一的定义，多是从"益处发现"一词引申而来的。益处发现是指个体从创伤或不幸等消极事件中发现个体的、社会的、心理的、精神上的益处，这是一种从积极的角度去评价其不利因素的认知适应方式。有研究指出，职业的积极情感体验可以缩小从业者与其职业之间的心理距离，使从业者体会到职业带来的实际获益感和职业认同感。美国首席护士理事会研究认为，护士的职业获益感包括：①拥有改变困境的机会，在帮助他人的过程中可获得回报；②自我满足感，对从事的工作充满激情；③有灵活的工作时间，有与家人相处的时间；④有能力获得足够的收入，负担起自己和家人的生活，拥有稳定、有保障的生活；⑤有进步的机会，有不断学习的动力，总有机会认识到不同的人；⑥被需要感，觉得自己所做的事情因被他人需要而很有价值。另外，国际护理协会2009年提出"护理职业获益感"排名前3位的依次是与患者接触并帮助患者、有专业训练际遇、使人获得满足感。我国研究者胡菁、刘晓红等人认为，护士的职业获益感水平与其工作的投入和质量的高低密切相关。目前，我国护士就业率高、职业收入稳定、工作环境较好、工作时间弹性可变，自己和整个家族终身拥有便捷可靠、优质的医疗资源等，可视作"护理职业获益感"的范畴。

第二节　护理岗位培训体系的构建

医院是向人民大众提供医疗护理服务的机构，保障医疗安全、提供优质的医疗护理服务是医院生存与发展的前提和基础，也是每个医务工作者的职责和义务。为此，医院必须要建设一支专业素质和能力过硬的人才队伍。

随着社会的发展和经济的增长，人们对健康的需求和期望不断提高；加之医学科学的不断发展，许多高、精、尖的医学成果和先进技术在医学领域广泛应用。这些均要求护理人员必须具备良好的专业素养，养成终身学习的习惯，不断接受继续教育以更新专业知识和专业技能，方可胜任本职工作。长期以来，护理人员岗位培训工作是由人力资源部、教育培训部、护理部等机构在参与执行，存在多头实施、管理混乱、缺乏系统的培训体系，培训过程中出现的"纸上谈兵"流于形式或只有战术而没有战略等情况，使得护理人员的继续教育和人才培养工作成效不显著。如何建立一个兼顾医院、护理组织和护理人员个体发展的培训体系，以实现医院及护理人员共同学习、共同进步、共同发展的结果，是医院及护理管理者值得深思和探讨的问题。

一、国内外培训体系的现状与发展

当前，我国已经形成了医学院校基础教育、毕业后教育和继续教育的医学终身教育体系。其中，毕业后医学教育包括临床住院医师规范化培训和全科医师规范化培训。关于毕业后护理教育，尽管卫生部在1998年发布了《临床护士规范化培训试行办法》，但目前尚无统一、明确的临床护士规范化培训要求及标准。关于护理继续教育，1997年卫生部继续医学教育委员会出台了《继续护理学教育试行办法》，从宏观层面上给出了框架性指导意见，但继续护理学教育的内容仅限于对护师以上专业职称护理人员的"四新"教育，尚无针对医院护理人员全员岗位培训的明确规定。国内多数医院开展护理人员岗位培训工作，是由人力资源部、教育培训部、护理部等部门在分头组织实施，存在由非专业部门指挥专业培训或多头实施与管理现象，缺乏科学、完善、高效的培训体系开发，导致出现培训活动零散无规划、培训目标缺乏针对性、培训过程缺乏有效的管理和效果评价的现象，使岗位培训工作没有起到应有的作用和价值。为此，医院开展护理人员岗位培训工作，需要借鉴国外先进的企业培训体系，尽快完善护理人员的岗位培训体系建设，才能使培训工作真正规范和有用。

（一）培训体系发展现状

培训体系是人力资源管理系统的一部分，是以组织战略为向导，以员工职业生涯发展为基础，以组织人力资源为依托，从制度、资源及运营层面保障组织综合实力的提升，从而实现组织战略目标的一套动态、开放的体系。

1. 培训体系的4个发展阶段

第一代初级型培训体系是基于问卷的培训管理形态，适用于尚无培训体系或培训体系中没有覆盖到的岗位或新部门。例如，新ICU组建后，招聘的新成员需要进行相关专业知识培训，可采用问卷法，设计培训需求调研问卷，确定发放的对象和人数，按规定时间收回，并对结果进行分析。针对单项类培训，实施简单，但要求填写问卷的对象对自己或团队的能力水平有较好的认识，且能清晰地判断自己有哪些领域需要提升。

第二代简易型培训体系是基于课程需求的培训体系，适用于有清晰的组织目标、岗位或个人发展方面的培训需求。例如，设置了专科护士岗位，护士现有的能力和岗位需求之间有一定差距。此时培训主管对岗位的核心职能需要有一定的认识，师资设备等教学资源充足，可充分衡量所需课程、培训人次、总天数等，从而给有需要的员工提供合适的培训。特别应注意的是，不要把课程当成唯一的培训手段，它无法与业务需求动态匹配。

第三代精致型培训体系是基于胜任力模型的培训体系，偏重于有核心岗位的胜任力模型、有完善的培训流程和培训管理系统的复杂的情境。例如，新生儿护士长岗位培训，首先要有该岗位的核心胜任力模型，再通过与科护士长、护士长及临床护理人员的沟通，将课程体系与能力模型相融合，以形成完善的培训流程。

第四代动态型培训体系是基于任务模型的培训体系，在精致型培训体系基础上，考虑员工素养和任务复杂度，通过学习路径图来体现以职业技能发展为主轴的系列学习活动。目前，动态型培训体系的应用还在逐渐摸索和实践当中，例如，在技能培训中可采用角色扮演方式，使培训环境与工作环境完全相同；又比如，在管理技能培训中，强调培训一些管理者的一般原则、重要特征和可适用于多种情况下的关键行为能力。

2. 国外知名企业的培训体系

自泰勒20世纪初创立科学管理理论以来，美国企业便非常重视对员工的岗位培训，以提高企业生产的工作效率。英国于20世纪80年代初期也提出了将英国由制造大国向服务大国转变的战略，以应对全球性日趋激烈的市场竞争。在政府政策引导和法律规范下，英国企业非常重视对员工的培训，普遍认为培训开发人力资源是企业降本增效、提高市场竞争力和实现经营战略目标的关键因素。目前在国际上比较知名的培训体系有美国的 GE（General Electric Company，美国通用电气公司）培训体系和英国的皇家邮政培训体系。

美国 GE 培训体系分为基础培训（含入职培训）、职业发展培训、专业知识技能培训、领导能力培训以及公司价值观培训5部分。其中，入职培训旨在让员工了解 GE 的企业文化和价值观，熟悉 GE 好员工的标准；职业发展培训则针对所有员工开展有关沟通、项目管理等方面的能力与技巧以及综合职业发展能力提升的培训；专业知识技能培训除了根据不同职业技能进行针对性培训外，同时还非常重视培训员工的各种专业技能，要求每名 GE 人都要成为一个"多面手"。该培训体系被誉为"人才制造工厂"，每年用在员工培训上的花费高达10亿美元，堪称业界最为严谨的人才发展流程。

英国皇家邮政培训体系旨在使公司拥有更加灵活和快速的反应能力。该体系由人力资源部下设的学习与发展部专门负责培训项目设计、培训计划制订、培训经费管理等。其培训模式是将在岗培训与脱产培训结合起来，培训一段时间后，重新回到工作单位进行在岗培训或实践，之后再进行深化培训。培训中心每月编辑培训简报，便于员工了解培训信息、培训理念、培训课程及培训师资情况等，为增强员工培训意识和参加培训活动创造条件。

（二）护理专业培训体系的认识

美国护士学会有关护理继续教育的定义是，"有计划、有组织地为注册护士提高在护理服务、教育、管理、研究等方面的能力，增进她们的理论知识、操作技能和工作方法而安排的学习过程"。当前，英国和美国的护理在校教育和护士在职培训处于世界领先水平，成为各个国家争先学习和仿效的模式。收集相关的文献并分析后，笔者发现目前尚无成熟的在职护士的培训体系，借此，选择部分先进的培训模式供读者借鉴和思考。

美国的在职护士培训主要采取医院与各大学及社区学院之间的合作教育模式，开展网络课程教育，让护士不管距离远近都能享受同样高品质的培训；医院为护士提供津贴作为参加继续教育的鼓励。

英国的在职护士培训多采取医院与资深护理学院合作办学的模式，根据临床护理发展及专业设置要求的不同来设计相应的教学板块，护士可根据自己所从事工作的专业需求来对应选择相应的学习课程，还可根据每个护士的具体情况（如学习能力、接受能力、年龄等不同情况），制订个性化的终身学习计划。

澳大利亚的在职护士培训特色主要体现在两个"广泛性"和一个"灵活性"上。对象的广泛性包括新入职护士、注册护士、再上岗护士等；内容的广泛性包括药物药品的应用管理、老年或重病患者的康复护理、病区感染控制、成人护理、相关法律等培训；培训实践和形式的灵活性则体现为根据护士自身发展的需求选择不同学分、时间灵活的培训课程。

当前，我国的在职护士培训开始从基于课程需求的培训体系向基于胜任力模型的培训体系阶段发展。胜任力模型培训体系是在对员工核心能力进行不同层次的定义及行为描述的基础上，来确定岗位关键胜任能力和完成特定工作所需要的熟练程度，并根据胜任力模型中的职位群划分来设置不同种类岗位相对应的培训内容。

（三）培训体系发展趋势

目前，国内外无论是企业还是医院，均已充分认识到人力资源的培训和开发是提高组织核心竞争力、技术水平、服务质量和员工个人成长的必由之路。为达成这一目标，企业（包括医院）应根据组织战略发展目标及参训者职业生涯发展需要，来不断完善培训体系构架，将"个人学习"转化为"组织学习"。同时，将多媒体和网络技术应用到培训之中，使培训从"以教师为中心"向"以员工为中心"转换；建立起职业化、系统化的人力资源培训机构，来确保培训实现制度化管理，并能进行有效运转。

随着国际上培训管理理论体系的发展，企业的教育培训和职能培训将更大程度地介入企业管理之中，使得社会化职业培训逐步向企业化专业培训方向发展，企业内的岗位职业培训逐渐向企业大学过渡。例如：美国在2000年已有24所企业学院；日本各大企业均有自己的技术学院或培训中心；国内吉利集团创办的吉利大学，也将培训纳入集团的战略规划中。

"他山之石，可以攻玉"。医院的岗位培训也可借鉴企业培训模式的发展趋势，走医学院校与医院合作培训的路子。目前，建立医学院校与医院临床优质教学资源共享的护理人员培训模式，在我国护理行业内已有隐隐启动趋势。开展"院校"结合培养模式，将学历教育和岗位培训有机衔接，建立护士对应晋级和绩效激励制度，建立科学的培训学习机制，以保障临床护士工作和培训两不误，是达到有效落实岗位培训与岗位管理目标的上选之策。

二、护理人员岗位培训体系的构建思路

目前，但凡谈到培训管理，均会引用"培训体系"这一概念。在培训实践中，大多数组织对"培训体系"概念的认知和理解不尽相同，甚至有概念理解混乱

现象。到底什么是真正意义上的培训体系？培训体系对培训工作的开展具有怎样的导向作用？培训体系构建的指导思想是什么？培训体系的内涵及内容包括哪些？诸如此类的问题，医院培训管理机构在开展员工内部培训之前应该对此有一个清晰的认识。

医院培训管理体系是把原本相对独立的培训课程体系、师资管理制度、培训效果评估融入医院管理体系之中，尤其要与员工的薪酬分配和晋升晋职相配合，使培训工作形成自动的、持续完善的管理。鉴于医院的文化、战略、规模及行业的特殊性，护理人员岗位培训必须从自身的专业特点和工作实际出发，建立起与现代培训理论相一致的系统的培训体系，使临床工作和岗位培训相融合，使培训工作制度化、培训课程系统化、培训过程规范化，从而高效提升受训人员的岗位能力，为医院持续发展提供高素质的人才队伍支持。

（一）构建培训体系的背景思路

中共中央、国务院印发的《中国教育现代化 2035》的战略任务之一是构建更加开放畅通的人才成长通道，完善招生入学、弹性学习及继续教育制度，畅通转换渠道。建立全民终身学习的制度环境，建立国家资历框架，建立跨部门跨行业的工作机制和专业化支持体系。我国还将继续强化职业学校和高等学校的继续教育与社会培训服务功能，开展多类型多形式的职工继续教育。为此，当前各级医院及相关部门应着力思考如何针对行业特点和医院自身的实际情况设计出适宜的岗位培训体系，以培养出高素质的护理队伍，以保障患者获得最佳医疗服务，满足国家中长期人才继续教育目标和医疗卫生行业岗位培训的要求。

1. 医院培训体系设计的必要性

一个医院的实力从根本上讲，主要取决于医院所拥有知识资本的质量及有效使用与管理的程度。要实现医院业务工作的高效运转和快速成长，持续的人才培养是关键的手段。而人才培养的成效是否能够达到医院发展的人才要求，归根结底要依赖于培训体系的科学设计。

科学的培训体系设计，有利于员工树立终身学习和主动参与培训的意识。医院是知识密集型组织，其服务对象是有着身、心、社会、精神和文化需求的整体的人，需要医务人员持续不断地提高自身的综合素质，用更加专业化和人性化的知识与技能为人类提供健康需求。据文献报道，我国多数医院在人力资源培训与开发方面缺乏健全的培训体系，未能全面地引导员工将所学知识最大化地运用到实际工作中，未能有效引导员工树立终身学习理念、通过继续教育和培训产生不断提高自身素质的行为。科学高效的培训体系开发，其目的是将零散、独立而不连贯的培训项目变为有组织管理、评估计划、实施评价规范的培训体系，为员工的专业水平的全面提升提供了支持平台，有利于员工持续跟上社会和医院发展变化的步伐，促使员工将自我价值实现和医院发展融为一体，从而提高医院的整体服务水平。同时，通过员工的成长进一步促进医院的发展，最终实现医院与员工共发展的双赢目标。

科学的培训体系设计使培训内容更加贴近医院行业发展与竞争的需要。随着社会经济的发展，人民群众对健康的需求和国家对医院的要求不断提高，医院除了有良好的硬件、先进的技术，同时还应不断完善及优化服务流程，遵循不断出台的法律法规和行业标准。加之医疗服务行业的刚性需求以及医疗保障制度的改革，国际上、区域内的个体诊所、民营医院、公立医院、境外合资医院等都在相互争夺我国的医疗市场及资源，各级医院所面临的竞争形势将日趋严峻，医院现有的人力资源管理现状已经不能适应参与市场竞争和继续生存发展的要求。因此，在医院总体战略发展目标指导下，通过建立科学、高效的培训体系，来帮助员工不断适应医疗行业和自身专业的发展变化，快速提高服务质量、工作效率和专业技术含量，提升医院价值及核心竞争力，促进医院持续发展，已经成为当前医院岗位培训工作的关键性工作内容。

2. 护理人员岗位培训体系设计的政策要求

我国的《护士条例》对护理人员的培训工作做出了相关规定，包括：

第十四条：（护士）有参加专业培训、从事学术研究和交流、参加行业协会和专业学术团体的权利。这条规定说明：护士有权利参加各种形式的培训。

第十六条：护士执业，应当遵守法律、法规、规章和诊疗技术规范的规定。这条规定说明：要求护士通过相关培训，履职中遵守相关法律及规范。

第十七条：护士在执业活动中，发现患者病情危急，应当立即通知医师；在紧急情况下为抢救垂危患者生命，应当先行实施必要的紧急救护。这条规定说明：要求护士通过相关培训，履职中具备观察病情的评估技巧及预判能力和掌握急救的知识及技能。

我国护理教育进一步发展和规范的要求《全国护理事业发展规划纲要（2016—2020年）》（下简称"《规划》"）指出，在持续深化医药卫生体制改革和全面贯彻落实《中国护理事业发展规划（2011—2015年）》进程中，护士队伍建设和护理事业发展在"十二五"时期取得显著成效。各省（区、市）及各级各类医疗机构开展了不同程度护士岗位培训和专科护士培养，护理专业技术水平不断提高。《规划》也指出了"十三五"时期护理事业发展面临的挑战：一是护士队伍数量相对不足、分布不均，专业素质和服务能力有待提高；二是调动广大护士积极性的体制机制尚未健全完善；三是护理服务内涵需要不断丰富，护理服务领域需要进一步拓展。

调动广大护士积极性的体制机制尚未健全完善，表现在以下几个方面：

①护理教育的层次结构需要进一步调整和优化。②护理教学的办学质量有

待提高。③缺乏系统、规范的护士毕业后教育和继续教育指导。④缺乏针对临床护理工作需要、针对专科护理岗位和护理管理岗位护士的规范化培训。

上述这些差距，是学校基础教育和医院护理人员岗位培训工作今后均需要努力的方向，也为医院护理人员岗位培训体系设计工作指明了方向。今后一段时期，我国专科护士培训体系的发展方向是，在完善医院护理岗位设置的基础上，确定临床专科护理岗位，坚持"以用为本"，以岗位需求为导向，建立和完善专科护理人员岗位培训制度。

3. 建立护理管理岗位培训制度的要求

《规划》中提到：建立并完善护理管理体系，通过改革创新，提高护理管理的科学化、规范化和精细化水平。以需求为导向，丰富护理专业内涵，大力发展老年护理、慢病管理、康复促进、安宁疗护等服务，满足人民群众多样化、多层次健康需求。重视护理管理人员的培训，根据护理管理人员的岗位胜任力要求实施分层级培训，以提高护理管理能力，是今后护理管理岗位培训的方向和任务，其内容包括：①护理管理人员培训制度基本建立，有计划地培养一批专科护士，满足临床护理需求。②护士分层级管理制度初步建立，根据护士临床服务能力，结合职称等，对护士进行分层管理。③有计划地开展护理管理人员规范化培训，二级以上医疗机构的护理管理人员参加省级培训达到90%以上。④有计划地开展中医护理管理人员和中医护理骨干人才培养，加强中医医疗机构新入职护士培训，注重中医护理技术推广和应用，提升中医护理服务能力和水平。

（二）构建护理人员岗位培训体系的设计思路

培训是对员工在技术、技能、思想、意愿等方面实施教育及训练。培训体系是员工实施持续培训的重要保障，是组织内部培训资源共享的保证，是员工实施高效培训过程中价值再现的平台。因此，建立培训体系不是建立一个培训中心、堆积一些资料或开展不成体系的若干培训项目等，而是要建立一个有"好为人师"的分享者、孜孜不倦的学员、系统的培训课程和完善的管理制度的科学高效的培训系统，最终让参训学员养成"学而时习之，不亦乐乎"的习惯，让培训师资形成"聚天下英才而教育，一大乐事也"的理念。目前，北欧国家的职业培训做得比较成功，值得国内同行借鉴。他们提出：要让员工乐于参与培训，除了国家法律规定外，还要建立内在的利益机制来驱动员工参与培训，让员工意识到通过培训不仅可以提高自身工作岗位的安全系数（如不容易被解聘）、改善工作环境（如减少工作场所的污染等），还可提高工资水平和福利待遇，同时也能在培训过程中获得快乐。

1. 构建培训体系的原则

可口可乐公司有这样一个口碑："可口可乐是培养人才的公司，做饮料只是公司的副业。"可见，一个好的培训体系设计是激活企业高速成长的催化剂。

构建一个科学、有效的培训体系，需要遵循一定的原则。

（1）企业培训体系的设计原则

基于战略原则：培训的目的是通过提升员工的素质和能力来提高工作效率，实现企业经营目标，培训体系的设计必须基于企业的现状和发展战略要求。

动态开放原则：企业要生存必须适应不断变化的外部环境。培训体系的核心内容要根据企业的战略目标及时进行调整，否则培训体系就不能真正发挥提升绩效和企业竞争力的作用。

全员参与原则：有效的培训体系必须保证企业的不同岗位与职级的员工和管理者都能接受到相应的训练，故培训体系的建设须保持纵、横两个方向的均衡发展。

满足需求原则：培训体系的建设应同时满足员工的发展和组织的工作需求及发展要求。满足组织需求，才能保证培训的人才是组织所需要的；满足员工需求，才能从根本上调动员工参与培训的主动性和积极性。

职业发展原则：培训体系及课程的开发，要能够与员工职业生涯发展规划相结合，使员工得到个人发展的同时，能够为企业的发展做出更大的贡献，达到企业和员工发展的双赢目标。

（2）护士培训体系的设计原则

导向性原则：设计中强调培训与医院发展战略相适应，有效分析护理人员的岗位胜任力现状与岗位胜任期望值之间的差距，以便有针对性地开展培训，实现个人和组织的共同目标。

针对性原则：设计中应根据岗位职责需求，制订不同层面和不同岗位的护理人员培训计划，因材施教，达到学以致用的目的，帮助其尽快胜任工作岗位。

实用性原则：设计中应充分考虑理论知识与临床实际的衔接，因护理专业是在多学科知识基础上的一门实践性学科，对新入职护士应注重规范的上岗及轮岗培训。

全员性原则：设计中应考虑护士既是参训者又是培训者，在大量的临床教学任务中，每个护理人员都在参与教与学的活动，具有承上启下的传帮带的作用。

全程性原则：设计中应将培训贯穿于护理人员职业生涯规划的全过程之中，随着护士不同的成长阶段不断调整其培训方向与内容，逐渐扩大其发展领域。

灵活性原则：设计中应考虑护理人员的个体差异，如专业理想、知识与能力、经历与经验、兴趣爱好等因素，并采用成人教育的多种培训方式。

激励原则：设计中应用激励约束机制，将培训考核同晋级晋职、评优等方式结合起来，让护士感受到积极向上的动力，增强护士的进取意识。

经济性原则：培训是人力资本的投资，培训体系设计应注重实效，在培训设计中强调需求分析，要最大限度地利用医院现有的资源，尽量降低培训的投入，避免盲目培训、无效培训和过度培训带来的浪费，并逐步建立培训效果评估系统来评价培训效益。

2. 构建培训体系的思路

近年来，国内的企业组织（包括医院）相继都在做培训，花了不少的人力、财力，但其结果却让人困惑：员工跳槽了；参与培训是为了应付；参训员工素质能力并无实质性提升；培训内容看地点；培训质量看师资；培训效果看发票。如何系统开展培训，如何让培训真正有用起来，各级医院需要认真思考并着手解决上述问题。为此，笔者所在医院在着手建立护理人员岗位培训体系之前进行了深入、严密的思考，现将设计思路做如下介绍：

（1）培训师资的管理

培训师资的界定及要求：培训师资在护理人员毕业后的规范化培训和继续护理学教育培训中起着重要的作用。护理人员岗位培训兼职培训师资包括：集中授课师资（包括护理部教育培训小组指派的负责全院集中理论授课和护理操作技能训练的老师）、临床教学师资（片区/病区的指定教学老师）、床边带教师资（日常护理工作中高层级护士对低层级护士的行为示范教育和知识技能经验的"传—帮—带"）。由于临床护理实际工作中随时可能会遇到知识盲点需要及时解决，因此，护理师资队伍建设要树立"三人行，必有我师"的理念，做到不耻下问、相互学习，营造全员参与教与学的良好氛围，达到教学相长的目的。

培训师资的遴选：开展岗位培训工作必须通过师资遴选来建立优质的培训师资库。培训师资应该具备高度的责任心、敬业精神和良好的学习态度，在专业技能上有较高的理论知识及实际工作经验；有较好的语言表达能力，具备编写讲义、教材和命题测试的能力。师资遴选的流程一般是由各病区推荐或护理人员个人自荐，各级护理组织进行审核后报批通过。

培训师资的培训：据了解，大多数医院的护理人员培训计划只有护理人员培训计划，缺乏对师资队伍的培养规划，使得培训教学工作难以达到预期的效果。笔者所在医院将师资培训计划纳入了岗位培训体系之中，每年在开展护理人员岗位培训工作之前，首先对院内的各类师资进行培训。培训的主要内容包括：教材编写、授课技巧、课程开发、岗位培训与员工发展等。参加培训后的考核成绩与年度绩效考核挂钩。

（2）培训过程管理是保障培训成效的重要环节

由于护理工作性质的特殊性，为防止护理人员岗位培训流于形式，必须要加强岗位培训过程管理，并建立和优化适于护理人员参与培训的多种渠道，从根本上保障护理人员参与培训的可行性和有效性。培训过程管理具体包括以下几个方面。

　　培训出勤管理：岗位培训应规避"有出勤无效果"的现象。为此，管理者应事先根据每一个培训课目相对应的培训人群及临床实际需求进行合理排班，参训者应根据课程培训要求及个体需求来进行合理规划，防止"福利式"的重复培训、该培训的未培训、任务式的签到培训现象出现。

　　培训现场管理：岗位培训应规避"有资料无课程"的现象。一个培训项目要让学员学习效率达到最高，应该是在培训现场获取知识和信息，而不是培训后让学员自行补课。因此，在培训中，培训管理小组不要向学员承诺培训后会发课程资料及课件，且要事先明确培训纪律：不允许录音、录像，不允许迟到、早退、接打电话、对培训现场的违纪行为要及时管理。

　　培训"学以致用"管理：岗位培训应规避"有培训，无内化"的现象，即培训后要能够真正"学以致用"。护理人员只有将培训后获取的观念、意识、知识和技能真正运用到自己的实际工作中去，转化为一种稳定的和成熟的心理特征、态度、习惯和能力，并产生护理行为的改变（将知识内化为行为），培训才能真正有用起来。

　　3. 培训质量持续改进的管理

　　（1）培训后的及时督导

　　岗位培训应规避"重理论轻实践"的现象。部分组织为赶时髦而大量聘请医院外部的培训讲师授课，这样的培训往往是宏观的、理论型的培训，由于外部讲师对护理组织人员的实际情况并不如内部师资了解深入，导致一个培训项目完成之后常常出现"上课激动，下课不动""落不到实处"的情况。因此，需要教育培训管理小组进行培训后的及时督导，以促进护理人员将理论转化为实际。

　　（2）培训后的效果评价

　　岗位培训应规避"重考试，轻考核"的现象。长期以来，较多的在职培训效果评价主要通过考试来反映培训结果，未能反映出个人参与培训的过程情况，更未能考核其岗位胜任力改变的情况，使得培训与岗位完全分离。为此，在设计培训体系的考核部分时，应当从学习执行力、工作执行力、岗位胜任力等方面来综合评价培训效果。

　　（3）培训后的组织学习

　　岗位培训应规避"只有个人学习，没有组织学习"的现象。部分护理培训未形成组织学习。如果护理工作可以做到人人被替代，就要完成知识沉淀，所谓知识沉淀最简单的就是文字记录，而培训体系是沉淀护理知识、生产知识人才和知识产品的地方，也是护理人才的加工厂。

三、高效护理人员岗位培训体系建立实践

　　医院要在市场竞争中获胜，一定要拥有高素质的人才，而提高员工素质离

不开人才培训与开发工作。因此，从某种意义上说，是否重视员工培训与开发工作，可以预见一个医院未来的竞争潜力大小。我国护理事业发展规划中明确指出："对护理人员要建立和完善包括岗前培训、毕业后教育、继续教育在内的终身教育培训体系，形成适合护理工作发展需求的人才培养模式。"护士从不同学校毕业后进入不同医院工作，几年后，他们在学识和岗位能力方面通常会有较大的差异，主要原因是所处工作环境带给护士的工作锻炼机会、接受继续教育和培训的要求与程度不一。

长期以来，笔者所在医院的在职教育培训，在医院人力资源部的培训框架指导下，除了接受教育培训部开展的医院宏观性和共同性课程培训外，主要接受护理部负责的以临床护理实践、理论授课、操作技能训练、进修、召开学术交流会、自学等形式的培训。这样的培训缺乏系统性，缺乏严格的过程管理和客观的评价标准。为此，2012年5月，针对上述不足，结合相关政策要求，医院将护理人员岗位培训体系的构建及实施作为一项重点工作来抓，组织人员对培训体系建设进行了大胆的改革与创新，该体系的建立旨在：通过护理人员岗位培训的实施，让新入职护理人员接受全面、统一、规范的入职教育和毕业后规范化培训，以帮助其尽快熟悉其职责，提升专业知识与技能在临床实践中的应用和应变能力，使其尽快进入职业化、专业化和规范化的工作岗位角色；通过护理人员岗位培训的实施，较高层级临床护理人员继续接受护理专业新理论、新知识、新技术、新方法的学习，以提升其专业素质，或参加专科护士培训以帮助他们向专业化护士、临床护理专家的方向发展；与此同时，还可根据较高层级护士的职业发展意愿，对他们进行科研和管理知识的培训，为他们提供教学和参与管理的机会和锻炼的平台，让他们明确个人发展与组织发展的目标，主动发挥其应有的责任，从而提升护理组织的实力和竞争力。现将笔者所在医院培训体系建立的实践经验介绍如下。

（一）高效培训体系的建立

如果医院对医务人员的培训需求缺乏科学、细致的分析，培训工作将会缺乏针对性，出现盲从性和随意性。当前，较多医院临床护士的继续教育及培训工作是"为培训而培训"，缺乏从深层次去思考如何才能让培训真正有效。我国责任制整体护理模式的深入开展对护士核心胜任力这一软实力提出了更高的要求，而护士核心胜任力是在临床历练和培养中逐渐形成的。建立高效的护理人员岗位培训体系，需要培训管理部门站在医院护理组织全局的高度来进行战略分析：调整培训组织结构、建立制度保障体系、进行培训需求分析，针对不同层级护理人员设计相应的培训项目和课程体系，确定培训计划和人员安排，加强培训过程管理与培训效果评估；强化病区的培训责任，调动员工参加培训的积极性等，使培训工作能够真正让护理人员解决临床护理实际问题的能力得到提升。

1. 构建培训体系的理念

（1）打破传统培训观念，树立科学的培训理念

权利义务：根据我国相关法律规定，接受培训既是医务人员应该享有的权利，也是应尽的义务。因此，医院培训管理部门有责任组织有效的岗位培训工作；在职注册护士有权利接受培训，也有义务参加培训以获得必要的岗位胜任力。进入21世纪以来，员工的教育培训机会已经成为一个企业或组织赋予员工的一项福利，同时，也成为职场人员选择就业单位的一个重要砝码。因此，培训组织管理者需要引导护理人员认识参加岗位培训既是自己职业生存与发展的必须，也是从业时应尽的义务和责任，而不能理解为被迫接受培训。

全员培训：根据等级医院评审要求，医院应开展全员培训。全员培训理念 = 高层重视 + 中层认识 + 员工的配合。在护理人员岗位培训中，从护理部主任到临床护理岗位最低层级的护士都要不断接受培训。

实效培训：培训应注重理论与实践相结合，并在实践中加以应用；培训方式选择应符合成人的学习习惯，多运用参与体验式、互动式操练、案例分析、情景模拟、角色扮演等使培训效果最大化；培训课程设计应有针对性，应突出需要解决的重点内容，确保培训效果卓有成效。

激励培训：岗位培训应营造积极的学习氛围和培训文化，激发护士的学习热情，让护士从主观上感受到接受培训是个人和医院生存与发展所必需的，要变单纯的"福利性培训"为组织和个人的"投资性培训"；培训中要尊重护理人员的个性，不能搞"填鸭式"培训，杜绝"军训式"培训。

（2）整合传统单项培训，建立科学的培训体系

建立管理制度：由护理部统一制定相关的培训制度，建立各级培训部门的组织构架，制定各级培训组织的职责和要求，完善和优化培训监管和执行流程。

设计培训方案：由护理部统一制定各级护理人员参与培训规定的项目及执行要求，各级培训部门根据该方案来组织遴选教学师资队伍，制定各级教学师资的职责和要求，完善培训教材和培训资料。

制订培训计划：各培训组织遵循培训方案要求及岗位胜任力和参训者的需求，通过组织讨论制定出符合岗位要求的培训计划课目，根据培训课目组织书写教案和课件制作。

制定评价体系：由各级培训组织根据培训后护理人员的学习能力、工作执行能力、岗位胜任力等制定综合考核评价体系。

（3）管理好每一个培训项目，让培训真正有用起来

培训评估：每一个培训项目应审核评估培训需求，包括护士、岗位及医院，任何培训项目评估应该考虑成本及效果，纠正外部培训一定优于内部培训的潜意识，在选择培训方式时应结合医院的发展情况和护士自身的特点。

培训设计：课程设置是否科学，是否能够满足不同层级护理人员的需要，

培训设计应根据实际需求制定培训个案；设计有效的培训结果测量，用数据说明培训效果，因为培训成果是通过培训后的结果使用体现出来的。

培训监管：实施过程中防止"重考试、轻态度，重数量、轻质量"。按照培训要求，应设计对参训者的考勤和理解能力、重视程度、岗位胜任力等项目的考核评价量表，实施有效监管，达到医院及护士均满意的目的。

培训应用：培训成果的应用是一个循序渐进的过程，不能流于形式和急于求成。在实际培训中，教学老师营造学习交流的气氛，引导大家参与一些案例及模型的探讨，参训者将学习到的各种知识点用于临床以解决实际问题。可见，只有参训者自己才能让培训有用。

（4）优秀的培训关键在于参训者的态度与知识技能的内化

尊重学员：企业培训理论认为——培训师资是服务员，是卖思想的；参训者是客户，思想产品就是培训课程；培训组织者要认真贯彻"为了一切学员，一切为了学员，为了学员一切"的原则，尊重但不讨好学员；通过思维、原理、操作等方面的碰撞和冲突，让学员有所收获。

激发兴趣：培训组织者在现场尽量把来自不同区域的参训者分散，让他们坐在不同小组里，让区域及企业文化相互渗透；小组内每个人的职位、活跃度、经验多少都不一样，根据学员的问题设计课程，与学员产生互动。

技能训练：应侧重训练对"人"的技能的培养，而不是盲目地灌输深奥的知识。真正的培训应该是让护理人员掌握工作中的相关技能，解决工作中可能遇到的实际问题；通过反复的训练，把学习内容如态度、知识、技能等形成自己的习惯，内化到工作中去。

需求匹配：培训首先要达到医院及护理部的培训目标，在达到设定目标过程中应考虑护理人员参加培训的感受，避免单一的理论知识传递或防止在职教育变成了护理人员考试结果的体现。

2. 成立培训体系设计小组

（1）小组人员组成

调研组成员：由 2 名在德国及我国台湾地区短期学习归来的临床护士长、2 名在临床一线工作的护理研究生、1 名在临床工作的技能教学老师组成。

管理组成员：由护理部分管培训的总监（专职）、护理部分管人力资源的总监（专职）、教育培训管理小组组长（兼职）组成。

（2）小组人员分工

调研组成员：①由 2 名参加院外学习归来的临床护士长负责各层级护理管理人员培训需求的调研，借鉴德国及我国台湾地区的护理人员岗位培训经验，结合医院的实际情况，提供培训体系建立的设想及相关资料。其中 1 名负责起草病区培训方案和计划的初始资料，1 名负责起草片区培训方案和计划的初始资料。②2 名研究生负责各层级护理人员培训需求的调研。其中 1 名负责起草基于胜任力的护士岗位培训评价标准初始资料，1名负责起草基于胜任力的护士岗位培训课程条目初始资料。③技能培训教学老师负责基于实验室的单项技能培训和临床情境案例式操作技能培训的差异性调研，负责梳理国家卫生和计划生育委员会所要求的护理人员基本技能和急救技能培训项目的初始资料。

管理组成员：①培训总监负责组织起草每次需要讨论的问题；组织并参与每次问题讨论及调研结果分析讨论；根据调研及讨论结果结合临床实际，起草培训制度及各级各类的培训方案和培训计划；②人力资源总监负责收集国内外文献资料，结合医院人力资源部对新入职护士的岗前培训要求，负责起草基于胜任力的护士岗前培训和机动库护士培训课程条目初始资料；③教育小组组长负责参与并梳理每次会议提出的问题讨论及调研结果的分析讨论相关内容的记录，参与起草护理师资培训课程条目初始资料。

3. 岗位培训体系设计原则

（1）结合岗位实际需要

方案设计方面：①小范围、短期的培训采用脱产及半脱产（上午上班、下午培训的方式），如新护士岗前培训及上岗、轮岗、定岗规范培训，护士长及专科护士上岗培训，教学师资及机动库护士培训等。②由于护理人员工作时间的多样性及不确定性，在培训方案设计中应考虑护理人员因上班未完成的课目能够有机会进行弥补。如N0级培训课目每年重复一次，N1级培训课目每2年重复一次，以便护理人员在其层级任期中按计划如期完成规定的学习课目，或根据个体情况进行选择性重复学习，并授予相应的学时学分；N2～N4级护士的培训课目每2年有50%的重复课目，另外50%的培训课目用于补充护理专业的前沿进展、新理论、新方法，以及护理组织在上一年度出现的需要尽快开展培训的共同性问题和重要性问题。护士长根据课目要求安排相应的培训对象，在不影响病区临床工作开展的情况下，通过适当的调节排班，使护理人员能及时参加培训；同时，护士根据层级培训要求或个体需求选择性进行相关培训，并获得相应的学时学分。

课程设计方面：①尊重科学实践。根据对参训者的岗位需求调研和结果分析，设计适合临床各岗位层级护理人员的课目计划及培训形式。②开展行为教育。在培训中心规范性教学的基础上，增加床边教学的课时数及相关项目，达到理论与实践的有机结合。③体现教学相长。在设计多种形式的床边教学模式下，全面开展问题式的教学方法，营造"能者为师、不耻下问"的学习氛围，促进每一次层级的护士通过岗位培训和自我学习不断向更高层级发展。

（2）体现人本理念

参训者：①在课程设计方面，一般每2年周期性重复全部或部分科目，使参训者可以补修因排班、婚产假、其他特殊原因耽误的课程内容，完成培训学习计划；②在培训渠道和途径设计方面，通过医院内网构建"护理教育培训报名系统"，让培训实施更为方便；③在考试设计方面，基本技能规定项目考试完成时间，只要在规定层级工作年限内完成均为合格；基础理论知识考试在护理在线网络考试系统中进行，时间在要求上线人数内自由选择。

培训者：①在师资选择上，大部分课目均实行挂网公示，由具备资质的教学师资自主选择课目后，各级培训组织予以相应的审核。②在教案选择上，每一次教学任务实施前均要求书写教案作为指引，防止教学过程中偏离主线。为此，教学小组成员编写了常见的共同性课目的教案（需要不断完善及扩展），实现资源共享。③在课件选择上，各级培训组织推荐部分基础课目的课件（需要不断完善及扩展），实行分类管理，供有经验的临床教学师资在此基础上进行修订和扩展，其目的在于节约教学老师做课件的时间，也有利于变"个人学习"为"组织学习"。

4. 体系设计实施过程管理

（1）设计过程管理

设计组讨论：①明确规范化培训贯穿于所有护理人员（包括护理管理者）在职教育的全过程，而不仅仅是新入职护士才做规范化培训。因此，体系设计时规范的培训可以是阶段性的，也可以是课目或内容、内涵方面的。②明确岗位培训是在职教育培训的中心内容，设计时应突出岗位层级、阶段性重点，防止为完成护理部规定的培训而去书写一个"大而空"、无法具体操作的培训计划。③明确培训体系的设计应诠释为什么学、如何学。小组成员的体系设计过程要非常严谨，要经过多次组织调研、分析、讨论后，方可成文。

教育管理委员会审核：①护士岗位培训方案成文后由设计小组讨论，提出建议，修改后交护理部主任审核；②护理部主任提出建设性意见，并与设计小组成员共同审核，最后修订成文；③修订的培训体系方案发放到各培训组织试行1个月，完善后由教育管理委员会审核通过。

（2）实施过程管理

集中解读：①对护理部培训小组成员进行培训体系修订方案的解读，并将审核通过的正式方案发放到病区组织试行；②在护士长会上解读审核通过的培训方案的设计理念和内涵，并发放到各培训组织正式执行；③在护士长管理学习班、护理师资培训班和N0～N1级培训课目上对培训方案的设计理念和内涵进行解读，让每一位护士了解培训的要求及方向，让培训实施不论是对组织还是对个人而言，都更加具有计划性和规划性。

现场指导：①护理部培训总监和护理教学管理小组组长到每一个护理片区组织护士长及教学师资交流，对培训的关键点进行解读，对执行中未能理解的地方予以解答；②护理部培训总监和护理教学管理小组组长在护理师资培训班上，就如何具体实施培训计划进行针对性解读并提出建设性指导意见；③护理部培训小组共同审核护理部及各片区的年度培训计划，并提出修订建议，将全部培训计划课目发给各病区，供全院各个片区相互借鉴。

（二）高效培训体系的组成及内涵

1. 管理组织体系

"管理出效益"，有效的岗位培训离不开管理体系的保障，同时也是建立高效培训体系的前提条件。各医院护理部可根据自身的规模、人力资源等因素设计培训管理组织结构，完善培训的分级管理，在明确各部门及人员培训职责的基础上，满足培训需求，协调各部门关系，发挥其主动性，确保培训体系有效、良性运行。各管理层级职责要求如下：

（1）护理部培训小组职责

此类职责包括：①负责上下传递培训相关信息及资料；②全面传授及现场解读护士培训方案内涵；③组织制订本部门的年度培训计划；④组织讨论和审核护理部及各片区年度培训计划；⑤组织参与护理部培训计划课目及急救培训课目的教案书写；⑥组织参与督导护理部及片区培训计划的实施；⑦组织参与院内外培训课件及资料的整理归类；⑧及时收集培训信息反馈，保证培训效果持续改进；⑨组织参与各级各类培训手册的编写；⑩负责组织学员的考勤及培训通知拟定和发放。

（2）片区培训小组职责

此类职责包括：①负责上下传递培训相关信息及资料；②向各病区传授及现场解读护士培训方案内涵；③组织制订本病区的年度培训计划；④讨论和审核各病区年度培训计划；⑤组织参与片区培训课目的教案书写；⑥组织参与督导病区培训计划的实施；⑦完成片区培训课件及资料的整理归类；⑧及时收集培训信息反馈，保证培训效果持续改进；⑨组织参与各专科各层级培训手册的编写；⑩负责组织学员的考勤及培训通知拟定和发放。

（3）病区培训小组职责

此类职责包括：①负责上下传递培训相关信息及资料；②向本病区护士传授及现场解读培训方案内涵；③组织制订病区的年度培训计划；④组织讨论和审核本病区年度培训计划；⑤组织参与本病区培训课目的教案书写；⑥组织参与督导本病区培训计划的实施；⑦完成参与病区培训课件及资料的整理归类；⑧及时收集培训信息，保证培训效果持续改进；⑨组织参与本专科培训手册的编写；⑩负责组织学员的考勤及培训通知拟定和发放。

2. 课程体系

课程体系的开发设计主要是从是否满足不同岗位、不同层级护理人员的岗位胜任力及其自身发展的需求，是否有利于组织内部传递信息、改变态度、更新知识和提高能力，是否有利于医院组织目标的实现，是否有利于提高医院竞争能力及获利水平等方面来考虑。根据岗位胜任力需求来设计培训课程体系，可以让每一个护理人员对号入座，明确当前岗位对自己的要求，针对个人的薄弱点选择相应的培训内容。笔者所在医院护理人员岗位培训的课程体系包括：临床护理岗位课程体系、临床护理兼职岗位课程体系和护理管理岗位课程体系。

（1）护理临床岗位课程体系

①课程设计组织。A.护理部组织设计：各层级护士技能（基本、急救、专科）培训计划课目；规范化培训理论知识培训计划项目并组织实施（N0～N1级）；规范化培训中新护士共同性上岗培训计划课目（N0级）；继续教育理论知识年培训计划课目并组织实施（N2～N4级）。B.片区组织设计：本片区的急救安全知识继续教育培训计划课目并组织实施；实施各层级护士技能（基本、急救、共同性专科）培训计划课目。C.病区组织设计：本病区专科培训计划课目并组织实施；本病区上岗、轮岗、定岗专科培训计划课目并组织实施（N0～N1级）；实施新护士共同性上岗培训计划课目；实施各层级护士基本技能、急救技能、专科技能培训计划课目。②课程内容设计。A.护理部组织设计：主要按培训对象的岗位需求、国家卫生和计划生育委员会技能操作规范和等级医院评审培训相关要求来设计。例如，新入职护士岗前培训课程内容主要包括：行为规范、服务理念、制度执行力及理论与实践的相互衔接。新护士上岗培训共同性课目内容主要包括：制度文化、岗位职责、基本技能。针对高层级护士的继续教育理论知识课目内容主要有患者安全管理、前沿性护理理论和方法、科研与管理等。B.片区组织设计：主要为本片区需要掌握的急救知识以及上一季度出现的护理缺陷所涉及的教育内容等。C.病区组织设计：各层级护士专科课目内容主要包括：专科理论、知识和技能；上岗、轮岗、定岗专科培训课目内容主要有需要护理人员急需掌握的重要的专科理论、知识、技能。③课程形式设计。A.护理部组织设计：采用针对性集中授课和查房讨论方式；B.片区组织设计：采用集中授课和查房讨论方式，技能操作采用教室教学和床边培训方式；C.病区组织设计：采用集中授课、查房讨论、操作演示、床边带教方式，专科技能采用床边培训方式。

（2）临床护理兼职岗位课程体系

①课程设计组织。A.护理部组织设计：护理师资、机动库护士的理论知识及技能操作年培训计划课目并组织实施；B.专科基地组织设计：专科护士继续教育理论知识及技能操作年培训计划课目并组织实施。②课程内容设计。A.护理部组织设计：护理师资理论知识课目内容主要有按规范执行培训计划的态度及能力、教案的书写、授课技巧等；护理师资技能操作课目内容主要有按规范执行培训计划的态度及能力、规范流程、优化流程等；机动库护士理论知识及技能操作课目内容主要有急救基础知识、重症监护技术、现场急救应对能力。B.专科基地组织设计：专科护士继续教育理论知识及技能操作课目内容主要有专科领域的前沿进展、专科技能实践应用中思辨。③课程形式设计。A.护理部组织设计：采用集中授课、观看视频、操作演练、情景模拟、答疑讨论的方式；

B.专科基地组织设计：采用授课示教、会诊查房、学术会议的方式。

（3）护理管理岗位课程体系

①课程设计组织。A.护理部组织设计：科护士长及护士长和梯队人员培训计划课目并组织实施；B.护理教学小组组织设计：教学师资培训计划课目并组织实施。②课程内容设计。A.护理部组织设计：管理岗位培训内容主要有上一年护理发展纲要实施情况的内涵解读、质量标准及每月的护理质量讲评；梯队人员培训内容有前沿性护理理论和方法、患者安全管理、科研与管理实践。B.护理教学小组组织设计：教学师资继续教育培训主要内容有前沿性护理理论和方法、授课技巧、教学质量要求等。③课程形式设计。A.护理部组织设计：采用集中授课、会诊查房、学术会议、操作演练、护士长会、参与护理部及片区和病区的讲课查房、部分梯队人员护理部轮岗的方式；B.护理教学小组组织设计：采用集中授课、会诊查房、学术会议、操作演练、参与片区及病区的讲课查房的方式。

3. 师资管理体系

课程体系的建立与执行是由师资进行开发和设计的，因此，师资队伍的搭建和管理是培训体系核心中的关键。培训师资通常包括外部师资和内部师资。选择外部师资有助于获取新的资讯和有效的经验与模型，选择内部师资是帮助参训者解决临床实际问题并完成知识与经验的积累和沉淀。由于护理学是一门实践性较强的学科，在岗位培训中单靠引进外部师资不可能建立起有效、实用的培训体系。

（1）临床护理师资的职责

教学师资除了通过在临床实际工作中的言传身教、以身作则和专业化行为教育进行信息传递外，还应严格执行教学计划，认真落实相关职责。

集中授课师资，其职责主要体现在：①培训协调——承担课目培训资料和教案的书写，承担教具及课件的准备。②分享知识——根据教学要求，完成课目的讲授，课件及资料需交给各级培训组织备份。③管理学习——提供培训评价反馈方式，负责承担课目的考核出题，所出题目要涵盖护士或临床实际问题；④结果评价——根据授课评价结果，不断优化授课内容，改良授课技巧；参与年度各级培训组织的工作总结，提出改进建议，完善护士培训体系建设。⑤模范作用——授课教师要以身作则，为参训的护理人员做出表率，不可上课迟到，教学态度要端正，要善于思考、乐于教学，授课过程中传递正向能量，达到既传授知识与技能，又能够励志育人的目标。

临床教学师资，其职责主要体现在：①培训协调——组织参与护士上岗、轮岗、定岗共同性及专科性问题的教案书写。②分享知识——根据培训对象和教案要求，承担并认真完成相关课目的现场传授及实际指导。③管理学习——按培训方案严格要求，负责培训对象的考勤和考核，认真做好实施记录，传递增强自信信念的同时要学会审视自身的不足。④结果评价——对护士的培训结果做出客观评价，及时反馈给培训者，有效分析原因，落实再培训制度；参与年度病区培训工作总结，对培训方法、课程内容等提出改进建议。⑤模范作用——给护士示范善于倾听的沟通方式及公正严谨的工作态度，完成上岗、轮岗、定岗的规范培训和年度层级专科继续教育培训，以及年度分层级技能操作培训。

床边带教师资，职责主要体现在：①培训协调——按岗位管理要求负责下层级护士的床边带教，这是帮助护士尽快社会化并在临床有效应用知识和技术最重要的纽带；②分享知识——根据相关的法律法规、医院规范、制度流程、操作技能等进行床边规范带教，树立不耻下问理念，有预见性风险防范意识；③管理学习——按培训方案认真执行，有效应用开放式交流及评判性思维；④结果评价——将护士的培训实施情况及时反馈给参训者及临床教学师资和护士长，参与年度病区培训工作总结，对课程内容等提出改进建议；⑤模范作用——为护士示范可亲近的微笑服务及慎独诚实的工作态度；按培训要求完成床边培训计划，规范自我行为，善于纠正参训者行为，及时反馈带教过程中存在的问题。

（2）临床护理师资的遴选

集中授课师资：①应达到各级（病区、片区、院内、院外）教学师资资质要求，具有较好的语言表达能力和编写讲义、教材、测试题的能力；②各病区推荐或个人自荐，各级教学组织审核；③具有认真负责的工作态度和高度的敬业精神，在不影响工作的前提下积极配合护理培训工作的开展。

临床教学师资：①应达到各级（病区、片区）教学师资资质要求，具有较好的语言表达能力；②个人自荐，病区、片区培训小组审核；③在岗位专业技能上有较丰富的理论知识和实际工作经验。

床边带教师资：①能独立胜任本层级岗位工作，获得本层级岗位的聘任；②负责低层级护理人员的床边带教，杜绝越级带教；③有良好的评判性思维能力，具备严谨的工作执行能力。

（3）临床护理师资的培训

集中授课师资：各级授课师资必须接受3年1次的院内及以上的师资资质培训并获取相应的证书；接受专科护士或相关专科领域的理论学习和技能培训；院级和院外授课师资应根据需要到医学院校观摩学习。

临床教学师资：必须接受3年1次的院内临床教学师资教育培训；接受专科护士或相关专科领域的理论学习和技能培训；持续参与各级各类多形式临床教学任务。

床边带教师资：必要时接受临床教学师资教育培训；接受相关专科领域的

理论学习和技能培训；持续参与对下层级护士的临床带教任务。

4.效果评估体系

培训效果评估是对培训效能发挥程度或培训目标实现程度，进行科学分析、比较、综合、判断的过程。尽管培训效果评估是培训流程中的最后环节，但在制定培训目标的同时，需要对培训效果进行初步的预测。在实施前，需对课程内容设计进行评价，以防止培训偏离"以岗位胜任力为主线"的方向；对培训过程实施评价管理，以保证培训组织管理和计划内容符合培训的要求；对参训者前后的工作行为表现进行评估，以确定参训者是否提高了工作绩效。

（1）课程教材评价

①护理部设计课目教材评价：由护理部培训小组及授课师资共同讨论教材范围及教案内容，每一周期由参训者及授课师资进行再评估，护理部培训小组梳理修订，保证教材范围及教案内容持续改进。②片区设计课目教材评价：由片区培训小组及授课师资共同讨论教材范围及教案内容，每一周期由参训者及授课师资进行再评估，片区培训小组梳理修订，保证教材范围及教案内容持续改进。③病区设计课目教材评价：由病区培训小组及带教师资共同讨论教材范围及教案内容，每一周期由参训者及带教师资进行再评估，病区培训小组梳理修订，保证教材范围及教案内容持续改进。

（2）实施过程评价

①培训计划制订评价：护理部培训小组评价护理部及片区制订的培训计划，保证其内容既符合岗位需求又适应护理事业的发展需要；各片区培训小组评价所属病区制订的培训计划，保证其内容既符合岗位需求又能将理论与实践相衔接。②培训执行实施评价：各级培训小组评价各培训组织落实培训计划整个过程，包括培训教材、培训教案、培训通知及组织培训，保证其在计划好的时间、地点，由培训师对参训者进行培训，并监控整个培训过程，做好培训记录。③培训实施结果评价：参训者个体每半年必须对各级组织的培训效果进行规范化评价，同时也可以随机对过程培训进行无记名个性化评价；每年用人组织必须对受训者获取培训应用效果进行规范化评价。

（3）考核考试评价

①建立以岗位胜任力为特征的考核评价标准，每年对各层级护士进行全方位考核，对上岗、定岗、轮岗培训护士的专业技能考试必须考试合格才能上岗；②对 N0～N2 级护士在以岗位胜任力为基础的考核下，进行基础理论知识、基本技能、急救和专科知识全面考试；③对 N3～N4 级护士在以岗位胜任力为基础的考核下，主要采取学分制管理，但需参加急救及专科知识的考试。

第三节　临床护理人员岗位层级培训实践

随着我国医疗保险政策的深入改革、人民群众健康服务需求的增加，医院就诊患者数量逐年增加，护理人力资源紧缺的问题日益突出。近年来，为适应新的医疗服务形势，全国各级医院均在加强护理队伍建设，新进护士人数呈递增态势。与此同时，医学科学的进步和高新技术在诊疗工作上的广泛运用，使得临床护理工作向专科化发展迈进成为必然。为此，护士队伍的建设不单需要数量上的增加，更需要护理服务能力和护理质量水平的提升。建立和完善护理岗位管理制度，是促进护理学科发展、提升整体护理质量的重要手段。如何有效地利用现有的护理人力资源来优化护理服务工作，已经成为各级护理管理组织和护理管理者探讨的重要课题。

一、临床护理人员岗位概述

《卫生部关于实施医院护士岗位管理的指导意见》文件指出，要将护士从按身份管理逐步转变为按岗位管理，医院应根据其功能任务、办院规模和服务量，科学设置护理岗位，包括护理管理岗位、临床护理岗位和其他护理岗位。而临床护理岗位是护理岗位的重要组成部分，也是护理人员成长的基础，是开展护理教育、护理科研、护理管理工作所必须经历的成长阶段，更是护理发展更新的动力和源泉。在实施护理人员岗位管理过程中，如果无相应有效的培训实施框架作为支撑，岗位绩效考核的结果将失去应有的价值，而护理人员的岗位管理也形同虚设。为此，有效落实护理人员岗位层级培训计划在护理岗位层级管理中有着不可忽视的战略地位。

（一）护理岗位层级管理

临床护理工作岗位的设置是合理配置护理人员及其分层使用的前提，是为患者提供优质护理服务活动的核心基础，它既能有效提供护理工作效能，还能促进护理人员的职业发展。能级进阶的实质是一种职业生涯进阶，其进阶路径侧重于护理临床的实务。它起源于1970年的美国，最早由齐默曼提出，他认为护士的临床专业能力进阶能同时满足医疗组织和护士的需求：医院的发展需要有平稳的护理人力资源，留住有经验的护理人员；而护士也需要获得专业上的持续成长，要拥有成就和满足感。从操作层面看，本勒在1982年提出了临床护士"从新手到专家"5级模式，即见习护士、初级护士、合格护士、熟练护士、护理专家。此后各国多以该模式为基础对护士进行分级和分工，形成了所谓的能级体系，并在分层级基础上制定了工作职责及岗位能力要求。当然，由于医院的功能定位及患者病情的严重程度不同，护理工作的内涵也有所差异。

1. 临床护理岗位的内涵

设置临床护理工作岗位时，不仅要思考其是否符合中国护理实践，要将护理人力资源设置比例与护理工作的内涵要求相结合，更要思索不同岗位的任职条件和个人能级的对应。开展护理人员岗位管理，对护理人员个人而言，应树立终身学习、不断提升个人岗位胜任力的理念；对于护理组织群体而言，则要形成积极进取的竞争格局，达到促进护理队伍的职业成长、不断提升整体服务水平的目标。

临床护理岗位是护理人员为患者提供直接护理服务的岗位。每位护理人员应分管一定数量的患者，按照责任制整体护理工作模式的要求，全面落实其工作职责。

岗位分层级管理将护理人员按照工作能力、职称、年限和经验等要素分为不同的层级，并按照不同层级的工作职责、能力要求、质量标准进行工作分配和管理。

2. 临床护理岗位护士能力要求

护理人员岗位胜任力是临床护士为了正确地和有效地完成护理任务，所需具备的一系列知识、技能、能力等，是胜任某一护理工作岗位的核心能力。

（二）护理人员岗位层级培训

我国现有护理管理模式的主要弊端是各类护理人员均在参与患者的生活照顾、基础护理、健康教育、执行治疗、教学科研等工作，其责任不明确，未能充分反映出不同层级护士的实际工作能力，不能有效激发护士群体的工作积极性和成就感。护理人员岗位层级管理模式能有效克服上述管理模式的不足，但该管理模式需要数量足够且有质量保证的护士。目前国内缺乏足够数量的合格护士来支撑这一新型管理模式的实施，亟待通过分层级岗位培训来加以解决。为满足护理岗位管理中对不同层级护士的能力要求，需制定与之相适应的教育培训体系，在培训课目设计上应结合岗位实际，通过规范地组织管理，自律地实施培训计划，为护理人员传递知识和技能，达到岗位设置的预期目标。

1. 护理人员岗位培训的现状

当前，随着护士岗位管理的推广实施，我国护理管理者和学者们均在大力探寻护士岗位培训的新路子，使得护士岗位培训制度及体系建设有了新的发展，各层级护理人员的岗位胜任力有了一定程度的提升。但是，在不同级别的医院及其护理人员中尚存在对岗位培训的实质及内涵理解偏离的现象，导致执行不到位，从而阻碍了护士岗位培训的高效开展。

（1）护理人员岗位培训意义及内涵理解的偏离

管理者意识方面包括：①部分护理管理者对培训的宗旨认识不足，长期以来都认为搞培训只是管理必须完成的一项工作任务；个别医院及其管理者甚至将培训作为护士获得福利的反映和权利，未能建立起相关的培训质量标准，未能结合临床实际进行有效的培训过程管理。②部分培训管理者对护士分层级培训工作只做了一些不切实际的书面计划，未能深入实际了解和调查各层级护理人员的实际培训需求，使得培训工作年复一年"千篇一律、千人一面"，缺乏针对性。③部分医院的教育组织者的护理培训尽管开展了较多的培训项目，但由于没有制定规范的培训方案和培训指引，培训效果往往不佳，也缺乏持续性。

受训者意识方面包括：①部分临床护理人员对培训的意义和目标理解不到位，长期处于被动完成培训任务的状态，并非因岗位需求和个人需要而参加学习；②部分临床护理人员将培训作为一项福利，利用上班时间及带薪学习时间努力争取培训机会，否则绝不会主动参与培训及学习，这样的学习意愿显然不能得到好的学习收获。

（2）护理人员岗位培训执行上的缺陷

组织管理层面包括：①部分医院各级培训组织构架不全，或有相应的组织构架，但职责不明确、内容不具体、质量无考核，因此，培训的持续性成效难以保证；②部分医院护理继续教育存在"学分制"管理走过场和不规范现象，要么通过不规范途径获得学分，要么强制性要求参与培训，使得培训流于形式。

实施管理层面包括：①实施培训过程管理只是简单的签到管理，培训计划脱离实际，未进行系统的护士培训需求评估、课目内容评估、师资授课效果评估等，导致受训者出现学习倦怠的现象，难以保证培训质量的可持续性；②实施培训考评过程管理更看重考试成绩和发表论文的多少等，脱离护士岗位需要的实际能力，与现在的岗位管理内涵相背离。

2. 护理人员岗位培训的落脚点

近年来，随着医院管理活动及优质护理服务的深入开展，尤其是《护士条例》的颁布以及护理人员岗位管理的要求，医疗机构对护理人员的培训被提高到了法制化的层面。当前，开展护理人员岗位培训的落脚点体现在：护理管理者要尽快转变既往的培训意识，结合岗位需要构建高效、科学的护理人员岗位培训体系和管理运行机制，不断加强对不同岗位护理人员的培训，提高全院护理人员的岗位胜任力和护理工作整体质量，以适应医疗、护理学科的飞速发展，最大限度地满足患者的医疗服务需求。

（1）法律规定

①我国《护士条例》规定：护理人员有权利获得相应的岗位培训，同时有责任义务接受相应的培训；②我国《劳动法》规定：各企业组织有责任义务培训职工，其培训经费是工资总额的 1.5%。

（2）岗位需要

①护士岗位管理要求：不具备岗位能力要求的护士，不得上岗及聘用，需严格实施再培训及考核管理制度，变"培训福利"为"责任义务"；②护士岗

位培训的方案计划、科目设计、培训方法等要不断完善，要尽量满足临床实际和护士职业生涯发展需求，变"要我学习"为"我要学习"。

3.护理人员岗位培训体系的内涵

岗位培训体系的内涵建设是护士岗位培训工作得以高效率和高质量施行的重要保证。建立护士岗位培训体系的最终目的是持久有效、顺利推进护理人员培训工作，让培训走上正规化、科学化、系统化的道路，以实现培训的最大效益。为此，护理培训管理者需要将这一理念渗透到每一个护士的思想里，使培训成为提升护理人员工作实力和医院核心竞争力的重要工具。当前，优质护理服务及护士岗位管理在全国大范围推行与实施，笔者所在医院根据自身的实际情况，探索和建设适合医院护理专业发展的岗位培训体系，通过实践初见成效，现将该体系做如下介绍：

（1）培训体系的组织内涵

岗位培训组织管理构架实行 3 级管理，由各层级教学组织共同参与，并开展调研和集中讨论，形成一致的意见。

以临床护理岗位工作能力的实际需求为导向，实施课目设计管理、过程管理、目标质量管理等。

培训体系中新护士岗前培训是 N0 级护士岗位培训的一部分，护士毕业后教育体现在 N0 ～ N1 级 2 个层级培训中，继续护理学教育体现在 N2 ～ N4 级 3 个层级培训中，而护士继续学历教育仍按国家人力社会资源部及医院教育培训部的相关规定执行。

（2）培训体系的质量内涵

明确阶段性岗位培训目标及要求。护士根据所在岗位需求和个人职业发展需要有计划地完成相应的培训。例如：专科护士培训。

规范各阶段岗位需求规定完成的培训课目，并与护士的学历层次和晋升晋级相关联。例如：N0 级和 N1 级培训中的上岗和轮岗培训。

强调"重实际、轻形式，重培训、轻考试，重实践、轻课堂"的培训考评方法，使岗位培训真正体现"以护理岗位工作需求"为导向，并不断提升临床护士岗位胜任力的培训理念。

二、临床护理人员岗位层级培训的实施

《卫生部关于实施医院护士岗位管理的指导意见》指出，医院要根据本医院护士的实际业务水平、岗位工作以及职业生涯发展需要，制订并实施职业培训计划，加强护士的继续教育，注重新知识、新技术的培训和应用。叶红芳在硕士研究生论文《基于能级进阶模式的三级甲等医院护士分层培训需求研究》中提出了以下 4 个层级培训需求。护士 I 级：宏观—工具性需求，它们既是工具性技能，短期培训后就能有较大提高，又是各护理单元均需熟练掌握的；护

士Ⅱ级：宏观—表达性需求，它们不会立即显示效果，但会产生潜移默化的影响，同样也是各个护士群体都需要的；护士Ⅲ级：微观—工具性需求，对某些专科护理提供高级技能培训；护士Ⅳ级：微观—表达性需求，一般是针对护理专家进行的科研、咨询、培训、管理、宏观政策把握等方面的训练。该研究还指出：护士成长的循环过程包括新手（初入职的注册护士）→进阶（知道了如何进行专科护理）→胜任（能独立实施专科护理）→熟练（很好地完成专科护理）→专家（达到专科护理高水平，获得专科护士资格认证）→新手（初入专家职）→进阶（知道了如何履行专家职）→胜任（能很好地履行专家职）→熟练（优秀地履行专家职）→专家（更高层次专科护理水平，获得专科护士资格再认证）→新一轮专家层次的循环。该循环过程强调的就是要终身学习。基于上述研究结果和国家卫生和计划生育委员会护士岗位管理与培训的文件精神，各级医院护理管理者可根据护理人员的专业定位、能级培训需要及其成长过程需求，制订以岗位胜任力为核心的分层级岗位培训计划，帮助护理人员了解医院和护理组织的价值观、工作宗旨和发展目标，突出护理专业内涵，注重岗位实践能力培训，不断提升护理队伍职业素养及专业能力整体水平，为患者提供高质量的护理服务；同时，医院各级护理组织还要结合护理人员个人的特点、指导其制订相应的职业发展规划，提高他们对岗位培训的积极性和依从性，激发他们的职业获益感、认同感和成就感，使他们在完成组织任务的同时不断发挥个人潜能，通过不断学习与创新，最终成长为专家型的护士或护理管理者。

（一）毕业后规范培训

毕业后规范培训是学校教育和医院岗位培训的衔接，是护理人员职业生涯的起点，是职业培训的重要阶段。通过毕业后规范培训，护理人员能够尽快熟悉临床护理工作的规范与流程，将学校教育所学到的专业基本理论、基本知识和基本技能尽快转化为临床实践，以便熟练掌握疾病护理常规、基础护理操作、病情评估和护理实践操作能力，并紧密结合临床护理实践的发展，最终实现护理人员专业能力进阶与临床工作岗位需求变化之间的协同发展。

1.新护士岗前培训

新护士来自不同地区、不同学校，其学历层次、个人素质、专业理论和技能等参差不齐，进入临床后往往显得无所适从，难以适应自身角色的转换。

针对新护士普遍存在的共性问题，医院有必要构建科学、规范的《新入职护士培训大纲》，一方面使新护士明确自己的岗位角色和岗前培训学习目标；另一方面也使培训师资深入了解护理组织的培训要求和想要达到的培训效果，使得该项培训工作得以有的放矢、富有成效地开展。现将该培训项目的做法简介如下：

（1）培训总体目标

弘扬爱院敬业精神，培养良好的职业素养及制度执行态度，熟悉常用操作规范，将基础知识和基本技能有效运用于临床实际，具备基本的服务沟通能力。

（2）培训重点、方式及方法

培训重点包括加强安全知识、核心制度、法律规范、基本和急救技能基础性培训；培训方式采用集中脱产培训方式；培训方法主要有理论授课、操作示范、回复示教、自我学习等。

2.N0 级护士岗位培训

N0 级护士岗位培训是护生向职业护士转变与成长的重要阶段，是培养合格护理人才的重要环节，其培训需求主要包括对专业的认同感和护理基本理论、基本知识和基本护理技能的临床实际应用。因此，其培训内容及课目设计应密切结合该需求，通过讨论式教学等方式发挥其掌握理论知识的优势，以获得同事认同感，培养他们的职业兴趣，养成良好的职业习惯，熟悉护理工作核心制度及护理工作操作规范，帮助其进入所承担的工作角色，以良好心态进入护理工作岗位，提高和增进其对组织的认同感和归属感。

（1）上岗培训

培训总体目标：熟悉基础及专科知识，掌握基本及专科技能操作规范，正确运用基本及专科评估技巧于临床实践中，有效落实分级及专科护理措施。具备在上层级护理人员指导下照护病情稳定患者的能力。

培训重点、方式及方法：培训重点是完成共通性及专科规定的课目；培训方式采用为期 3 个月的上岗培训方式，其中前 1～2 周由临床教学老师脱产对上岗护士进行床边模拟示教传授培训，余下时间由床边带教师资进行一对一临床实践培训；培训方法主要有床边传授知识与技能、操作示范、案例教学、启发思考、自我学习等。

培训项目、内容及课目计划：作为护士必须熟悉或掌握的各病区共通性课目和本病区专科性课目。

（2）层级培训

培训总体目标：帮助护理人员尽快适应临床执业环境，将护理理论与临床实践有机结合应用，掌握基本及专科技能操作规范，正确执行基本护理评估技巧，规范书写各项护理文书，认真落实医院感染预防措施及健康教育措施，有效落实患者安全目标；具备在上层级护理人员指导下照护病情稳定患者的能力。

培训重点、方式及方法：培训重点是保证基础知识、基本技能及护理文件书写理论与实践连续性培训，不断满足临床护理岗位的宏观—工具性需求；培训方式采用新护士第一年不分配到特殊护理单元及不轮转病区的方式，并按学历层次规定范围及个体需求选择或必须完成相关培训项目；培训方法主要有理论授课、护理查房、案例讨论、操作示范、自我学习等。

培训项目、内容及课目计划：毕业后培训内容项目设计及课目计划的制订主要参照国家卫生和计划生育委员会推荐的教材及等级医院评审要求，并参考岗位实际需要和护理人员需求。

3.N1级护士岗位培训

N1级护士岗位培训是规范护士职业行为的关键阶段，需要从事大量的、扎实的临床基础性护理工作，方可完成N1级护理人员执业能力从量变到质变的目标。N1级护理人员的岗位培训需求是要通过大量的基础性护理实践来获取知识、经验和沟通协调能力。因此，其培训内容及课目设计应结合该需求，通过轮岗培训，让N1级护理人员的理论知识和经验在临床实践的磨合中快速成长起来，规范落实各项护理评估技巧，训练其控制能力，调动和发挥其积极性与潜能，尽量减少对高层级护士专业指导的依赖性，提高其工作效率。

（1）轮岗培训

培训总体目标：熟悉各轮转科室专科护理的特点，掌握基本及专科技能操作规范，应用多学科知识有效落实护理评估、护理计划，有效落实分级及专科护理；具备良好的人际沟通和协调能力，以及在上层级护理人员指导下照护病情稳定患者的能力。

培训重点、方式及方法：培训重点是快速让护理人员获得多学科专业知识和专科技能；采用一对一脱产1~2周的方式对轮岗护士进行床边模拟示教培训，完成专科部分培训内容后，在上层级护理人员指导下从事符合岗位要求的临床护理工作；主要培训方法有操作示范、启发思考、自我学习等。轮转病区有大内科、大外科、部分特殊护理单元；硕士生轮转2年，工作第一年轮转1个病区，第二年每3个月轮转1个病区，大内科和大外科6选2，特殊护理单元4选1，共5个病区；本科生轮转3年，工作第一年与第三年分别轮转1个病区，第二年轮转2个科室，大内科或大外科6选2，共4个科室；大专生轮转5年，工作第一年轮转1个病区，之后每2年轮转1个病区，共3个病区，要求在本片区内轮转。

培训项目、内容及课目计划：轮岗培训内容项目设计及课目计划制订主要结合岗位实际需要和护理人员需求。具体内容包括：轮转病区专科的重点知识及技能和护理。

（2）层级培训

培训总体目标：掌握基本及专科技能操作规范，树立以"患者为中心"的服务理念，有效落实护理评估、护理计划及护患沟通，为患者提供全面、全程、专业的责任制整体护理服务，具备分管病情相对平稳或较重患者的能力。

培训重点、方式及方法：培训重点是熟悉临床各专科护理工作内容及流程，通过加强专科理论知识和专科技能操作实践应用，训练护士的前瞻性思维、预见性判断能力，不断满足临床护理岗位的宏观—表达性需求；采用轮岗培训制达到阶段培训要求和满足临床岗位的能力要求，并按学历层次规定范围及个体需求选择或必须完成相关培训项目；主要培训方法有理论授课、护理查房、案例讨论、操作示范、自我学习等。

培训项目、内容及课目计划：毕业后培训的内容项目设计及课目计划制订主要参照国家卫生和计划生育委员会推荐的教材及等级医院评审要求，并参考岗位实际需要和护理人员需求。

（二）继续护理学教育

《继续护理学教育试行办法》中规定，继续护理学教育是通过毕业后规范化专业培训后，以学习新理论、新知识、新技术、新方法为主的终身性护理教育，教育对象是毕业后通过规范化或非规范化专业培训，具有护师和护师以上专业资质正在从事护理专业技术工作的护理人员。

1.N2级护士岗位培训

N2级护士需要承担病区内危重患者的护理工作，此阶段的培训需求是要具有专科和急救护理知识、技能与实践经验的储备。因此，岗位培训内容及课目设计应结合其需求，通过定岗培训方式，加强护士对护理专业规则的理解，通过实施整体护理、专科护理与评估患者健康状况等工作来展现现代护理的内涵，体现护理专业价值，达到提高该层级护士的综合实践能力的目标。

（1）定岗培训

培训总体目标：掌握专科护理知识及专科技能操作并有效运用于临床实践中；严格执行专科护理常规，提高应急处理能力；具备在上层级护理人员指导下照护病情稳定患者的能力。

培训重点、方式及方法：培训重点是让护理人员获得系统专业知识和专科技能；采用一对一脱产1～2周（或根据病区需要）的培训方式来完成选定的专科护理培训项目；培训方法主要有床边传授知识与技能、操作示范、自我学习与经验分享等。

培训项目、内容及课目计划：包括本病区专科知识、技能及护理要点。

（2）层级培训

培训总体目标：掌握护理专业知识及操作技能，熟悉重症护理理论及技能并将其与临床实践结合，及时发现、分析及解决临床护理或带教问题，善于沟通；具备照护重症患者及带教下层级护士的能力。

培训重点、方式及方法：培训重点是，为潜在的临床护理专家／临床教学老师／临床管理人员提供基础性培训，加强急救知识和技能的临床实践，不断满足临床护理岗位的微观—工具性需求；培训方式采用到上级医院进修、梯队人员培训、护理师资培训等形式，并按岗位层级需要及个体需求选择完成相关培训项目，护理专业的前沿信息由护理部组织，临床专科护理知识由科室组织；培训方法主要包括：理论授课、护理查房、案例讨论、操作示范、自我学习等。

（3）培训项目、内容及课目计划

继续护理学教育的内容项目设计及课目计划制订依据主要参照护理专业和临床专科的新理念、新业务、新知识、新技能以及等级医院评审的相关要求，并参考岗位实际需要和护理人员需求。

2.N3级护士岗位培训

N3级护士在临床护理实践中应该具备良好的分析、决策以及协调能力。因此，N3级护士的培训内容及课目设计应结合该需求，通过规范的培训，使该层级护士拥有全面的专业知识和丰富的临床实践经验，能够从整体、动态的角度对各种临床情境进行正确分析与把握，能为患者提供临床指导和咨询，并参与护理科研与教学工作，在工作中得到医生和患者的认可，获得职业成就感和专业价值体验。

（1）定向培训

定向培训包括专科护士及梯队人员培训。

（2）层级培训

培训总体目标：将专科护理理论及技能、教学及科研基础知识与临床实践结合，落实专科护理、临床教学及科研；具备照护危重、抢救患者及开展新业务、新技术的能力。

培训重点、方式及方法：培训重点是根据个人及岗位需求完成专科护士培训，评判性吸收专科护理工作内涵，了解国内外专业护理发展动态，配合新技术、新业务的开展，不断满足临床护理岗位的微观—表达性需求；培训方式采用上级医院进修、管理人员培训、护理师资培训等形式，并按岗位层级需要及个体需求选择完成相关培训项目；培训方法主要包括理论授课、护理查房、案例讨论、操作示范、自我学习等。

培训项目、内容及课目计划：继续护理学教育的内容项目设计及课目计划制订主要参照护理专业和临床专科的新理念、新业务、新知识、新技能及等级医院评审的相关要求，并参考岗位实际需要和护理人员需求。

3.N4级护士岗位培训

N4级护士的培训需求是实施循证护理，在临床实践的基础上提高其信息收集、评判思维及系统分析问题的能力。因此，N4级护士的培训内容及课目设计应结合该需求，通过培训，使N4级护士拥有循证护理的临床经验，能够为临床提供指导、咨询、协调，参与教学、科研、管理等服务，在病区内对下层级护士发挥更大的专业指导与监督职能；作为护理教学的主要参与和组织者，能够积极参与培训需求分析、教学设计和查房授课等，不断提升和完善自身的知识结构和教学能力。

（1）定性培训

定性培训包括临床护理专家及管理人员培训。

（2）层级培训

培训总体目标：通过培训，N4级护士能够将管理理论、循证理论及方法跟临床护理实践相结合，具备一定的病房管理（如优化护理工作流程、实施不良事件管理等）、院内会诊和科研教学能力。

培训重点、方式及方法：培训重点在于参与制定专科护理工作指引，不断拓展护理专科发展的新业务、新技术，参与院内外介绍专科专业前沿进展的相关会议，扩展其学术影响力；培训方式采用学术交流、各类培训班、会诊查房、专科护士授课及实践指导等形式，并按岗位层级需要及个体需求选择完成相关培训项目；培训方法主要有理论授课、护理查房、学术交流、自我学习等。

培训项目、内容及课目计划：继续护理学教育的内容项目设计及课目计划制订主要参照护理专业和临床专科的新理念、新业务、新知识、新技能及等级医院评审的相关要求，并参考岗位实际需要和护理人员需求。

三、临床护理岗位培训考核

岗位培训的效果不应仅用考试成绩来衡量，更要考查参训者培训后是否能够更好地胜任其工作。医疗行业既是一个需要终身学习的专业，又是一个高风险职业，临床护理人员长期承受不同程度的专业风险压力和考试心理压力，对护士的身心健康均有一定程度的影响。笔者所在医院在推行护士岗位管理的过程中，对临床护理岗位培训考核也进行了大胆的尝试，取得了一定的成效。根据护理人员各层级岗位职责及能力要求和工作质量标准，建立了"以岗位胜任力"为重要评价结果的考试考核评价体系，对培训过程及结果等进行针对性评价；并改革了培训及考试考核评价形式和方法，使护理人员在参训后既能有效胜任岗位，减少了不必要的形式化的考试，并将培训考核结果与岗位管理和激励约束机制有效结合（如与绩效考核和晋升晋级挂钩等），使护士在学习过程中放下思想包袱，从被动接受培训到主动参与，激发了其学习的积极性，帮助其自觉完成培训计划，最终使其获得职业素养、专业知识、专科技能的全面提升。

（一）岗位培训考核

临床护理岗位的培训考核包括理论考试、技能考试、平时考核等，通过操作合格率及学习后测验，了解护士知识的获得程度，通过比较护理人员培训前后的工作表现，反映护士知识的运用情况，通过不良事件的减少率及患者满意率，诠释护理工作对组织的影响，通过分析考核结果，不断完善考评体系内涵要求。

1. 培训考评方法

（1）考试方法

首先，根据培训方案要求各级培训组织采用床边回复示教式、床旁实战式和培训中心模拟等方式进行操作技能考试。其次，根据培训方案要求各级培训组织采用现场试卷和计算机局域网及网络在线测试等形式进行理论考试。

（2）考核方法

学习执行力：主要包括对各类培训的出勤情况、培训需求及培训效果调查表填写及读书笔记、病历书写、回答问题、科研论文等完成情况进行综合考评。

工作执行力：包括岗位工作质量考评及服务满意率测评，主要与每月工作绩效考核结合。

岗位胜任力：包括对各层级岗位能力要求及岗位能力胜任标准进行考评，主要与医院年终考评结合。

2. 培训考核内容

（1）院内培训考核

N0 ~ N1 级考试内容主要包括护理基本理论、基础知识及基本技能，N2 ~ N4 级考试内容主要为急救理论和技能、安全评估及防范、专科知识和技能、应急处理及有效沟通能力。考核可从以下几个方面展开：

①学习执行力：培训过程的学习态度，实践过程中的学习体会，规范性书写的训练，必须和亟待解决的护理问题及处理原则，科研论文的数量及质量。②工作执行力：临床护理人员工作质量标准（包括专业素养、业务水平、工作业绩）；满意度测评相关内容（患者的满意度、护士之间的满意度）。③岗位胜任力：临床工作质量、工作知识和技能、人际沟通、团队协作和自主创新精神、责任心、主动性和慎独精神、工作态度。

（2）院外培训考核

各类外出培训人员回院后，均要递交书面学习心得并向护理部主任汇报，且结合专科特点在所属科室进行主题汇报；护理部阶段性选择并推荐部分外出培训人员进行全院性的汇报。将学习心得结合本科室及医院的实际情况，进行评判性思考后有选择地应用于实际工作中，护理部每半年进行一次阶段性评价，将评价结果在护士长会上进行汇报，并实行奖励制度。

3. 培训考评要求

（1）考试要求

内涵：N0 ~ N2 级护士参加护理部、片区及科室组织的理论和技能考试；N3 级护士参加片区及科室组织的理论和技能考试；N4 级护士参加 CPR（心肺复苏术）考试；年满 50 周岁的护理人员原则上不再参加各层级培训部门组织的考试。

标准：考试合格，理论 ≥ 60 分，操作 ≥ 80 分；急救和专业级专科技能考试不合格，需重新培训，直至考核合格。

（2）考核要求

①内涵。A. 学习执行力：每年学时学分达标，脱产培训者出全勤视为合格，N0 ~ N1 级护士在晋 N2 级前完成规定课目培训视为出勤合格；上岗、轮

岗、定岗的培训按随时性、阶段性、终期性进行考核；培训效果评价调查表每年填写 2 次；读书笔记（每篇 ≥ 500 字）、晨间提问、病历书写，由教学老师或护士长以优、良、中、差 4 等级对其进行评价。B. 工作执行力：根据工作职责及工作质量完成情况，满意度测评表回馈情况、纠纷投诉情况等进行评价。C. 岗位胜任力：按各层级岗位能力要求对其胜任情况进行评价。②标准。A. 学习执行力：出勤率 100%，培训时间 ≥ 90 学时 / 年，获取学分 ≥ 25 分 / 年，中级和高级专业技术人员 5 年内必须获得国家级继续医学教育项目学分 10 分；读书笔记、晨间提问、病历考核，成绩优、良为合格；调查表填写完整者为良，有建议者为优；护士在各层级任职期内未完成规定内容（包括理论、技能、轮岗）培训不得晋级，因特殊原因未完成或未达标者需要补培训。B. 工作执行力：每月评核 1 次。工作质量通过护士长对其进行考评，权重是 50%；服务满意率通过患者及护士之间满意度进行测评，其权重分别是 30% 和 20%。C. 岗位胜任力：综合考评每年 1 次，通过护士自评、护士间互评和护士长复评，按标准评价时其岗位层级不一样则所含权重也不相同，不合格者需考察 1 年或降级使用。科研论文的有效应用可作为破格晋级指标之一。

（二）岗位培训考核实施

在临床护理岗位的考核实施过程中，各级培训部门应遵循谁进行培训、谁组织考核的原则；注重岗位实际，把握"以岗位胜任力作为考核重心"这个关键点；坚持"以人为本"，以护士职业生涯发展需要为考核的导向；推行考核形式多样化，重考核，轻考试，每月考核与年终考评相结合，考核结果与薪酬分配和晋升晋级相结合。

1.N0 级护士培训考核

培训时间 ≥ 90 学时 / 年，且完成规定（必修）培训内容；考试考核成绩为"合格"。

（1）考核要求

①岗前培训。A. 考勤：脱产培训 2 周（医院人力资源部及护理部各 1 周），出全勤者（70 学时）考核合格；B. 考试：护理部组织的理论及技能考试合格；C. 考核：完成调查表的规范填写。

②上岗培训。A. 考勤：实行一对一床边培训 3 个月，根据各科室需要脱产 1 ~ 2 周进行床边重要知识点传授；B. 考试：规定技能操作考试合格；C. 考核：读书笔记和护理病历各 3 篇，随机提问至少 6 次，工作执行力的评核，完成个人小结并自评，教学老师按上岗培训课目进行床边培训时对回答提问及回复示教进行实时考核等进行初评，护士长巡查及教学老师交流等进行复评，评价不合格需再培训，再培训的实践过程与绩效考核及薪酬分配进行有机结合。③综合培训。A. 考勤：本层级内完成护理部组织规定的三基理论培训共 12 个课目及相应学时（研究生 4 个、本科生 8 个、大专生 12 个，根据需求自由选择）；参与片区及科室组织的培训项目。B. 考试：每年参加三级培训部门组织的理论

考试各 1 次为合格；每年参加护理部或片区组织培训中心的模拟急救技能考试为合格，完成本年度基本技能操作规定项目考试为合格，如因特殊情况未参加，可在晋 N2 级前参与补考。C. 考核：学习执行力（每月完成读书笔记 1 篇，每季度完成护理病历 1 篇，每半年填写培训调查表 1 次）；每月工作绩效评核 1 次；每年岗位胜任力评核 1 次。

（2）考核内容

①岗前培训考核。A. 考勤：医院人力资源部及护理部培训采用签到考核方式；B. 考试：涉及培训课目中的内容；C. 考核：调查表按表中要求填写。②上岗培训考核。A. 考勤：完成护理部制定的上岗共同性培训课目，完成科室制定的上岗专科培训课目。B. 考试：培训计划中规定的基本和专科技能考试。C. 考核：读书笔记，主要为自学项目的内容；护理病历，主要为标准书写规范的训练；自评内容，主要为对培训计划及教学实施的满意程度，能否将所学知识进行有效应用且基本达到上岗要求；教学老师初评，内容主要为对待培训的态度，有效运用基本及专科技能评估，有效落实分级护理制度；护士长复评，内容为工作执行力，主要了解护理人员经培训后在常态工作情况下，是否达到规范的语言沟通及流程的规范化操作要求。③层级培训考核。A. 考勤：完成护理部 N0 级规定培训课目现场刷卡；参与片区及科室组织的培训教育项目签名，上班时间未参加培训由本病区护士长注明。B. 考试：基础理论考试；模拟的急救技能，本年度计划规定的基本技能项目。C. 考核：学习（读书笔记、护理病历、培训调查表）执行力及工作执行力与前文所述该层级考核要求一致；岗位胜任力考核重点在于基础知识和基本技能在临床实践工作中的有效应用。

2.N1 级护士培训考核

培训时间 ≥ 90 学时 / 年，且完成规定（必修）培训内容；考试考核结果为"合格"。

（1）考核要求

①轮岗培训考核。A. 考勤：实行一对一床边培训 1 ~ 2 周，其中根据各科室需要脱产 1 ~ 2 天进行床边重要知识点传授；B. 考试：重要专科技能操作回复示教式考试；C. 考核：工作执行力的考评，完成个人小结并自评，教学老师按轮岗培训课目进行床边培训时对回答提问等进行实时考核等进行初评，护士长通过与本人及教学老师交流等进行复评，评价合格后才能单独值夜班岗，评价不合格需再培训，再培训的实践过程与绩效考核及薪酬分配有机结合。②层级培训考核。A. 考勤：本层级内完成护理部组织规定的三基理论培训共 24 个课目及相应学时（研究生 8 个，本科生 16 个，大专生 24 个，根据需求自由选择），否则不予晋级；参与片区及科室组织的培训项目。B. 考试：每年参加三级培训部门组织的理论考试各 1 次为合格；每年参加护理部或片区组织培训中心的模拟急救技能考试为合格，完成本年度基本技能操作规定项目考试为合格，如因

特殊情况未参加，可在晋 N2 级前参与补考；C. 考核：每月完成读书笔记 1 篇，每季度完成护理病历 1 篇，每半年填写培训调查表 1 次，每月工作绩效评核 1 次，每年岗位胜任力评核 1 次。

（2）考核内容

①轮岗培训考核。A. 考勤：完成科室制定的轮岗专科培训课目。B. 考试：培训计划中规定项目的专科技能考试。C. 考核：执行力主要了解护理人员参与培训后在常态工作情况下，是否达到规范的语言沟通及流程的规范化操作要求；自评内容为对培训计划及教学实施的满意程度，能否有效执行工作流程、制度；教学老师复评，内容主要为专科操作技能和护理干预能力；护士长复评，内容主要为有效落实分级护理制度，达到独立上岗要求。

②层级培训考核。A. 考勤：完成护理部 N1 级规定培训课目现场刷卡；参与片区及科室组织的培训教育项目签名，上班时间未参加培训由本病区护士长注明。B. 考试：基础理论考试；模拟的急救技能，本年度计划规定的基本技能项目。C. 考核：学习（读书笔记、护理病历、培训调查表）执行力及工作执行力和岗位胜任力与前文所述该层级考核要求一致；岗位胜任力重点考核各项安全评估及评价指标在临床的有效应用。

3.N2 级护士培训考核

培训时间≥90 学时 / 年，学分≥25 分 / 年；完成相关（必修、选修）培训内容；考试考核结果为"合格"。

（1）考核要求

层级培训考核。A. 考勤：本层级内完成护理部组织 N2 级继续教育规定（必修）专题，否则不予晋级；参与片区及科室组织的培训项目。B. 考试：每年参加三级培训部门组织的理论考试各 1 次为合格，年内发表 1 篇以上的论文，可免考护理部组织的理论考试；每年参加护理部或片区组织培训中心的模拟急救技能考试及抽考 1 项当年培训的其他急救技能考试为合格，每年参加病区组织床旁抽考 1 项专科技能考试为合格。C. 考核：每月完成读书笔记 1 篇，每月工作绩效评核 1 次，每年岗位胜任力评核 1 次。

（2）考核内容

层级培训考核。A. 考勤：完成护理部组织的 N2 级继续教育规定专题现场刷卡；参与片区及科室组织的培训教育项目签名，上班时间未参加培训由本病区护士长注明。B. 考试：基础理论考试；模拟的急救技能及抽考急救技能，根据岗位及个人需要的专科技能。C. 考核：学习（读书笔记）执行力及工作执行力和岗位胜任力与前文所述该层级考核要求一致；岗位胜任力重点考核重症患者护理措施及临床教学计划的有效实施。

4.N3 级护士培训考核

培训时间≥90 学时 / 年，学分≥25 分 / 年（含Ⅰ类学分 5 ~ 10 分，Ⅱ类学分15～20分）；完成相关培训（必修、选修）内容；考试考核结果为"合格"。

（1）考核要求

层级培训。A.考勤：参与护理部组织的N3级继续教育专题，参与片区及科室组织的培训项目。B.考试：每年参加片区及病区组织的理论考试各1次为合格，每年参加护理部或片区组织培训中心的模拟急救技能考试为合格，每年参加病区组织床旁抽考1项专科技能考试为合格。C.考核：每月工作绩效评核1次，每年岗位胜任力评核1次；院外培训持相应学分证明，5年内必须获得国家级继续医学教育项目学分10分。

（2）考核内容

层级培训考核。A.考勤：完成护理部组织的N3级继续教育专题现场刷卡；参与片区及科室组织培训教育项目签名，上班时间未参加培训由本病区护士长注明。B.考试：基础理论考试；模拟的急救技能，根据岗位及个人需要的专科技能。C.考核：执行力内容按N3级工作职责及工作质量标准考核，岗位胜任力内容按N3级能力要求及胜任力评价标准考核，岗位胜任力重点考核重症患者的护理管理及参与病区教学质量管理效果；院外培训包括培训单位相关证明及临床实际应用效果。

5.N4级护士培训考核

培训时间≥90学时/年，学分≥25分/年；（含Ⅰ类学分5～10分，Ⅱ类学分15～20分）；完成相关培训（必修、选修）内容；考试考核结果为"合格"。

（1）考核要求

层级培训考核。A.考勤：完成护理部组织的N4级继续教育专题现场刷卡，参与片区及科室组织的培训项目。B.考试：每年参加护理部或片区组织培训中心的模拟急救技能考试为合格。C.考核：每月工作绩效评核1次，每年岗位胜任力评核1次；院外培训持相应学分证明，5年内必须获得国家级继续医学教育项目学分10分。

（2）考核内容

综合培训考核。A.考勤：完成护理部组织的N4级继续教育专题现场刷卡；参与片区及科室组织的培训教育项目签名，上班时间未参加培训由本病区护士长注明。B.考试：模拟的急救技能。C.考核：执行力内容按N4级工作职责及工作质量标准考核，岗位胜任力内容按N4级能力要求及胜任力评价标准考核，岗位胜任考核，岗位胜任力重点考核参训人所在病区的护理质量及教学质量管理效果；院外培训包括培训单位相关证明及临床实际应用效果。

（三）岗位培训考核的关键点

2012年，中华全国总工会、卫生部、人力资源社会保障部和全国妇联共同举办了全国女职工岗位创新技能大赛，大赛在决赛项目设计上，注重考核护士的临床实践能力，包括人机对话、自我展示、现场竞答、模拟情景4个模块。这次竞赛不仅反映了护理工作职业化、专业化的内涵，更凭借全新的考核理念、方式、标准等予护理同行以启示和思考，诠释了岗位培训的考评设计应贴近临床，不能脱离患者、护士、岗位的理念。实际考评实施过程中应规避通过一次考试、一篇文章、一个会议、一张学分卡等对在职教育效果进行评价，考评中应集中反映对各层级护理人员阶段性培训的需求、突出各层级护理人员对执行培训的态度及接受培训后其岗位的胜任力状态，由此，在实施护理人员培训考核时，应把握以下几点：

1. 考核重在以临床实践为导向

过去的培训，多数护理人员为完成培训项目所规定的各种各样的指标而忙于应付考试和考核，培训组织者并未向被考核者公开说明培训应达到的预期目标，被考核者对考核的内容和程序也并不清楚。为此，培训管理者在设计考核的目标、方法、形式、内容等方面应从临床需求和实践角度出发，从而形成科学、客观、贴近临床、贴近患者的考评体系以及考核的评价指标体系，促使被考核者对某些知识或技能加强记忆，找出不足之处，最终提高临床实践技能。

2. 过程考核与结果考核并重

各层级护理人员的考核、考试不仅应关注结果如何，更值得关注的是培训过程中护理人员所取得的培训效果以及培训体验。因此，当培训进入实施阶段，培训管理者需要对培训进行监督，实时与学员沟通，接收学员反馈的学习信息，在不断反馈的过程中进行改善。

3. 建立多样化的培训考核模式

根据培训内容整合模拟护理教学、临床技能教学为一体的临床能力培训模式，在考核、考试中采取多样化的考核方式综合评估护理人员经过培训所取得的效果，如采用标准化患者、临床结构化考核、案例测试分析等开展多层次评价与考核。

4. 分层次分阶段考核

不同层级的护理人员，在工作的不同阶段，即使对同一个理论或同一种操作的理解可能都有所不同。针对这种情况，在设计考核标准时，就应当考虑到被考核人员的个体差异，如在问题分析处理能力方面，对不同层级护士的要求就可以有文献查证、案例分析、个案报告等不同要求。

5. 各层级考核内容应抓重点

根据不同层级、不同岗位护理人员的培训内容不同，以及岗位胜任力不同，各层级护理人员培训考核应有所侧重，抓重点进行考核，如 N0 ~ N1 层级的护士是医院的低年资护士，侧重于培训中的上岗、轮岗、定岗培训，严格执行专科技能回复示教式考试，考试不合格需要重新培训，合格后才能上岗。N2 ~ N4 级培训后考核侧重于突出新知识、新技术在患者安全和急救措施的落实及管理应用，患者和病区的质量控制及管理，护理培训项目的实施及管理等方面。

第九章 护理管理的常用方法及技术

本章主要探讨护理管理的常用方法及技术，具体包括 PDCA 循环理论、品管圈理论、6S 管理、临床路径这 4 部分内容。

第一节 PDCA 循环理论

一、PDCA 循环的内涵

（一）PDCA 循环的概念

PDCA 循环是计划（Plan）、执行（Do）、检查（Check）、处理（Act）4 个阶段的循环反复的过程，是一种程序化、标准化、科学化的管理方式，由美国著名的质量管理专家威廉·爱德华兹·戴明于 20 世纪 50 年代初提出，又称"戴明循环"。PDCA 循环的过程就是发现问题和解决问题的过程。这种方法作为质量管理的基本方法，被广泛应用于各个领域的质量管理中，且取得了显著的成效，也被广泛应用于医疗和护理领域的各项工作中，如基础临床护理、护理管理、护士教育、健康教育干预等多领域内。

（二）PDCA 循环的步骤

每一次 PDCA 循环的 4 个阶段共有 8 个步骤。

①分析现有状况，找出存在的各种问题强调的是对现状的把握和发现问题的意识、能力，发现问题是解决问题的第一步，是分析问题的条件。②剖析各种影响因子，找准问题后分析产生问题的原因至关重要，运用头脑风暴等多种集思广益的科学方法，找出问题产生的所有原因。③找出关键问题，分析问题的主要原因，提出相应的解决方案和策略。④制定措施和计划。有了好的方案，其中的细节也不能忽视，如何将计划的内容完成好，需要将方案步骤具体化，逐一制定对策，明确回答出方案中的"5W1H"，即：为什么制定该措施（Why）、达成什么目标（What）、在何处执行（Where）、由谁负责完成（Who）、什么时间完成（When）、如何完成（How）。⑤按照制定的措施和计划实施，即按照预定的计划、标准，根据已知的内外部信息，设计出具体的行动方法、方案。再根据设计方案，进行具体的操作，努力实现预期的目标。⑥检查实施后的结果。方案是否有效、目标是否完成，需要进行效果检查后才能得出结论。将采取的对策进行确认后，对采集到的证据进行总结分析，把完成的情况同目标值进行比较，看是否达到了预定的目标。⑦将最终的结果标准化，即对已被证明的有效的措施进行标准化，以便以后的执行和推广。⑧未解决的问题进入下一个循

环中，即总结问题，处理遗留问题。所有的问题不可能在一个 PDCA 循环中全部解决，遗留的问题会自动转进下一个 PDCA 循环，如此，周而复始，螺旋上升。

（三）PDCA 循环的特点

1. 系统性

系统性即大循环套小循环；小循环保大循环，推动大循环。

2. 关联性

循环存在于每一项分级工作中，各分级工作中的循环逐层解决不同的问题且互相促进。

3. 递进性

对每一次的 PDCA 循环都进行相应的总结，然后根据总结不断改进和提高，再进入下一个循环，从而使质量管理水平不断提升。

二、PDCA 循环在护理管理中的应用

在护理管理中，PDCA 循环有利于各项工作目标的完成，使工作有规律地运行，如保证分级护理顺利实施；有利于科学地安排工作内容，提高工作质量和护理效率，提高护理文书书写质量，及时发现操作中的不足，并加以调整；有利于提高门诊护理安全管理水平，降低护理差错事故及纠纷发生率。PDCA循环在护理管理中的实施策略包括以下几个方面。

（一）计划（Plan）——导入证据

科学部署管理学家亨利·法约尔指出：管理即意味着展望未来，预见是管理的一个基本因素。计划是全部管理职能中最基本的一个职能。要对护理质量制订改良计划，就必须首先对护理环境进行调查评估，质量控制（Quality Control，QC）网络系统结构图的勾勒、护理服务的宗旨和任务的制定、QC 组织改良目标的建立、组织资源和自身能力的评估、可能的行动方案的确定、所有备选方案优劣势的分析、行动方案的抉择及执行计划的合适人员的挑选等皆应在循证实践的基础上进行，同时在改进护理质量计划的拟订过程中努力回答"5W1H"问题，从而使护理品质改良计划更具科学性和可操作性。

（二）执行（Do）——以人为本，积极行动

当护理质量控制的目标和计划确立之后，就应采取积极的行动。改良护理质量乃系统工程，需要群体和团队进行通力合作。某三级甲等医院护理部自2002 年以来，通过组织计划、团队合作、成功激励、适度调控及组织竞赛等手段积极实施护理品质改良计划。通过对员工持续进行有效培训、部门自查及监控，有效减少了护理服务质量的不稳定性，进一步提高了护理品质。

（三）检查（Check）——对照目标，自查自省

这是 PDCA 循环的第三个步骤，是将执行护理质量改良计划的结果和预定

的目标相对比，通过"自我考核""监督"等途径，客观检查和评价计划的执行情况，及时总结经验，发现问题，分析原因，重新修订下一步改良计划，继续指导下一步的工作。建立临床护理专家督导可为护理质量控制过程构建"监督"机制，促进护理期间或终末护理行为的反省，及时发现临床护理实践中存在的问题，帮助积极应对，现场解决或提供整改方案。某三级甲等医院护理部自聘请院内外资深护理专家担任临床护理品质督导后，健全了医院护理品质的监督体系，及时客观地评价护理过程中所存在的隐患，有效防范了护理工作中一些潜在的差错，最大限度地发挥了专家的监督指导作用，使护理品质有了明显的提升。

（四）处理（Act）——及时纠正，完善品质

在客观评价和自省的基础上，对护理质量中已经检出的问题及时进行整改，纠正偏差，再次完善计划和方案。处理是 PDCA 护理管理过程中的最后一个环节，需要护理管理者和 QC 组成员持严谨、科学、审慎的态度，积极组织护理人员进行整改。如某医院充分运用护理程序、临床路径等先进护理方法，在科学循证的支持下，制定了一套科学有序的整改方案并着手落实和实践，修订并完善了医院"各专科护理常规""各项护理工作制度""各科健康教育处方"等，创新了长期医嘱执行单、护理会诊单、院内一些护理危机及问题预案，从而不断完善行为，进一步改良了护理品质，更好地为患者提供优质的护理服务。

第二节　品管圈理论

一、品管圈的内涵

（一）品管圈的概念

品管圈（Quality Control Circle）是由同一工作现场内、工作性质相类似的人员组成的工作小组。在自我和相互启发下，品管圈运用各种质量控制手法，全员参与所进行的品质管理活动称为品管圈活动。品管圈活动是全面品质管理的一个环节，强调以下内容：自我启发、相互启发；自我检讨、自主管理；中层以上管理人员扮演支持、鼓励、关心、辅导等角色；全员参与，共同讨论，集思广益。

（二）品管圈应用的意义

品管圈活动要求尊重人性，鼓励员工多动脑，多提出改善意见，发挥员工的智慧，开发无限脑力资源。

建立自下而上的质量改善模式，使一线员工成为活动主体，打破以往自上而下、行政命令的改善模式，进而形成医院质量文化。

提高员工管理知识与技能，节约机构成本，提高患者就诊满意度。

（三）组成部分

1. 圈名与圈徽

（1）圈名

圈名即给予圈名。例如，守护圈——降低巡回护士离开手术间次数，清畅圈——降低人工气道护理缺陷例数，知了圈——提高责任护士对诊疗信息知晓率，无痛圈——降低癌症患者的疼痛爆发次数，护管圈——降低外周血管疾病介入手术后置管溶栓管道相关并发症，等等。

（2）圈徽

设完圈名，再设立圈徽。

2. 组成人员

（1）圈员

圈员适宜以基层员工为主，通常一个圈的人数最好在 7 ~ 10 人。

（2）圈长

圈长通常由一位工龄较长且有领导能力的圈员担任，可采取大家推选制，也可由部门挑选或委任。

（3）辅导员

每一个圈必须有一位辅导员，他并非圈员中的一位，而是一位职位较高的人，作为圈与医院的主要联系人，并负责引导、训练、协助圈长推行活动。圈内大部分课题属于内部问题，可请护士长担任辅导员；若课题涉及范围广，可请护理部主任担任辅导员。

二、品管圈在护理管理中的应用

品管圈活动包含的具体过程，如图 9-1 所示。

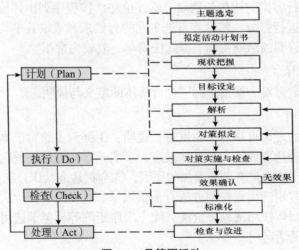

图 9-1　品管圈活动

（一）主题选定

品管圈活动要不断对圈员的工作现场进行管理与改善，首先必须选定一个主题，而此主题应该是圈员根据自己工作现场的问题点而选择的。遵循的基本步骤如下所示：

1. 发现问题

选主题时圈员们应先讨论，并列出工作现场的问题点。刚开始时圈员们通常没有问题意识，不容易找出现场的问题点，此时可依下列选题方向来激发圈员的思路：①按照医院目标管理的方向；②上级重视、反复提醒的方面；③降低成本或提高效率和品质方面；④患者经常抱怨的问题；⑤从工作结果的分析讨论中发现；⑥从员工的期盼中发现。当数个备选主题选出后，则进入主题确认环节的工作，确认前须对各个主题的内容进行检查，以确认是否列举明确。明确的主题应具有可用来衡量的指标。一般而言，明确的主题应包含三种元素：动词（正向或负向）+名词（改善的本体）+衡量指标，如提高患者的出院满意度。

2. 选定主题

圈员们列出 4 ~ 8 个问题点后，即可通过讨论选出一个最适当的问题，作为本期活动主题。主题选定的方法大致可分成下列 6 种：①实际状况的需求：根据目前的状况（数据）来选择最需改善的项目。②文献查证所得的结果或目前与临床护理相关的重要议题。③强制投票法：用赞成或反对的投票方式，以少数服从多数的原则决定活动主题，此法较为主观。④记名式团体技巧法：这是头脑风暴的延续，即将每个团体成员提出的意见按重要程度排列优先级，使组员很快地就比较重要的问题和解决方法取得共识。⑤优先次序矩阵：团体成员以系统的方式将所表达的意见加以浓缩，再通过选择、加权的程序，利用质量控制标准进行方案的比较与选取。⑥评价法：按程序列出评价项目，所有成员依评价项目进行打分，然后将备选主题的分数求和或取其平均值，分数最高者则为本期品管圈的活动主题。因此法简单，故较为常用。

3. 衡量指标

主题选定后需对"衡量指标"进行具体的定义与说明。

4. 选定理由

主题选定的理由可从 5 个角度进行说明：①强调主题对于本品管圈、医院的重要性；②表达方式需力求具体且应为事实；③数据能够量化，并尽可能以数据表示；④全体圈员有兴趣参加的原因；⑤全员达成共识且能通力合作。

此过程中常用的质量控制方法有头脑风暴、亲和图、评价法、流程图、查检表、记名式团体技巧法、评价法、优先次序矩阵等。至于选用何种方法，应根据主题特性灵活运用。

（二）拟定活动计划书

按照选定的主题，拟定活动计划书，基本步骤如下：

①决定活动期限。②按时间顺序拟定活动内容。③拟定各步骤所需时间。一般用虚线表示计划线，用实线表示实施线。④决定活动日程及圈员的工作分配。⑤拟定活动计划书，并获得上级核准。⑥进行活动进度监控。

（三）现状把握

1. 充分掌握现行工作内容

可通过各种形式的小组讨论，对现行工作进行归纳总结，绘制成流程图，以便查找原因和制定对策。

2. 到现场，针对现状，做实际观察

可制定检查表，把现状与标准的差距、不对的地方及变化加以观察和记录；或以 5W1H 的方式，全员分工收集以获得客观的、符合事实的资料；也可通过问卷来获得数据资料。

3. 数据分析

归纳出本次主题的特性，将数据加以整理和分析，常用方法为柏拉图分析法。

（四）目标设定

任何主题选定后，必须设定改善目标。目标设定的内容表达方式：完成期限＋目标项目＋目标值。对目标的要求如下所示：

①目标设定完成期限一般约为 3 个月，依问题的大小而定。②目标设定可以通过查找文献、参考兄弟单位的标准或依据自己的情况确定。要考虑目标达成的可能性，是否为能力所及，是否能于活动期限内完成。③目标需量化，也要具体明确化，并考虑活动结束后是否能进行评价或被肯定。④尽量用统计学的方法决定目标，要善于用图表进行表达，如柏拉图、直方图、推移图等。⑤目标值的计算公式：目标值＝现况值－改善值＝现况值－（现况值 × 改善重点 × 圈能力）。注意点有两个：改善重点是现状把握中需要改善的项目的累计影响度，数值可根据柏拉图得到；目标设定需根据医院或单位的方针及计划，并考虑目前的圈能力，由全体圈员共同决定。

（五）解析

解析是品管圈活动的重要一环。通过对问题产生原因的分析，找出关键所在，小组成员要开阔思路，集思广益，从能够设想的所有角度去想象可能产生问题的全部原因，做成"特性要因图"（也就是"鱼骨图"）。也可根据实际情况选用新 QC 法中的"系统图"和"关联图"等，针对所存在的问题分析原因。解析的主要步骤如下：

①列出问题，即需要分析的原因。②展示问题的全貌，决定大要因（5M1E：人—Man、机—Machine、料—Material、法—Method、测—Measurement、环境—Environment）。可根据流程中包含的项目选取相应的大要因（大骨），决定中、小要因（中骨和小骨），可通过小组讨论来归纳。③彻底分析原因。要针对结果，把原因一层层展开，分析到可以采取对策为止，防止"枣核形"循环，在末端因素上选出重要的原因（要因）。

（六）对策拟定

针对前一步骤利用鱼骨图或关联图选出的要因探讨所有可能的改善对策，对策拟定的主要步骤如下所示：

①针对要因思考改善对策，可用头脑风暴的方式进行讨论。②评价改善对策，全体圈员就每一评价项目，依可行性、经济性、圈能力等指标评分，按80/20法则进行对策选定。③对策内容应为永久有效对策，而不是应急临时对策。④考虑对策相互关系，拟定实施顺序及时间，并进行圈员的工作分配。⑤对策拟定后，需获得上级核准方可执行。

（七）对策实施与检查

对策拟定后，需要进行对策的实施。首先依据选出的对策分派工作，考虑到公平性与活动效果，将工作分派给有能力胜任的圈员；其次制订详细的实施计划（工作项目、完成时间、负责人、地点、设备、作业方法、材料、费用、协调事项等），并参照以下步骤实施：

①在实施前应召集相关人员进行说明及教育培训。相关人员的正确指导，是对策实施过程中的关键。②在实施过程中，负责专项责任的圈员，应负起教导的责任，并保证实施过程中的做法正确。③在活动过程中，应密切注意实施状况，收集相关数据，以监测活动效果。对发生的任何状况，无论正面或反面，必须详细记录，定期检讨。④在实施过程中，如发现效果不佳，可重新调整后实施。如发现有反效果或异常时，应立即停止，改用其他对策。⑤需要与其他部门协调和沟通的事项，以及经费、设备、技术方面的支持和协助要及时向相关部门和上级主管提出。⑥完成情况应及时向主管和相关部门通报，以利于活动展开。

（八）效果确认

对策实施后，到底有没有效果，必须一一确认。效果确认分为单独效果确认和总体效果确认。每一个对策实施的单独效果，可通过合理化建议管理程序进行验证，最后总结编制成合理化建议实施绩效报告书，进行效果确认。对无效的对策需开会研讨决定取消或重新提出新的对策。总体效果将根据已实施改善对策的数据，使用品管圈工具（总推移图及层别推移图）用统计数据来判断。需注意的几个方面如下所示。

①阶段的效果确认是全部的对策实施完毕一段时间后所得到的效果，某些对策也许会有相辅相成的效果，所以在这一阶段是做总效果的确认。②有形成果是直接的、可定量的、经过确认的效果。目标达成率与进步率的计算：达成率＝（改善后数据－改善前数据）÷（目标设定值－改善前数据）×100%，进步率＝（改善后数据－改善前数据）÷改善前数据×100%。目标达成率过高（大于150%）时，表示我们在目标设定时对自己信心不足，以致目标值设定太低；目标达成率太低（小于80%）的原因可能有以下几种：一是在设定目标值时高估本圈可改善程度，故在设定目标值时，请圈员根据实际情况共同商讨本圈的圈能力。二是在"解析"这一步骤中做得不够彻底，则造成问题的真正原因没有被挖掘出来。三是在"对策拟定"中所选出对策不够有效和有创意，或只是治标不治本的对策，无法真正解决问题。四是对策在现场实施过程中，受某些因素（如人为、环境、政策等）影响，无法彻底实施，导致效果不佳。目标达成率高于150%或低于80%者应提出说明。有形成果的效果确认可用柱状图、推移图、柏拉图来直观表示。③无形成果是间接的、衍生的、无形的效果。无形成果的效果确认可以用文字条例的方式表示，也可用更直观的雷达图表示。

（九）标准化

标准化在品管圈活动中占有极为重要的分量，为使对策效果能长期稳定地维持，标准化是品管圈改善历程的重要步骤。标准化的目的是技术储备、提高效率、防止再发和教育训练。标准化的步骤如下：

①效果确认后，若对策有效，应继续维持改善后的成效，此时就需将改善的操作方法加以标准化，制定相应的管理制度，建立起标准操作流程（或作业标准书）。作业标准书的书写不可长篇大论或模棱两可。一个好的标准的制订需要满足以下要求：第一，目标指向。标准必须是面对目标的，与目标无关的词语、内容不能出现。第二，显示原因和结果。如"熟知新药知识"，这是一个结果，应该描述如何熟知。第三，准确：要避免使用抽象词语。如"调剂药品时要小心"，要小心的是什么呢？这样模糊的词语是不宜出现的。第四，数量化。每个读标准的人必须能以相同的方式解释标准。为了达到这一点，标准中应该多使用图和数字。第五，现实。标准必须是现实的，即可操作的。第六，修订。标准在需要时必须修订。②将标准化所规范的操作程序通过持续的教育与训练的方式，使部门内所有同事能够了解、遵守，进而加以落实。对于标准化后的对策，需持续进行监控并转化成日常管理项目，以防范问题再度发生。

（十）检查与改进

检查与改进需遵循的主要步骤有以下几方面：

①品管圈活动结束后，需以品管圈活动步骤为基础，讨论活动过程中每个步骤进行时所发现的优点与缺点及今后努力的方向，可作为日后活动改善的参考。②所有意见提出时需取得全体圈员的共识，所检查的事项才会更趋于事实

与完整。③活动后的"残留问题"也需列出，以便后续持续追踪这些问题。④由于品管圈的运作并非一个圈完成而终止，而是持续不断地针对部门内的问题进行改善，因此活动结束后应列出下期活动主题，以贯彻品管圈的精神。⑤就品管圈活动而言，检查与改进即 PDCA 的"A"部分，通过此步骤让下一期的品管圈运作更顺畅。

第三节　6S 管理

一、6S 管理的起源

6S 管理起源于日本企业的 5S 管理，是对生产现场材料、设备、人员等要素开展整理（SEIRI）、整顿（SEITON）、清扫（SEISO）、清洁（SEIKETSU）、素养（SHITSUKE）等活动，因日语中罗马拼音均以"S"开头，简称为 5S。从 20 世纪 50 年代开始，日本企业将 5S 运动作为管理基础，使得生产品质迅速提升，从而奠定了日本经济大国的地位。由于 5S 管理卓有成效，其迅速在全世界得以推广。1995 年 5S 管理被海尔公司引入，并增加安全（Safety）要素变成了 6S，现已拓展应用到医疗行业，并将"清扫"调整为"规范（Standardize）"，即 6S 是指：整理（Sort）、整顿（Straighten）、清洁（Sweep）、规范（Standardize）、素养（Sustain）、安全（Safety）。

二、6S 管理的内涵与目的

（一）整理

这是指将工作场所中的物品区分为必要的与不必要的，必要的物品保留，不必要的物品清除。其目的是减少空间的浪费，

（二）整顿

这是指将必要的物品分门别类按照规定的位置合理摆放，并加以标识。其目的是减少找寻物品的时间，提高工作效率。

（三）清洁

这是指清除工作场所内的脏污，保持其干净整洁，与医疗相关场所符合感染控制要求。其目的是创造干净、整洁、安全的医疗环境。

（四）规范

这是指将所做的工作制度化、程序化，并将工作职责落实到每个岗位、每个员工。其目的是将做法制度化、程序化，是维持推行前面的 3S 成果的保障。

（五）素养

这是指养成良好习惯，自觉遵章守纪，培育进取精神，树立团队意识。其目的是让员工遵守规则，培养具有良好素养的人才以及团队精神。

（六）安全

这是指贯彻"安全第一、预防为主、综合治理"的方针，在生产、工作中确保人身、设备、设施安全。其目的是降低医疗纠纷和防止安全事故，建立及维护安全的工作环境。

三、医院推行 6S 管理的目的与意义

6S 管理有利于促进医院基础性内涵建设。通过推进 6S 管理，医院可以有效地将人才、技术、品质、服务、成本、管理等要素组合达到最佳状态，最终能实现医院的发展规划与目标。6S 管理作为医院管理的基础工具，对于提高医院以质量安全为核心的内涵建设具有十分重要的作用，具体表现在以下几个方面。

（一）有利于改善医院形象，提升信誉度和美誉度

《国务院关于促进健康服务业发展的若干意见》发布后，健康服务业快速发展。加上国家加大公立医院改革和支持社会办医的力度，各类医疗机构如雨后春笋般增长，医疗机构之间的竞争也越来越激烈，迫使医院以提高核心竞争力为核心，发挥医疗质量和服务品质的优势，赢得老百姓信任。医院实施 6S 管理，可通过整理、整顿、清洁、规范等程序和措施，优化和美化医院环境，改善医院形象，给患者提供一个安全舒适的医疗环境，打造医院的核心竞争力。

（二）有利于提高员工素质，增强归属感和荣誉感

6S 管理的核心是提升员工素养。通过 6S 管理活动，有计划地开展礼仪、职业道德、服务规范等多形式多内容的培训，结合医院品质服务、医院质量管理、文明岗位达标等活动，逐渐改变员工旧的观念，树立"以病人为中心"的人本理念，培养员工的主人翁意识，做到人人从我做起，从小事做起；塑造员工的团队意识，相互之间倾力合作，互助互爱；创造轻松、和谐、愉快的合作氛围。通过 6S 管理，也有利于员工成长成才，可以建设一支高素质的员工队伍，提高医院的核心竞争力。

（三）有利于规范医院管理，注入新的发展动力

通过推行 6S 管理，不断建立健全各类工作制度、技术操作规程、员工行为礼仪规范、安全防范措施及质量控制体系，加强医疗质量安全督查和基础、环节和终末质量控制，促使医院管理更加规范化。通过推行 6S 管理，还可以引导员工从点滴做起、从身边做起，学会在约束下工作、在监督下干事，提高全员的纪律约束意识。同时，结合各级卫生行政部门的检查以及内部 6S 管理督查活动，加快医院流程再造，提高各个环节的工作效率，完善和提升医院管理能力，为医院发展注入新的动力。

（四）有利于提高服务品质，增强市场竞争能力

通过推行 6S 管理，不断对医务人员进行医疗服务、质量安全及相关法律法规等方面的教育培训，使全院人员充分认识到医疗质量是生存之本、发展之基、市场竞争的原动力。尤其是建立健全院级、科室、个人的三级 6S 管理组织，共同参与医疗质量管理，形成各环节的计划、组织、协调、控制和服务保障工作，有助于从上到下、从管理层到基层的各个环节提高医疗服务品质，从而增强医院的发展后劲和市场竞争力。

（五）有利于促进医患和谐，确保患者医疗安全

通过推行 6S 管理，营造安全、舒适的工作环境，强化职工的安全意识，塑造医院良好的社会形象，促使医务人员遵守规定，保持设备性能完好和运转正常，各类物品有序摆放，不用再浪费时间寻找，减少误取误用，防患于未然，杜绝安全隐患，避免安全事故。同时，注重提升患者和职工满意度，也有利于减少医疗纠纷，从而确保医疗安全。

四、6S 管理法在临床护理实践中的典型案例

（一）6S 管理法在病区药品管理中的应用

1. 背景

病区药品管理工作改善的重点是护士取药、存储、使用等薄弱环节。针对病区内存在的问题进行监管、管理、检查，选取病区 17 名护士作为药品知识和药品管理标准掌握程度的考核对象。运用 6S 管理法制定针对病区药品的管理措施，对病区药品的种类、储存、使用等环节进行日常管理，并拟定工作计划表。

6S 管理起源于日本丰田公司，是现代工厂行之有效的现场管理理念和方法，其有利于提高效率、保证质量，使工作环境整洁有序，保证安全。随着公立医院对现代管理工具的重视，6S 管理在医疗领域得到越来越多的运用，在病区药品管理中作用显著。

病区药品包括基数药品、高危药品、毒麻药品、急救药品等。笔者收集某病区 2019 年 1 月至 6 月院科两级药品管理检查中的主要问题，汇总如下（表9-1）：交接清点不到位，与基数药品数量不符，或多或少药品未及时处理，造成药物泛滥；备用及次日药品无标识，打开冰箱，同种药品放在一个盒子里，药品多与少、药品所属患者无从知晓；自备药品管理不规范，无标识，护士视而不见，未督导落实；药品管理制度及常用药品药理作用不熟悉；药品使用不规范，封管液一袋多用等；药品储存不规范，多余药品私自储存，存放地点有抽屉、窗台、储物柜、医生办公室等；药品过期，使用频率较少的药品没有被及时清理。

表 9-1　改善前药品管理存在的主要问题

质控问题	不合格次数	百分比
交接清点不到位	96	31.69%
备用及次日药品无标识	76	25.08%
自备药品管理不规范	43	14.19%
药品管理制度及常用药品药理作用不熟悉	38	12.54%
药品使用不规范	26	8.58%
药品储存不规范	18	5.94%
药品过期	6	1.98%
合计	303	100%

2. 做法

（1）实施"整理"

整理是实施病区药品安全管理的第一步。护理人员将病区治疗室的药品进行整理，常用的必须留下来，不用的都清除掉，尽量减少数量和种类。其目的在于一目了然，避免误用，创造清爽的治疗环境。由于笔者调查的病区用药具有特殊性，如药品种类复杂，药品消耗量大，抢救用药多，且需适应抢救中取用便捷等特点，故对药品管理制定了以下整理方案：统一思想，与主任沟通，设定科内基数药品，设台账，报护理部及药库备案；根据药品分类，基础用药、常用药品、抢救药品、高危药品及毒麻药品等，将药品定点放置，符合使用方便的原则，贴上左放右取的提示牌；药品按基数领取；对于使用频率极低的药品采取现用现取的方式；确定药品管理的主要负责人员，并制定相关人员的职能和工作指引；目视化管理，利用不同颜色的标签来清晰地区分各种药品；梳理药品管理制度及工作流程。科室当日输液和次日输液药品摆放，如图 9-2 所示。

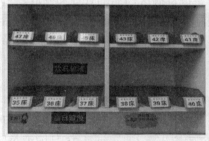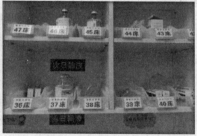

图 9-2　科室当日输液和次日输液药品摆放

（2）实施"整顿"

整顿是把整理方案落到实处的基础，是整改存在问题的有效方法，是提高药品使用安全的有效措施。从人、物、环境 3 方面来进行整顿，人人参与，完善科内药品安全管理制度，并做到人人遵照执行，使工作制度化、简单化，分工明确，责任到人。药品及环境共同整顿：①制定药品清点及质控表格，班班交接清点并记录，患者使用后待取者，当班护士在备注栏内进行记录。②每类药品设立专柜，划定药品存放区域，方便查找，归盒管理，做到三定（定置、定量、定容）。如肌注、雾化、冰箱药品逐一细化，由最初同类药品摆放，到看似、相似的药品分层、分盒标识清楚细化到现在每位患者各自用药，分格放置，与床号相符，醒目标识。打开冰箱，用药一目了然，即使在忙乱时也不会拿错药物。科室冰箱基数药品及次日摆药，如图9-3所示。③目视化管理：依据"6S管理"规则，为易混淆药品、高危药品设置醒目标识，用不同颜色的标志以示区别；制作醒目标识、温馨提示牌，如化疗、欠费、检查等。④定期添加补充药品：每日上下班前由责护与夜班人员一起负责基数药品的清点及交接工作；毒麻药品双人双锁管理，由责4及主班负责，一人一把钥匙；中午由连班人员负责摆药并补充基数，数目不符及时与主班沟通。⑤责4下班前及时核对药品，以便于药品的领取。科室次日肌注用药，如图9-4所示。

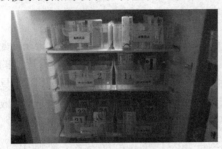

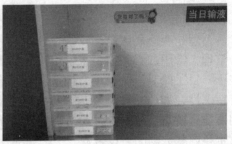

图9-3　科室冰箱基数药品及次日摆药　　　图9-4 科室次日肌注用药

（3）实施"清洁"

6S管理中的"清洁"，不仅要保持工作区域内干净、整洁，还要保证各药品的及时添加。护士长作为病区药品管理负责人，监督药品管理，指定有责任心、工作认真并经过培训的护士为药品护士，负责病区药品的管理和领取。上下班前每日10分钟6S管理，纳入药品管理制度中，由责任护士负责对各药品存放点进行清洁，护士长抽查，确保药品存放环境的质量，工作中如发现药品有破损等问题及时采取措施进行处理。

（4）实施"规范"

规范是整理、整顿、清洁三项工作的坚持与深入，是消除发生安全事故根源的措施。为保证药品质量，实施三级管理体系，即护士长—药品管理组长—责任护士，责护每日质控，药品管理组长质控4次/月，每月25号前汇总问题，上报质量管理组长，月质控会进行反馈，不断持续改进。同时，每月进行一次药品有效期、质量及使用检查，近6个月内的药品，由主班负责到药房更换，无法更换的药品，在药盒外粘贴近效期标签，标注日期，并进行登记，杜绝过期、破损、空缺等事件的发生；制定及修订科内药品管理制度流程。科内药品管理制度流程主要包括以下几个方面：①口服药发放流程：药品按号摆放，标识明确，按时发放，做好宣教。②完善化疗药方案使用流程及规范：化疗药物翻轴册。③毒麻药品管理制度及流程：双人双锁、同时清点、口服药按时发放，看服到口。④胰岛素使用及核对流程：双人核对，专盒储存，班班交接及清点。胰岛素笔编号储存，如图9-5所示。⑤抢救车药品管理规范：定置、定量、专人集束化管理。⑥完善自备药品管理制度：医生开医嘱、责护查看落实，交接班时质控。⑦撰写临床护理工作指导手册；组织科内培训，包括药品管理纳入继续教育培训，利用晨会进行抽查；规范医嘱并促进医护有效沟通；封管液由医生开10ml单包装0.9%盐水，护士进行督导落实。科内药品管理制度及流程，如图9-6所示。药品三级管理制度的实施促使病区护理人员养成了良好的职业习惯。同时对病区区域进行责任划分，制定管理规范和奖惩制度，让制度成为习惯，每日责4护士对各负责区域进行清洁，责任人每周对药品进行检查，对整理、整顿、清洁之后的工作环境进行维护，以保持最佳状态。科内药品管理制度及流程图，如图9-6所示。

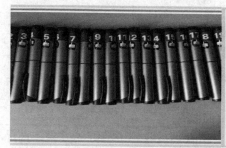 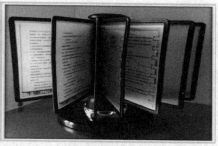

图9-5　胰岛素笔编号储存　　图9-6　科内药品管理制度及流程

（5）实施"素养"

素养要求工作人员按标准化规章制度办事，人人都参与管理，人人养成良好的工作习惯。中国医科大学航空总医院某病区在实施6S管理法应用到药品管理后，通过微信、小讲课及现场讲解等形式，定期对所有工作人员进行6S管理法的培训，提高了护理人员对药品保管和使用的认识，增强其责任感，做到有章可循、有法必依，使药品管理科学化、规范化、制度化，提高员工素养。

（6）实施"安全"

安全是病区药品管理的最终保障安全。病区药品管理中发现的问题可能会导致潜在的护理差错或纠纷，无论是过期药品，还是无效期或保管不当致效价下降的药品都属于伪劣药品，一旦用于人体，轻则侵害病人健康，重则危及生命。因此，我们应从工作环境、药品管理、人员培训监督等方面解决护理中的安全问题，降低药品管理缺陷，避免医疗事故，保证药品管理安全。医院应加强护理安全宣传和教育，保证药品的安全管理和科室环境的管理，对应急预案进行培训和演练，减少护理过程中的药品管理差错，预防事故发生，使护理人员树立强烈的安全意识，有效减少事故发生率。

3. 成效

（1）提升管理水平，保证用药安全

护理人员通过"6S 管理"的培训，可使自身的安全管理意识不断提高，规范病区药品的管理，可以腾出更多时间与患者沟通，提高患者满意度，从而改善护患关系。笔者收集某医院某病区使用 6S 管理方法后 2019 年 7 月至 12 月院科两级药品管理检查中存在的问题汇总如下（表 9-2）。

表 9-2　改善后药品管理存在的问题

质控问题	改善前不合格次数	改善后不合格次数
交接清点不到位	96	6
备用及次日药品无标识	76	12
自备药品管理不规范	43	5
药品相关制度及作用不熟悉	38	11
药品使用不规范	26	6
药品储存不规范	18	3
药品过期	6	0
合计	303	43

该病区通过 6S 管理法对药品进行安全管理后收到了较好的效果，药品存储、使用达到零缺陷，无药品不良事件，KPI 考核连续三年第一。

在日常护理管理工作中，通过实施 6S 管理，使各项操作规范化、标准化，激发员工的工作激情，提升全体员工的服务质量。

（2）实现目视化管理，提高工作效率

组织文化方面获益：推行 6S 管理工作，能强化过程质量意识，而不是检查质量意识，细节出效益；改善工作环境，保持身心愉悦；6S 管理能有效解决工作场所忙乱无序的状况，目视化管理推动自主管理，使管理变得轻松、愉悦、高效。

经济效益方面获益：降低成本，能使质量损失降低、库存降低，减少人员和时间的浪费。

员工素质方面获益：6S 管理能提升员工素养、自我约束能力及员工精益求精的意识，提高员工发现问题、解决问题的能力，以及对现代管理技术的掌握与运作能力，使员工养成规范做事的良好习惯，有一个从形式、行事、习惯到素养的过程。

（3）持续改善的讨论与反思

推行 6S 管理后不仅可以拥有一个良好的工作环境，使人心情愉悦，物品摆放有序，可以目视化管理，提升工作效率，更让我们意想不到的收获是大家在一起讨论方案，想办法，勇于创新，增加了团队凝聚力。6S 管理就是从现场环境和习惯意识上防微杜渐，消除隐患。它并不是一个万能的工具，很多人对其认识不够，总觉得是打扫打扫卫生，有人不解、迷茫甚至抱怨。其实，6S 管理关键在长久地坚持，需要我们不断培训与强化。

6S 管理不仅是全方位的质量管理模式，更是良好习惯培养的有效模式，在临床应用中具有一定的价值。6S 管理越来越多地应用于药品的管理中，督促药品管理人员认真执行相关的规章制度，严格按照标准对药品进行监管，降低药品取错率以及提升用药安全性。

药品管理自动化是未来发展的趋势，将实现"环境管理清洁化、安全管理常态化、现场管理规范化、流程管理标准化、标识管理统一化、人员管理制度化"的管理目标。

（二）6S 管理法在医学装备规范化管理中的应用

1. 背景

新医改形势下，国家对医疗机构建立健全现代医院管理制度提出了新要求。医院医用设备管理涉及医疗安全、设备安全和患者安全，因此，医学装备规范化管理是现代医院管理制度的重要组成部分。根据国家卫生健康委员会发布的《三级医院评审标准（2020 年版）》《医疗卫生机构医学装备管理办法》《大型医用设备配置与使用管理办法（试行）》《医疗器械临床使用安全管理规范（试行）》等规章制度要求，对医院医用设备进行最严格的规范化管理，这些规章制度对保障医学装备得到安全有效的利用，充分发挥医学装备的使用效益，避免医院医用设备资源、经费浪费，以及提升医院整体医疗质量安全水平，都有着非常重要的意义。

当前，随着现代医疗技术的飞速发展，大量先进医用设备进入医院，提升了医院的整体医疗技术水平，对医用设备管理水平的要求也越来越高，医用设备从购进、验收、建档、使用、质控、维养到报废的全过程均需要规范化管理，医用设备使用质量控制是保障医疗质量和安全的重要环节。各大医院医用设备所占固定资产比例越来越大，如何管好、用好医用设备，是摆在医院管理者面前的一个重要课题。

中国医科大学航空总医院医学装备管理部门在医用设备管理中采用 6S 管理法，从整理、整顿、清洁出发，整章建制，制定规范，避免漏洞、确保效果并建立长效机制，实现了医用设备管理常态化、规范化。同时，在对医用设备进行风险评估、等级管理、可视化监管的基础上，深化医用设备使用状态的精细化管理，追求医用设备风险管理实效，还探索形成了医学装备安全风险管理的规范化体系，值得其他医院学习借鉴。

2. 做法

（1）购置审批流程规范化

申请论证。设备使用科室根据科室发展目标及方向提出医用设备购置申请，并填写可行性论证报告，其中包括申请理由、社会效益、经济效益、人员准备、环境条件等方面。为避免医院医用设备资源、经费的浪费，购置申请需经申请科室集体论证通过，进而提高采购决策的正确性。

考察调研。①实地考察；②查阅文献资料；③形成考察报告。

审议审批。充分发挥医院医学装备委员会的作用，逐级审批，层层把关，所有设备购置申请报告由医学装备管理委员会讨论审议，通过后提交院领导班子会决议审批（图9-6）。

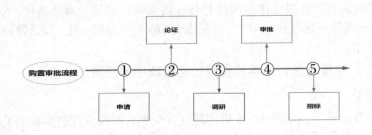

图 9-6　购置审批流程

（2）设备验收管理规范化

完善相关制度职责。建立健全医学装备相关的制度职责及相关流程并汇编成册。

规范设备验收流程。医学装备部门要组织验收人员、采购人员、工程师、使用科室及厂家供货商共同参与验收过程，并依据购货合同、合格证等对设备的技术参数、配件、技术资料、附件、说明书等进行验收，认真登记好设备的验收记录，以便日后进行使用、维护及维修。在验收中要注意：

外观检验。检验外包装是否完好、倾斜振动标识是否变色；如有破损必须做好现场记录并拍照保存。

开箱验收。开箱后检查内包装或机器外观、规格型号及数量、配件及说明等按合同清点核对，做好记录。

组织验收。由工程师参与新设备的安装调试过程，以便了解设备存在的状况。

性能检测。根据合同进行设备性能检测，必要时请计量检测单位协助检测，填写验收记录。

设备培训。操作人员在设备使用前必须接受培训，包括操作流程、使用维护、日常保养等内容，除此之外，厂家工作人员需就医学装备原理、结构、拆装机、常见故障处理、常用备件更换等内容对医院工程技术人员进行培训。

（3）预防性维修（PM）规范化

PM设备评估。相关管理人员采用医用设备综合风险评估法，从设备功能、风险和维护需求三方面入手，对设备进行分类管理，将设备按照风险等级分为

A、B、C 三类（图 9-7），以红、黄、蓝、三色标示，明确区分高、中、低三级风险，使设备风险可视化，便于设备风险的辨识、分类保养及监督检查，降低设备风险。同时制定不同的 PM 方案，有针对性地进行管理，从而提高设备安全运行效率，延长设备使用寿命。

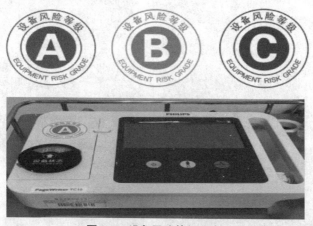

图 9-7　设备风险等级分类

PM 方案制定。①建立各类医用设备预防性维修的标准化实施内容；②制定各类医用设备预防性维修的周期；③合理安排预防性维修计划执行人员及执行时间。

PM 组织实施。借鉴 6S 企业设备管理重要方法 TPM（Total Productive Maintenance，全员生产维护），结合医院实际开展医用设备的预防性维修，对于重要设备辅以"点检"方式组织实施，确保设备处于最佳工作状态。采用点检实绩管理，依据点检要素，记录点检实绩，对点检实绩进行统计分析，掌握设备状态及劣化趋势，确保检修、备件计划的合理编制，设备维修效率更高，PM 更加完善，实现 PDCA 持续改进（图 9-8）。

PM 检查考核。全院医用设备预防性维修工作全部责任到人，由主管工程师按照预防性维修周期及标准化内容做好预防性维修，填写设备预防性维修报告，每月做好情况汇总。预防性维修计划执行考核包括：计划完成率、计划执行质量、问题处置及分析追踪 4 个方面。每月由维修组组长负责检查，由医学装备处责任人负责监督，并通过信息系统及手机 APP 实现医用设备维修、保养、巡检、单据管理、手机签名、网上提交等管理功能，实现对医用设备的实时监控（图 9-9）。

MRI自主维护规范

步骤	点检项目	点检方法	点检标准	点检周期	位置
设备名称：MRI			设备型号：3.0T		
1	总停开关	目视	运行指示灯正常	每天	
2	稳压电源	操作、目视	运行指示灯正常	每天	

①

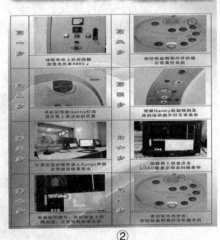

②

图 9-8　可视化点检示意图

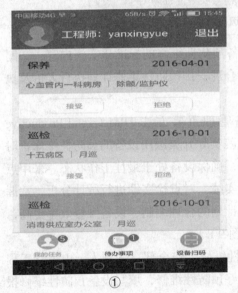

①

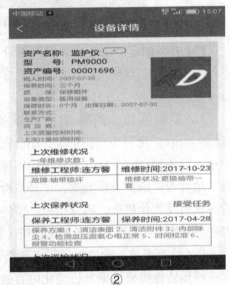

②

图 9-9　信息化检查监督

（4）质量控制与风险管理规范化

对设备进行质控检测校准及环境监测。医院要制订各类设备年度质控检测计划，开展急救及生命支持类设备、高风险设备的质控检测，同时对检验等设备按照规定进行定期校准，对急救设备、高风险设备、检验设备检测校准报告进行规范存档。医院还应开展重要设备的使用环境监测工作，提醒各科室熟悉设备使用环境的要求，对设备使用环境的温度、湿度变化进行严密监测，减少设备使用故障率（图9-10）。

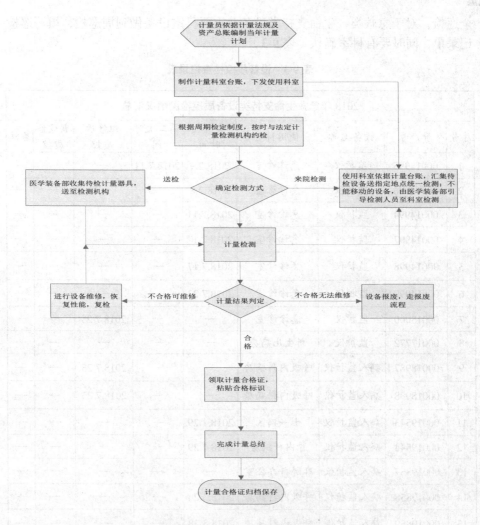

图 9-10　医学设备计量管理流程

　　计量管理标准化。①建立计量管理流程；②每年编制计量检测计划及清单；③执行周期性计量检测制度；④建立院科两级计量检测系统。

　　风险管理与设备不良事件监测。医院要全面开展设备风险监测管理，组织临床科室建立风险管理档案，统一编制《医学装备安全与风险管理记录表》及《安全意外事件上报表》，并对监测情况进行检查督导，发现问题及时下发督导单，促进整改。医院还要培养全院人员的风险评估意识，保证医用设备的安全使用。安全不仅要依靠医院的管理，还应使全院医护人员主动发现潜在的风险，最大限度降低风险发生率。

　　设备巡检与安全检查。医院要定期开展设备巡检与安全检查，细化设备每个环节的管理，责任到人，管理到位。根据巡检制度，每月对全部设备进行安全巡检，对于急救类、生命支持类设备及重要科室设备做到周巡检，填写巡检记录单，同时要有科室确认（表9-3）。

表9-3　设备质控检查记录表

2018年急救生命支持类设备质控检测情况汇总								
序号	资产号	设备名称	使用科室	第一次时间	第二次时间	维修后质控	新设备质控	备注
1	00014995	监护仪	急诊诊室	2018.2.9	2018.7.11	—	—	—
2	00014996	监护仪	急诊诊室	2018.2.8	—	—	—	—
3	00014994	监护仪	急诊诊室	2018.7.11	—	—	—	—
4	00014997	监护仪	急诊诊室	2018.7.17	—	—	—	—
5	00014998	监护仪	急诊诊室	2018.7.17	—	—	—	—
6	00014999	监护仪	急诊诊室	2018.7.23	—	—	—	—
7	00015000	监护仪	急诊诊室	—	—	2018.7.25	—	—
8	00017772	监护仪	新生儿病房	—	—	—	—	—
9	00018987	病人监护仪	呼吸内科病房	—	—	2018.7.25	—	—
10	00018988	病人监护仪	呼吸内科病房	—	—	2018.7.25	—	—
11	00019543	病人监护仪	十一病区	2018.1.29	—	—	—	—
12	00019544	病人监护仪	肾内科病房	2018.1.29	—	—	—	—
13	00019857	病人监护仪	麻醉科办公室	—	—	—	—	—
14	00019858	病人监护仪	呼吸内科病房	2018.3.28	—	—	—	—
15	00019859	病人监护仪	呼吸内科病房	2018.3.28	—	—	—	—
16	00019860	病人监护仪	呼吸内科病房	2018.3.28	—	—	—	—
17	00019861	病人监护仪	呼吸内科病房	2018.3.28	—	—	—	—
18	00019862	病人监护仪	呼吸内科病房	2018.3.28	—	—	—	—
19	00019863	病人监护仪	呼吸内科病房	2018.3.28	—	—	—	—
20	00003690	病人监护仪	急诊诊室	2018.7.16	—	—	—	—

（5）医用设备应急管理规范化

①建立急救及生命支持类设备有效应急替代机制。②制定高风险设备突发事件应急预案。③定期开展设备应急演练，总结整改，持续改进。

（6）设备临床使用管理规范化

建立统一的科室设备管理档案。科室设备管理档案包括设备台账与计量台账、设备质控安全自查表、应急管理预案及培训资料、设备管理风险评估检测表等，应做到专人负责、定期登记、定期检查（图9-11）。

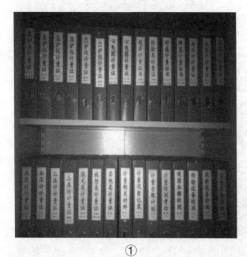
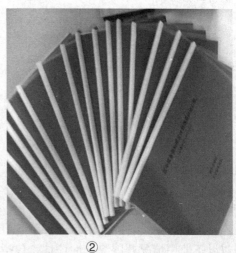

①　　　　　　　　　　　②

图9-11　各类设备管理档案及台账

医用设备使用现场管理标准化。医院各科室应采取定置管理、加盖防尘罩、清洁等措施规范设备存放；悬挂统一标识（设备名称、责任人、操作流程）；张贴设备状态及风险等级标识，使用设备使用登记本、维护保养记录本完善现场记录（图9-12）。

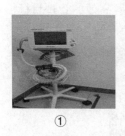
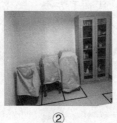
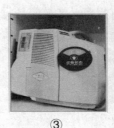
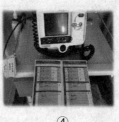

①　　　　　②　　　　　③　　　　　④

图9-12　医用设备使用现场管理

在用设备使用培训与检查考核。医院应定期进行在用设备使用培训与科室管理检查考核，督促各科室不断提高医用设备管理素养，切实保障医用设备安全运行（图9-13）。

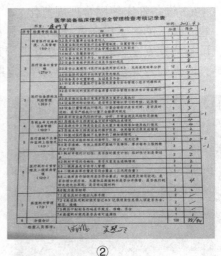

图 9-13　医用设备管理检查考核制度与执行记录

　　加强医用设备的使用管理。医院应建立医用设备应用效果评估办法，定期对设备使用情况开展综合性评估，包括使用效率、社会效益、经济效益、质量控制、风险管理、运行环境及采购前论证契合度等主要分析项目及指标。对评估结果进行分析、总结，可提高设备使用效率，深入挖掘设备潜力，验证采购论证的科学性、合理性，创造更好的社会效益和经济效益。

　　3. 成效

　　笔者所在医院通过 6S 管理推进设备安全管理规范化，做到了工作有标准、操作有流程、执行有规范、考核有依据，达到了安全、经济、高效的管理目标。主要表现在医疗设备月均故障率及设备不良事件发生率 2 个方面（图 9-14、图 9-15）。

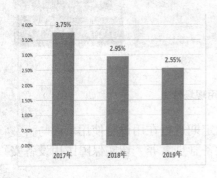

图 9-14　医用设备月均故障率

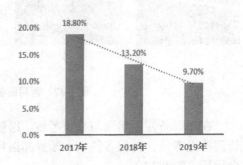

图 9-15　设备不良事件发生率

其成效具体体现为以下几点：①提高了医用设备使用和维养效率；②改善了医用设备质控和风险管理；③增强了医院经济效益和社会效益。

（三）6S 管理法在护理病区抢救车管理中的应用

1. 背景

随着"健康中国"战略实施和新一轮医改深化，国家对公立医院加快建立健全现代医院管理制度提出了更高的要求。医院护理病区的医用抢救车是临床工作中存放抢救药品以及相关抢救物品的专用医用设备。对护理病区抢救车加强规范化管理，有利于提高抢救效率、保证质量安全，也是完善现代医院管理制度、规范医疗行为的组成部分。

笔者通过对所在医院抢救车现状分析发现，医院抢救车共计 30 辆，分布于普通病房 16 辆，监护室、血透室、手术室等特殊科室 9 辆，门诊及个别医技科室 5 辆。在现有抢救车的管理和使用中，存在如下问题：①抢救车内药品、物品种类繁多，全院不统一；各科室根据以往抢救经验自行确定抢救药品、物品，出现同类抢救药品、物品重复存在，种类繁多的情况。②不同科室抢救车摆放位置不定；车内抢救药品、物品未分类放置且位置不定，无有效期标识。③不同抢救车内药品数量、物品数量不定。④缺乏明确标识或者标识不规范。⑤部分抢救车因使用频率低而疏于检查，出现药品、物品过期而没有及时更换的状况；抢救器械长期存放而无定期维护、检修和消毒，不能保障抢救用品完好率 100%。⑥交接流于形式，班班交接清点烦琐，花费时间多，易造成交接者思想麻痹，导致每班清点、交接、签名流于形式，出现问题时没有明确责任人。

根据国家相关管理要求和医院管理制度，结合医院临床工作实际，为保证临床抢救工作顺利进行，提高抢救成功率，护理病区抢救车内的抢救药品、物品必须齐全完好、取用便捷。为此，笔者所在医院于 2015 年 10 月起引进 6S 管理法，改善护理病区抢救车管理状况并取得良好效果，主要做法介绍如下。

2. 做法

（1）对护理病区实施 6S 管理的过程

整理。6S 管理中"整理"的含义是"要与不要，一留一弃"，即把必需品留下来，非必需品丢弃掉，目的是把有限的空间腾出来。实施 6S 之前，我们首先对全院的抢救车药品、物品和使用情况进行了基线调查，充分征求各病区科主任的意见，结合科室病种和患者的需求情况，并根据"不用""偶尔用""常用"使用频率明确区分必需品和非必需品，确保同一类药品和物品只保留最常用的一种。经过整理，抢救车内只保留了必需品，如抢救药物、抢救物品（治疗盘、注射器、留置针、采血针等）、抢救使用的液体和 CPR 用物、吸氧用物、吸引用物等。同时对非必需品进行相应处理，保持抢救车内无不用之物。

整顿。6S 管理中"整顿"的含义是将必需品分门别类按规定位置合理摆放，并加以标识。其目的是使物品放置整齐有序，一目了然，便于目视化管理，取用便捷，提高工作效率。整顿是第一步整理工作的延续，也是提高工作效率的基础。实施原则是"有物必分类，分类必定置，定置必标识，标识必规范"。

①"有物必分类"：根据医院抢救车的分层配置，将必需品分为四大类，分别是抢救药物、抢救物品（治疗盘、注射器、留置针等）、抢救液体和专项物品（CPR 用物、吸氧用物、吸痰用物、导尿包等）。②"分类必定置"：按照"三定"原则具体实施，三定是指定量、定点和定容。A.定量是指工作场所内的物品保持合适的量。按照心肺复苏新指南要求，结合临床实践经验，对抢救药物、抢救物品、抢救液体和专项物品 4 大类必需品再次细分并统一数量，规定了 9 种常见抢救针剂（这 9 种针剂又可分为强心药、抗心律失常药、中枢神经兴奋药、镇静药、利尿药、抗休克药）、8 种抢救液体和 4 种常见专项物品和种类较多的抢救物品（再分类并固定数量）。另外，根据收治病种不同，除了规定的常见抢救药和专项物品外，科室可以自行规定 1 到 3 种其他抢救药品和专项物品。B.定点是指根据使用频率和使用的便利性来确定物品的位置，也称为定位放置。通常遵循"先进先出、重低轻高、方便取放"的原则。据此，医院首先确定了抢救车的位置，并按照"投影线画线，一物一位"的定置要求，统一画蓝色地标线，线宽为 30mm。抢救车内的必需品按照使用原则自上而下 1 至 4 层定位放置，分别是抢救药品、抢救物品、抢救液体和专项物品。C.定容是指根据物品的数量、大小及存放位置确定使用容器的容量大小。据此，医院采用抽屉分割板将第一层分为 3 行 4 列 12 个空格，每个空格放 1 种原装盒保存的抢救药品，按照自外至内、自左至右排序，第一行分别放置的针剂是肾上腺素、多巴胺、毛花苷 c，第二行分别是阿托品、洛贝林、尼可刹米，第三行分别是呋塞米、地塞米松、利多卡因。最内侧一行的三个隔断固定放置科室自行规定的抢救药品。针对第二层种类较多的抢救物品，用整理盒对其进行了再分类，把不同型号规定数量的注射器、血气针放在"1 号盒"，把采血、输液需用的物品放在"2 号盒"，其他还放置了治疗盘、血压计等物品。第三层的 8 种抢救液体依然采用抽屉分割板的方式存放。第四层的专项物品分别按功能进行盒装管理（心肺复苏盒、吸痰盒、气管插管盒等）。③"定置必标识，标识必规范"：按照医院统一规范的字体、字号规范相关标识，如抢救车定置标识、分层外观标识、药品名称标识、高危药品标识、物品名称标识、液体标识以及专项物品标识等，并规定粘贴位置以确保全院统一。此外，针对抢救车使用频率低的科室实行封闭管理，在易拉得锁上统一贴红色口取纸，注明起止时间和上锁人姓名。

清洁。6S 管理中"清洁"的含义是清除脏污，保持整洁，在诊疗区还有消毒灭菌的深层意思。其目的是维护前 2S 的成果。抢救车实行专人管理，每周彻底清洁一次，每月维护和保养一次，以保持抢救车及车内所有物品清洁、完好，始终处在备用状态。

规范。6S 管理中"规范"的含义是对前 3S 实施的内容、方法、过程、效果给予标准化、程序化和制度化，目的是维持前 3S 取得的成果。医院制定了抢救车物品摆放定置图及具体摆放标准和目录，统一张贴在抢救车的左上角，还统一制作了抢救车清点记录本，记录重点是物品数量及有效期，放置在抢救车外侧固定位置，便于使用。需要封闭的抢救车需要做到：①必须经两人清点、检查，处于完好备用状态方可进行封闭；②封条规范，注明封存人及封存起止日期；③每日专人检查一次性锁或封条是否处于完好状态，并记录签字；④封闭周期小于 1 个月，每月必须开封、双人清点、检查后再封闭；⑤每日封存签字记录规范、内容与封条一致。

为确保落实效果，医院制定了抢救车质量管理标准，要求护士长每周抽查 1 次、每月大检查 1 次，护理部每月进行专项质控。

素养。6S 管理中"素养"是 6S 精益管理的核心，是指员工把各项规章制度、行为准则等内化于心且外化于行的意识、习惯和行为，目的是让员工养成良好的行为习惯。医院通过院级、科级两级对护士长、护士进行抢救车相关规范的分层培训，并通过集中检查、早交班抽查，结合质控结果与绩效挂钩等手段，带动全院重视抢救车 6S 精益管理，逐步养成按规定行事的良好工作习惯。"素养"评估指标包括很多方面，比如：物品定位放置，取后及时归位；按时清点记录，定期维护保养；熟悉物品位置，知晓使用方法等。

安全。6S 管理中"安全"的含义是贯彻"安全第一、预防为主、综合治理"的方针，在工作中确保人身、设备、设施安全。其目的是建立安全的诊疗、工作环境，消除隐患，预防事故的发生，从而保障患者和员工的人身安全，降低医疗纠纷和防止安全事故。"6S 始于安全，终于安全"，通过前 5S 的管理活动，让护士养成了按规范进行抢救车管理的良好习惯，提升了护士团队的综合素养，从而避免了差错事故，提高了抢救效率。

（2）对护理病区实施 6S 管理后效果评估的相关统计学方法

笔者采用抢救车管理专项检查表进行调查，数据使用 SPSS16.0 统计学软件进行分析，计量资料进行 t 检验（用 t 分布理论来推论差异发生的概率，从而比较两个平均数的差异是否显著），计数资料进行 χ^2 检验。

（3）对护理病区实施 6S 管理后相关改善结果

6S 精益管理实施前后护理人员每班次及每月清点补充物品所需时间对比（表 9-4）。

表 9-4　6S 精益管理实施前后护理人员每班次及每月清点补充物品所需时间对比

项目	次数	前	后	观察值 t	P
每次准确拿取物品时间(s)	90	21.10 ± 2.18	5.7 ± 1.33	36.07	< 0.01
每班次清点补充物品所用时间（min）	90	9.00 ± 1.49	1.90 ± 0.74	17.45	< 0.01
每月大清点补充物品所用时间（min）	90	22.5 ± 1.58	5.7 ± 1.60	40.35	< 0.01

注：P 为置信度，P < 0.01 表示极显著性差异。

6S 精益管理实施前后抢救车管理评分对比（表 9-5）。

表 9-5　6S 精益管理实施前后抢救车管理各项指标及总体评分对比

项目	次数	前	后	观察值 t	P
规章制度（5 分）	30	1.505 ± 0.95	4.80 ± 0.42	-11.17	< 0.01
外观标识（10 分）	30	2.90 ± 1.10	9.1 ± 0.56	-24.85	< 0.01
物品、药品管理（55 分）	30	23.90 ± 5.67	53.60 ± 1.35	-15.06	< 0.01
抢救车封闭管理(25 分)	30	6.80 ± 3.01	24.70 ± 0.48	-17.43	< 0.01
抢救车管理培训考核记录（5 分）	30	2.30 ± 0.67	4.60 ± 0.52	-8.84	< 0.01
总分	30	38.30 ± 5.75	97.2 ± 1.62	-30.01	< 0.01

6S 精益管理实施前后抢救车急救物品完好率、医护满意率对比（表 9-6）。

表 9-6　6S 精益管理实施前后抢救车急救物品完好率、医护满意率对比

项目	次数	前	后	观察值 χ^2	P
急救物品完好率	30	82.21%	100%	24.00	< 0.01
医护满意率	120	62.67%	95.4%	11.08	< 0.01

3. 成效

首先，通过对护理病区抢救车实施 6S 管理，既缩短了取用抢救物品时间，提高了抢救效率，也缩短了清点物品时间，提高了相关工作效率。

表 9-4 显示，实施 6S 精益管理后抢救车护理人员每次准确拿取物品时间、每班次及每月清点补充物品所需时间明显少于实施前（P < 0.01），提示实施 6S 管理后护士拿取物品更加准确、便捷，清点补充物品更加省时、高效。6S 精益管理的实施助推全院护理管理模式走向规范化和精细化。通过统一抢救车存放位置，固定药品、物品的种类和位置，专项抢救物品的盒装管理，统一内外标识及粘贴位置，统一绘制位置图固定放置，合理进行抢救车封闭管理等一系列举措，不仅有利于医护人员准确拿取物品，提高接班护士的查对效率，也

间接地节约了人力资源成本，而且还方便了对在职护士、新入职护士、进修人员及实习护士的规范培训，以达到尽快熟悉工作环境适应抢救工作程序的目的，避免因不同护理单元抢救车存放位置不同延误抢救时机、因抢救车设置不同而发生误取误用等情况的发生。

其次，通过对护理病区抢救车实施 6S 管理，加强了药品效期管理，保障了用药安全，降低了医疗成本。

表 9-5 显示，实施 6S 管理后，抢救车药品、物品管理的评分均明显高于实施前（P ＜ 0.01）。药品储存不当可能导致药品失效甚至产生毒副作用，药品的原盒存放及避光保存（避光并不超过 20℃）、高危药品统一粘贴"高危药品"标识等措施严格遵循药品储存要求。有效期是衡量药品和一次性无菌物品质量的一个重要指标，护理人员采用了统一设置的抢救车清点记录单，对药品、物品存放位置、数量和有效期进行管理，在记录单上备注"药品效期（填写近半年失效药品），物品效期（填写效期最近日期）"进行重点提醒，每班清点记录，杜绝了药品、物品过期，降低了医疗成本。

最后，通过对护理病区抢救车实施 6S 管理，保障了抢救物品完好率，提升了护理质量和医护满意率。

表 9-4 和表 9-5 显示，抢救车管理的各项指标及总体评分、急救物品完好率和医护满意率都明显高于实施前（P ＜ 0.01）。抢救车的管理是护理管理的重要组成部分，其管理质量直接影响医疗及护理品质，直接影响患者的抢救成功率。对抢救车进行 6S 精益管理，完善了规章制度，落实了培训和考核内容，强化了护士的安全责任意识，避免了抢救药品和物品管理不善影响抢救工作顺利进行，从而保障了病人安全。通过定期督导和检查，培养了护士良好的工作习惯，提升了职业素养，保障了病人安全。6S 精益管理使抢救车管理实现了人、物、环境在时间和空间上的优化组合，改善了抢救工作环境，使医护配合默契，满意率显著提高。

6S 管理法作为一项现代企业精益管理工具，通过与护理病区抢救车管理实际相结合，促使抢救车管理更加规范化、标准化和精细化，不仅省时省力提高护士工作效率，而且保障用药安全及急救物品完好率，提升护理质量、医护满意率，值得在临床大力推广应用。

（四）6S 管理法在脑血管病急诊绿色通道中的应用

1. 背景

6S 管理是现代企业行之有效的先进管理理念和方法，主要包括整理、整顿、清洁、素养、规范、安全 6 个要素，其作用是提高效率，保证质量和安全。6S 管理的最终目的与脑血管病急诊绿色通道管理要求不谋而合。因此，将 6S 管

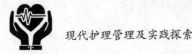

理法应用于脑血管急诊绿色通道管理，既有理念支撑，也有现实可行性。

急性脑血管病，尤其是急性缺血性卒中，因其高发病率、高致死率和高致残率，给家庭、社会和国家带来了巨大的损失。时间就是大脑，急性脑血管病发作时，患者每分钟丢失 190 万个神经元、140 亿个神经突触。研究表明，急性脑血管病患者发病后在合适的时间窗 4.5 小时内尽早给予溶栓治疗是有效防止形成梗死灶的方法。针对脑血管病的急诊绿色通道，实质上是一条无形的保证患者来院后在最短时间内得到最有效救治的生命通道。如何更好地整合资源，节省时间，规范诊疗，以保证患者得到最大的安全，是绿色通道管理中的核心问题，但目前国内有关绿色通道的系统化的管理手段十分有限，相关文献报道也少见。

航空总医院在 2014 年开展脑血管病急诊绿色通道 6S 管理之前，没有专业意义上的脑血管病专科医生出急诊，而是由急诊内科医生出诊，因此造成了对急性脑血管病识别率相对较低的状况，且因为宣传不到位，医院辐射范围内的患者对脑血管病的识别和急救的意识薄弱，不能在时间窗内及时就诊，也因为管理层对绿色通道重视程度不够、脑血管病急诊救治流程混乱，造成很多可以避免的人为延误，导致患者治疗效果不理想。

2014 年航空总医院将 6S 管理引入脑血管病绿色通道的管理中，将既往问题进行梳理，对标整理、整顿、清洁、素养、规范、安全的 6 大要素的要求进行管理，脑血管病绿色通道的管理由此走上了正轨，医院管理以及科室的医疗管理和科研、教学取得了很大的成绩，患者安全得到了有效保证，在医患关系和改善医院管理层面均获得了良好成效。

2. 做法

医院在系统梳理既往急诊脑血管病相关工作机制、流程及其存在的问题后，结合急诊绿色通道管理的特点，引入 6S 管理理念和方法，从整理、整顿、清洁、素养、规范、安全等方面对标，对脑血管病急诊绿色通道进行规范化管理，并按照 PDCA 进行持续改进、螺旋式提升（图 9-16）。

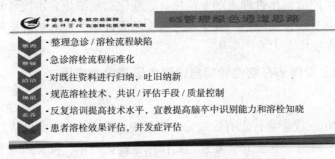

图 9-16　6S 管理脑血管病急诊绿色通道思路

（1）实施"整理"

重点整理出脑血管病急诊绿色通道的管理思路。首先整理脑血管病急诊流程，对影响脑血管病急诊绿色通道的问题进行梳理，从人、物、事3个方面进行分析：

人的方面。其主要问题存在于医护人员和患者两个方面。医护人员因为对静脉溶栓认识不足，担心溶栓出血风险，对溶栓判定标准不一致，与患者及家属交代溶栓治疗情况缺乏艺术性，造成某些进入急诊绿色通道溶栓治疗的患者失去了溶栓的机会；患者方面因为对急性脑血管病缺乏预判断，就诊不及时及对医生信任度不高、担心溶栓风险、对溶栓是否有效等存有疑虑，还有的因为顾及费用问题，而造成治疗延误。

物的方面。其主要问题是溶栓药物rt-PA（注射用阿替普酶）从药房取出到能够使用到患者身上的过程烦琐，不能一站式获得，从而造成物的层面的延误。

事的方面。其主要问题是院前急救系统尚不完善，患者常不能及时到达急诊诊室，另外更重要的是在院内因为相关科室间配合欠佳，如等待就诊时间长、缴费检查时间长、影像检验报告判读出报告时间长、办理入院时间长等弊端造成在院内的人为延误。

医院根据以上影响溶栓时效的细节，按照PDCA原则进一步整理出管理思路：P——依据缺血性卒中溶栓指南推荐的溶栓标准，制订医师培训计划，科室制定考核制度。D——定期对医师进行溶栓相关培训及考核，落实病例登记工作，落实病例讨论。C——专人负责起到监督作用，由分管医疗的副院长、质控部及各科室主任、联络员等逐一分管监督。A——对于影响DNT时间（进门到溶栓开始时间）的各个环节的问题进行逐一处理及改正。对于有效的经验加以肯定，并予以标准化。根据PDCA所整理的管理思路抓落实：第一，设立脑血管病急诊，由专科大夫出诊并加强医护患者培训；第二，规范急诊流程，强调衔接；第三，加强科室沟通协调，尤其是和相关的检验科和影像科的密切沟通；第四，加强重点病种质控，强调NIHSS评分率、抗血小板率、他汀使用率、溶栓率、DNT时间的重点质控（图9-17）。

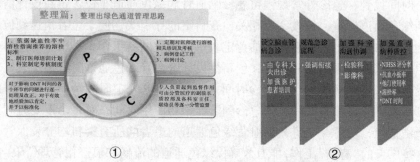

图9-17　6S管理后脑血管病急诊绿色通道思路

（2）实施"整顿"

整顿既往不同的急诊医生处理急性脑血管病有不同的流程和习惯，为避免千人千面，没有统一标准而影响患者获得最优诊治的弊端，将脑血管绿色通道流程和溶栓流程标准化：急诊医生经过详细询问病史和查体后，根据患者的头颅 CT 和血液检查的情况将患者分为出血性脑血管病组和缺血性脑血管病组，分别按照不同路径完成诊治。其中，时间窗内的符合溶栓标准的急性脑梗死患者，立刻进入溶栓路径由溶栓小组继续决策诊治。溶栓小组根据患者发病时间，受累前后循环的不同（是否大血管受累，是否失匹配等情况），确定采用哪一种适合患者的血管开通方式。根据整理出的绿色通道中相关科室，如检验科、急诊科、影像科、神经内科、神经外科、收费处、住院处等配合欠佳，导致可能造成院内延误的问题，医院层面召开相关协调会议，统一部署开设脑血管病急诊，由神经内科主治医师及以上人员 24 小时出诊，并根据绿色通道要求给出相关科室量化指标，以避免责任划分不清，引起纠纷，保证在时间节点内完成相关工作。另外，强调神经外科在脑血管急病绿色通道中的作用，改变既往神经内科、神经外科各自为政的局面，强调整体治疗团队意识，与创伤脑血管神经外科密切合作，急性患者进行脑血流重建（血管搭桥、内膜剥脱手术），神经介入手术，以及脑出血个体化治疗。鉴于既往急诊头颅 CT 影像获得慢，不能进行急诊 CTA 检查的问题，医院管理层要求影像科 CT 确保 24 小时开放，急诊绿色通道患者 CT 及 CTA 随到随做，必要时能够开放夜间及节假日 MRI 检查。在溶栓桥接治疗方面，改变既往脑血管病急诊介入基本处于空白状态的现状，积极送出去、引进来介入人才，开展动脉溶栓、动静脉桥接取栓治疗，使患者的静脉溶栓的后续有效治疗紧跟医疗进展积极推进。

（3）实施"清洁"

对脑血管病诊室重新布局，对诊疗检查工具、资料进行定位管理，便于在第一时间找到；急诊外常规预留急诊脑血管病绿色通道车位，重新设计清晰的地面绿色通道诊室、抢救室及相关检查科室的导引线，便于患者快速到位；完成急诊脑血管病患者资料和评估评定表单的吐故纳新工作，重新整理急诊分诊登记本、脑血管病急诊登记本；创新性设计脑血管绿色通道患者追踪表，表中明确登记患者起病时间、到急诊时间、行头颅 MRI/CT 时间及完成检查时间，计算从家到急诊诊室时间，从急诊到溶栓药物使用时间；对每个重要时间点进行严格把控，对每一个进入脑血管绿色通道的患者的所有资料均分袋保管。以上这些广义的"清洁"工作，能有效确保绿色通道的流畅和痕迹化管理（图9-18）。

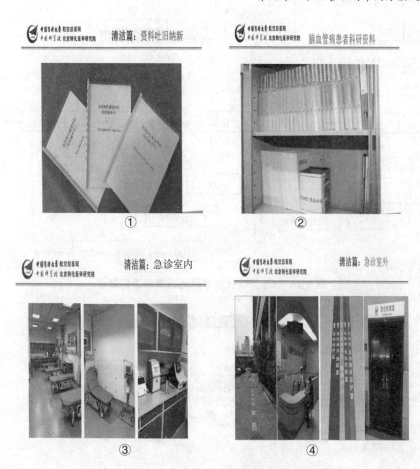

图 9-18　6S 管理后急诊绿色通道痕迹化管理

（4）实施"规范"

重点规范溶栓流程，强调衔接。对于影响 DNT 的各个环节的问题进行逐一处理及改正。对于有效的经验加以肯定，并予以规范标准化（图 9-19）。对急诊脑血管绿色通道采用流水线管理，从急诊一线接诊、筛选、启动溶栓流程开始，到护士抽血、检验人员血液检查，急诊一线带患者前往 CT 室检查即可排除出血，溶栓二线与家属知情同意、进行溶栓决策，溶栓护士实施溶栓操作及监护，至最后溶栓二线对患者进行神经功能评定及溶栓影像复查，整个这一条流水线中的各级医生、护士、影像检验人员各司其职，形成规范化管理（图9-20）。

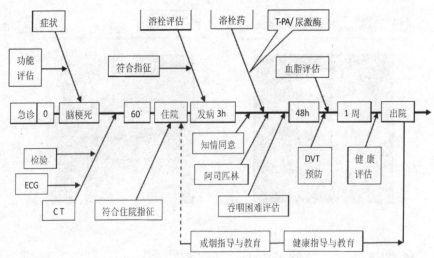

图 9-19　6S 管理后急诊绿色通道痕迹化管理

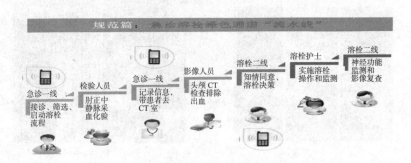

图 9-20　6S 管理后急诊绿色通道"流水线"

（5）实施"素养"

在急诊脑血管病的救治过程中的主要参与者为医护方和患者方，医护方和患者方对脑血管病的知识储备和素养决定了患者的早期识别、早期处理和重大溶栓策略的决定。对医护人员和患者及其家属的素养培训非常重要。医院及科室利用网络、纸媒、义诊等各种方式对社区群众进行脑血管病相关知识的健康宣教。对脑血管绿色通道相关科室的医生进行不同层次的培训，依据缺血性卒中溶栓指南推荐的溶栓标准，制订医师培训计划，严格考核制度，确保每位参与急诊脑血管绿色通道的医生对疾病都有高水平的判定、执行水平，具有高级溶栓医生的素养（图 9-21）。

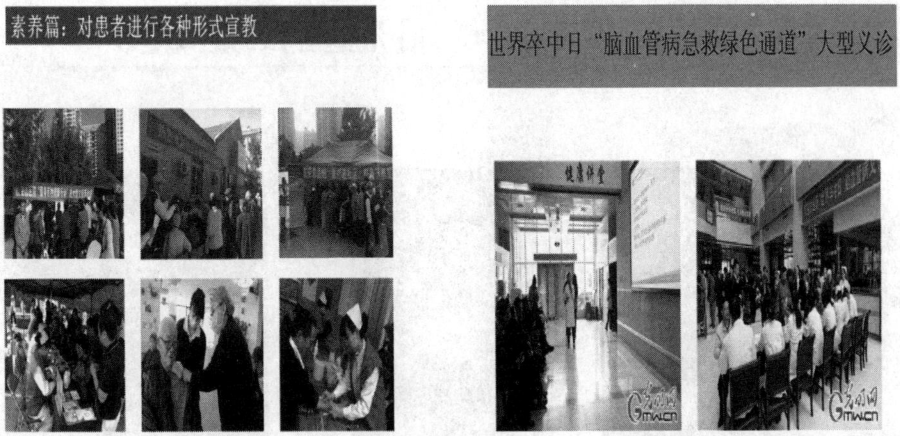

图 9-21　6S 管理后脑血管病急诊绿色通道宣教

（6）实施"安全"

将 6S 管理应用于急诊脑血管绿色通道的最终目的是确保患者安全，最终保证整个医疗安全。在绿色通道中确保安全的最关键环节为缩短重点延误，通过"整理"环节已分析出重点延误主要在做影像、做化验和与患者进行沟通决策溶栓的过程中。在影像检查环节做到由医生直接陪同患者行 CT 检查，做完即读片，不需要再等报告汇报；在化验环节确保血常规和血糖结果在决策是否溶栓前得到，其他生化及凝血结果在溶栓前或溶栓中得到；在溶栓决策环节由有经验的二线医生直接与主事家属沟通，增加溶栓决策的成功。通过 6S 管理大大缩短了重点延误，保证影像检查做完即走，化验检查抽完即做，知情同意谈完即溶。在医院和科室管理层面，为保证患者安全及效果最大化，确保每一例在时间窗内的患者血栓应溶尽溶，应取尽取。科室每日早交班进行前日溶栓情况汇报，每周进行前一周溶栓病历总结，对每个病人逐一分析，延误点逐一落实。医院每月召集神经内外科、影像科、介入科、检验科、护理部、急诊科、医务部、质控部等开溶栓质控会，梳理并剖析每例患者溶栓路径完成情况，解决影响 DNT 时间延迟的每一个环节（图 9-22）。

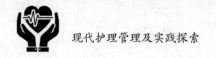
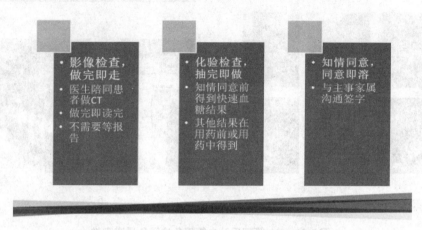

图 9-22　6S 管理后急诊绿色通道缩短重点延误

3. 成效

（1）脑血管病急诊绿色通道新机制运行良好

经过 6S 管理的运用以及全院一盘棋的布局，脑血管病专科急诊绿色通道运行良好，急诊脑血管病诊治流程规范，相关科室配合良好，溶栓成为常态，患者治疗效果好、安全性高；急诊绿色通道的演练成为常态，成立了脑卒中筛查和脑卒中防护知识宣教门诊。因为 6S 管理在脑血管病急诊绿色通道中运用成效显著，航空总医院获得了业内的好评，还参与了多项国家级及北京市脑血管病绿色通道相关的横向课题，并被评为优秀分中心。

（2）脑血管病急诊溶栓 DNT 时间显著缩短

笔者汇总所在医院 2018 到 2019 年的急诊脑血管病绿色通道数据，与开展 6S 管理前的 2012 到 2013 年数据比较，拟诊卒中患者就诊至卒中小组接诊时间由原来的 18 分钟缩短为 3.27 分钟；完成 CT 扫描得到结果时间由原来的 34.2 分钟缩短为 14.3 分钟；实验室结果获得时间由原来的 58.7 分钟缩短为 29.3 分钟；患者从急诊就诊到使用 rt-PA 的 DNT 时间由原来的 99 分钟缩短为 47.5 分钟。溶栓比率由 1 年前的 0% 增至 4.8%。急性脑梗死的重点病种的重点质控指标持续改善率为 62.5%。未有 1 例患者出现死亡及严重并发症，溶栓总有效率达到 65%（图 9-23，6S 管理后急诊绿色通道溶栓 DNT 时间显著缩短）。

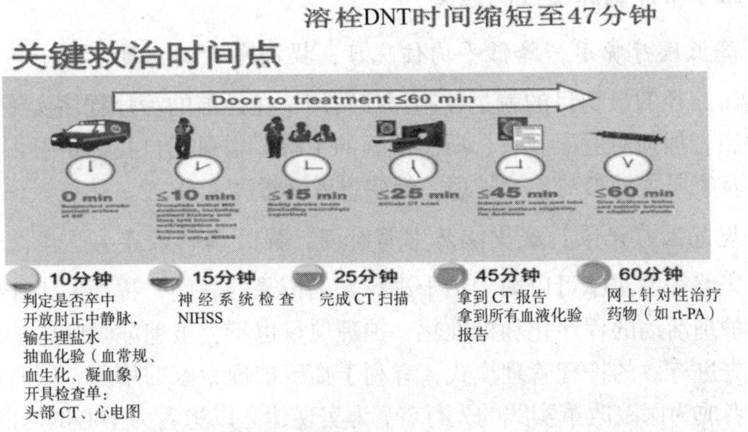

溶栓DNT时间缩短至47分钟

图 9-23　6S 管理后急诊绿色通道溶栓 DNT 时间显著缩短

（3）急救医疗质量和医疗安全得到有效保障

6S 管理作为非常优秀的管理工具，当它植根于临床实践中，尤其是与脑血管急诊绿色通道管理相结合时会迸发出巨大的能量，通过 6S 的整理、整顿、清洁、素养、规范、安全 6 个环节的梳理把控，最终医疗质量得到提高、医疗安全得到保障。6S 管理作为行之有效的先进管理工具，值得在医疗系统及规范医疗流程中推广应用。

第四节　临床路径

一、临床路径的概念

临床路径是由临床医师、护士及支持临床医疗服务的各专业技术人员共同合作，为服务对象制定的标准化诊疗护理工作模式，同时也是一种新的医疗护理质量管理法。

（一）临床路径的内涵

临床路径是患者在住院期间的护理模式，是针对特定的患者群体，以时间为横轴，以入院指导、接诊时诊断、检查、用药、治疗、护理、饮食指导、活动、教育、出院计划等理想护理手段为纵轴，制定一个日程计划表，对何时该做哪项检查、治疗及护理，病情达到何种程度，何时可出院等目标进行详细的说明与记录。护理工作不再是盲目机械地执行医嘱或等医生指示后才为患者实施治疗护理，而是有计划、有预见性地进行护理工作。患者亦了解自己的护理计划目标，主动参与护理过程，增强患者的自我护理意识和能力，达到最佳护理效果，护患双方相互促进，形成主动护理与主动参与相结合的护理工作模式。

（二）实施临床路径的意义

1. 降低医疗费用，降低平均住院日，提高患者满意度

临床路径的最初目的就是控制医疗费用，在标准的治疗程序实施过程中，可帮助患者加强对健康教育、所患疾病的了解，增强其自我保护意识和能力，使患者及家属主动参与治疗护理，促使患者满意度上升。

2. 规范医疗记录，减少病历书写时间，提升工作效率

临床路径的实施可以减少护士进行文书记录的时间，提高其工作效率，同时由于护理活动的程序化和标准化，护理项目也不会被遗漏。临床护理路径作为一种先进有效的护理管理模式，有利于临床护理专家的培养，同时也可使护理工作者成为医院改革实践的先行者，为实现建立以患者为中心的医院而努力。

3. 节约医疗成本，提高医疗质量，扩大管理效能

从国内外医院实施临床路径的经验来看，这一做法并未造成医疗质量的下降。相反，由于这种管理模式降低了医疗成本，提高了医疗资源的有效利用率，增加了医护之间及护患之间的互动，可培养护士工作的自主性、自律性，增强成就感，并可使医院多学科合作，促进医院风气转变。同时临床路径的监控机制可以保障医院护理管理的有效进行，增进各方之间的沟通，保证临床护理工作质量持续性改善。这种方法不仅适用于医院内，在家庭护理、社区福利保健机构中亦能起到重要作用，扩大管理效能。此外，临床路径还能使临床带教标准化、个体化，提高教学质量。

二、临床路径的发展

20世纪80年代初，美国人均医疗费用由60年代的80美元上涨到1710美元，增加了20多倍。美国政府为了遏止医疗费用不断上涨的趋势和提高卫生资源的利用率，以法律的形式实行了以耶鲁大学研究者提出的诊断相关分类为付款基础的定额预付款制（DRGs—PPS）。这一改革给医院带来了经济风险，如果医院提供实际费用低于DRGs—PPS的标准收费，医院才能盈利，否则医院就会出现亏损。在这种情况下，医院为了生存，开始探索和研究低于DRGs—PPS标准费用的服务方法与模式，以保证医疗质量的持续改进和成本的有效控制。1990年，美国波士顿新英格兰医疗中心医院选择了DRGs中的某些病种，在住院期间按照预定的诊疗计划开展诊疗工作，既可缩短平均住院天数和节省费用，又可达到预期的治疗效果。此种模式提出后受到美国医学界的高度重视，逐步得到应用和推广。后来人们将这种模式称为临床路径。

近年来，各国的临床路径应用逐渐增加和完善，我国自 1998 年起一些城市的大医院相继引入这一新的管理模式，并开展了部分研究和临床路径管理试点工作。2009 年，卫生部制定了《临床路径管理指导原则（试行）》，在 50家医院开展临床路径管理试点工作，制定了呼吸内科、消化内科等 22 个专业300 个病种的临床路径。2016 年，国家卫生和计划生育委员会办公厅发布了《关于实施有关病种临床路径的通知》（以下简称《通知》）。《通知》指出，国家卫生和计划生育委员会委托中华医学会组织专家制定（修订）了一批临床路径，同时对此前印发的有关临床路径进行了整理，目前，共制定及修订了 1010个临床路径，供卫生行政部门和医疗机构参考使用。

三、临床路径的实施

（一）前期准备

成立临床路径实施小组，确立临床路径的人员组成及其职责；收集基础信息，分析和确定实施临床路径的病种和手术，选人原则为常见病、多发病和费用多、手术或处置方式差异小，诊断明确且需住院治疗的病种。探讨临床路径推广的可行性。

（二）制定临床路径制方法

制定临床路径的方法主要为专家制定法、循证法和数据分析法，制定过程中需要确定流程图、纳入标准、排除标准、临床监控指标和评估指标、变异分析等相关的标准，最终形成临床路径医生、护士和患者版本。各版本内容基本相同，但各有侧重，详略程度和适用范围各有不同。

（三）临床路径的实施

制定临床路径内容及表格，制定标准化的医嘱或护理流程，按照既定的路径在临床医疗护理实践中落实相关措施。

（四）评价与改进

临床路径的结果评估和评价主要包括以下项目：患者住院天数、医疗费用、患者的平均住院成本、护理质量 / 临床结局、患者 / 家属的满意度、工作人员的满意度、资源的使用、患者并发症的发生率、患者再住院率等。临床路径的宗旨是为患者提供最佳照顾，因此每一次每一种疾病的临床路径实施后，都应根据对其评价的结果，以及实施过程中遇到的问题及国内外最新进展，再结合本医院的实际，及时对临床路径加以修改、补充和完善。

四、临床路径的变异处理

（一）变异的定义

变异是指按纳入标准进入临床路径的个别患者，偏离临床路径的情况或在沿着标准临床路径接受医疗护理的过程中，出现偏差的现象。由于这些新的情况出现，有可能改变了患者的住院天数，或者有可能改变预期的结果。变异分为正性变异和负性变异。正性变异表明患者在预计的最后期限之前到达了目标，负性变异表明患者未到达预期的结果或治疗未完成。在医疗机构里，对变异应有正确的认识，变异代表了个体的差异，而不是医护人员的不良行为，不要对它有负面的观念和看法。

（二）变异原因的分类

变异原因可分为操作因素、健康服务提供者因素、患者因素和不可预料的临床因素等4种。操作因素包括医疗器械出现故障、患者的床不合适或治疗时间不佳等；健康服务提供者因素包括任何与工作人员的服务有关的问题，如组织结构、知识、诊断、治疗、药物及有关计划，以及与其他医务人员的协作等；患者因素包括患者生理状况的改变或患者延迟治疗等；不可预料的临床因素包括患者因未进行一些临床检查耽误手术等。

变异的原因根据其来源还分为患者/家属、护理人员/医疗人员、医院/系统、社区等4种。

（三）变异的记录与分析

变异分析过程是为标准临床路径提供信息反馈的过程。在临床一旦发现变异应详细记录在变异记录单和交班报告本上。与系统或服务人员有关的变异不能记录在病历本上，与患者有关的变异需要记录在患者的病历上。变异记录在临床上是一个很重要的部分，它有助于研究并改善对患者的服务质量。由于临床路径所包含的每个方面都对康复很重要，因此出现变异必须记录产生的原因和结果，一般由个案管理者收集和分析变异的数据以便明确患者的病情变化和相应的结果。在美国，很多医院对每种变异都加以编码，记录时用计算机输入变异编码与相关情况，并利用计算机自动统计变异结果。有的医院，在临床路径的表格上不用"变异"这个词，而用"触发因素"来表达可能引起变异的因素。

如果变异趋势朝着正性方向发展，这意味着临床路径最后期限需要重新考虑，可以缩短，而负性变异被划分为系统或操作、健康照顾者或患者相关的变异。与系统或操作相关的负性变异，表现在服务的系统或组织上，会阻碍患者预期目标的实现，如检查结果的推迟、床位缺乏、服务时间延期、设备和物资的长期缺乏等。与健康照顾者相关的负性变异表现在由照顾者引起的变异上，如医护人员技术不良、工作人员由于知识的缺乏不能实施正确的程序、护理人员缺乏使得护士评估患者病史的时间增加等。与患者相关的负性变异，常见的有患者拒绝治疗、病情复杂化、体温升高、伤口感染、患者延迟急诊手术治疗、患者疼痛影响活动和康复等。在评估变异时，首先积极找出变异出现的原因和解决方法，思考患者为什么会拒绝治疗等，患者是害怕治疗还是担心副作用，匆忙做出决定是无益的，可能会限制了对变异原因的正确理解。分析变异必须认真，有客观依据。当增加或删除临床路径内的标准服务项目时，必须有统计分析结果的依据。因护士与患者接触最多，发现变异的机会也最多，护士发现有变异时应立即与医生讨论并加以处理。处理变异一定要有整体观，要与变异出现的原因、发展过程和结果紧密联系，会同专家咨询、分析讨论并找出系统性的解决方法，改进整体工作质量。

目前，国外对临床路径的研究与应用比较成熟，美国、英国、澳大利亚、日本、新加坡等都有大量文献报道。早在 2000 年，新加坡樟宜综合医院已将临床路径用于 30 个病种。2005 年，德国推行临床路径并取得较好的效果。自 1997 年起澳大利亚西彻斯特医疗中心已经把临床路径用于心脏瓣膜修补、瓣膜置换术、先天性心脏病手术等。而在我国，1996 年第一次引入临床路径的概念，2002 年在北京召开了临床路径研讨会。四川大学华西医院已在心胸外科、儿外科、普外科、中医科、心血管内科、消化内科 6 个科室进行临床路径模式试点，现已用于 33 个病种。国内许多医院等也相继引进临床路径，并开展了部分临床路径的研究和试点工作。如今，随着临床路径研究的不断深入，其研究和实施病例范围也逐渐扩大，已不再局限于外科手术患者，而是从急性病向慢性病、从外科向内科、从临床医疗服务到社区家庭医疗服务扩展。

参考文献

[1] 安维，白静，赵炜. 管理学原理 [M]. 北京：中国人民大学出版社，2011.

[2] 曹荣桂. 医院管理学概论 [M]. 北京：人民卫生出版社，2003.

[3] 柴世学，薛军霞，王正银. 护理管理学 [M]. 北京：中国协和医科大学出版社，2013.

[4] 常健. 现代领导科学 [M]. 天津：天津大学出版社，2004.

[5] 陈安民. 现代医院核心管理 [M]. 北京：人民卫生出版社，2015.

[6] 陈传明，周小虎. 管理学原理 [M]. 北京：机械工业出版社，2007.

[7] 陈春花，杨忠，曹洲涛，等. 组织行为学 [M]. 北京：机械工业出版社，2013.

[8] 丁淑贞，姜平. 护士长手册 [M]. 2 版. 北京：人民卫生出版社，2013.

[9] 冯占春，吕军. 管理学基础 [M]. 北京：人民卫生出版社，2013.

[10] 付亚和，许玉林. 绩效管理 [M]. 上海：复旦大学出版社，2004.

[11] 姜安丽. 新编护理学基础 [M]. 北京：人民卫生出版社，2006.

[12] 姜小鹰. 护理管理学 [M]. 上海：上海科学技术出版社，2001.

[13] 姜小鹰. 护理管理理论与实践 [M]. 北京：人民卫生出版社，2011.

[14] 李继平. 护理管理学 [M]. 3 版. 北京：人民卫生出版社，2012.

[15] 胡艳宁. 护理管理学 [M]. 北京：人民卫生出版社，2012.

[16] 陈国海，马海刚. 人力资源管理学 [M]. 北京：清华大学出版社，2016.

[17] 李乐之，路潜. 外科护理学 [M]. 6 版. 北京：人民卫生出版社，2017.

[18] 郭书芹，王叙德. 外科护理 [M]. 北京：人民卫生出版社，2016.

[19] 杨玉南，阎国钢. 外科护理学 [M]. 北京：人民卫生出版社，2015.

[20] 葛均波，徐永健. 内科学 [M]. 8 版. 北京：人民卫生出版社. 2013.

[21] 王辰，王建安. 内科学 [M]. 3 版. 北京：人民卫生出版社，2015.

[22] 邢以群. 管理学 [M]. 4 版. 杭州：浙江大学出版社，2016.

[23] 徐双敏. 公共管理学 [M]. 2 版. 北京：北京大学出版社，2014.

[24] 许亚萍. 护理管理学 [M]. 南京：江苏科学技术出版社，2011.

[25] 杨蓉. 人力资源管理 [M]. 大连：东北财经大学出版社，2013.

[26] 杨跃之. 管理学原理 [M]. 2 版. 北京：人民邮电出版社，2016.

[27] 殷翠. 护理管理与科研基础 [M]. 2 版. 北京：人民卫生出版社，2014.

[28] 余剑珍，罗志军. 护理管理学基础 [M]. 2 版. 北京：科学出版社，2008.

[29] 高国兰. 现代医院 6S 管理实践 [M]. 北京：人民卫生出版社，2015.

[30] 李萍. 质量控制小组管理模式在手术室护理管理中的应用价值以及效果评价 [J]. 临床医药文献电子杂志，2018（5）：113-114.

[31] 丁秀珍，丁巧，陈虹，等. 质量控制小组管理模式在手术室护理管理中的应用 [J]. 中西医结合护理，2018（4）：127-129.

[32] 陈锦秀，林万龙. PDCA 循环在药、护联合临床科室备用药品管理中的应用 [J]. 护理管理杂志，2017（17）：850-852.

[33] 陶菁，马燕，江芳. 6S 管理模式在外科护理管理中的应用 [J]. 中医药管理杂志，2015（23）：72-73.

[34] 陈沫. 6S 管理在医院药房规范化管理中的应用体会 [J]. 河南医学高等专科学校学报，2015（27）：112-113.

[35] 付晓玲. 6S 管理法在提高药品管理安全中的价值研究 [J]. 中国社区医师，2016（32）：16-17.